LE TRANSFORMISME MÉDICAL

L'Évolution Physiologique

(Thérapeutique rationnelle)

PAR LE

Docteur Hector GRASSET

Licencié ès-sciences physiques

« Celui qui pourra sonder jusqu'au fond la nature des fer-
« ments et de la fermentation sera sans doute beaucoup plus
« capable qu'un autre de donner une juste explication des divers
« phénomènes morbides (Robert BOYLE." Essais de physique.)

« La thérapeutique doit être le transformisme vital ".
« L'auteur "

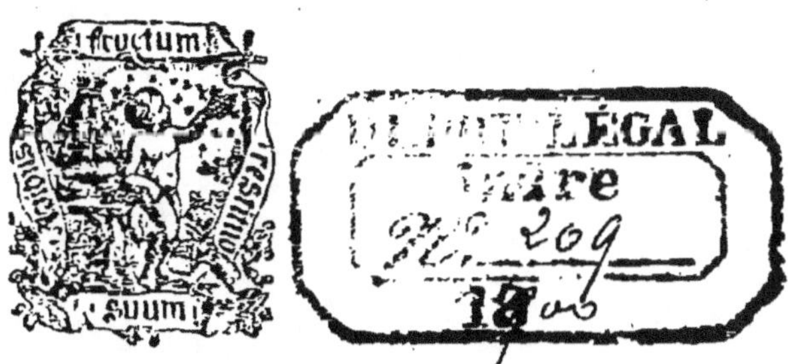

PARIS

SOCIÉTÉ D'ÉDITIONS SCIENTIFIQUES

4, RUE ANTOINE DUBOIS, 4

1900

LE

TRANSFORMISME MÉDICAL

AUTRES TRAVAUX DU MÊME AUTEUR

I. — **Étude d'un Champignon pyogène, parasite de l'homme** (*Archives de méd. exp. et d'anat. pathologique*, Septembre 1893).

II. — **Sur l'action physiologique de l'eau oxygénée** (*Société de biologie*), 1893.

III. — **Le parasitisme dans le Cancer** (*Gazette des Hôpitaux*), 1894.

IV. — **Étude sur le Muguet** (Médaille de bronze de la Faculté de Médecine), Paris 1894.

V. — **Les rayons X** (*Photo-Journal*), 1896.

VI. — **Les rayons électriques** (*Photo-Journal*), 1896.

VII. — **Les fièvres gastro-intestinales de la seconde enfance** (*Gazette des Hôpitaux*), 1896.

VIII. — **Intoxication iodoformique à susceptibilité individuelle croissante** (*Société de Médecine*), Paris 1897.

IX. — **Asymbolie transitoire d'auto-intoxication** (*Société de Médecine de Paris*), Paris 1897.

X. — **Étude théorique et pratique sur le poumon, guérison clinique de la tuberculose pulmonaire** (*Académie de Médecine et France médicale*), 1897.

XI. — **Aristol et chirurgie réparatrice** (*France médicale*), Paris 1897.

XII. — **La pulmothérapie** (*France médicale*), 1898.

XIII. — **Les ferments solubles** (*Variétés médicales*), 1898.

XIV. — **Une page d'histoire médicale** (Pierre DESAULT, 1733. — *Variétés médicales*, 1899).

XV. — **Historique des traitements de la phtisie pulmonaire chronique** (*Variétés médicales*), 1899.

XVI. — **Comment on devient poitrinaire**, Paris 1899 (*épuisé*).

XVII. — **Un savant méconnu :** A. BÉCHAMP (*Opinion médicale*), Paris 1899 (*Tirage à part*).

XVIII. — **La Théorie parasitaire et la Phtisie pulmonaire au XVIIIᵉ siècle** (*France médicale*), Décembre 1889.

XIX. — **Contribution à l'étude de l'Organothérapie traitement de certaines maladies de peau et de divers troubles digestifs.** (*France médicale*, 29 décembre 1899).

EN PRÉPARATION :

I. — **L'Évolution histogénique.**

II. — **La phtisie pulmonaire et la tradition.**

LE TRANSFORMISME MÉDICAL

—

L'Évolution Physiologique

(Thérapeutique rationnelle)

PAR LE

Docteur Hector GRASSET

Licencié ès-sciences physiques

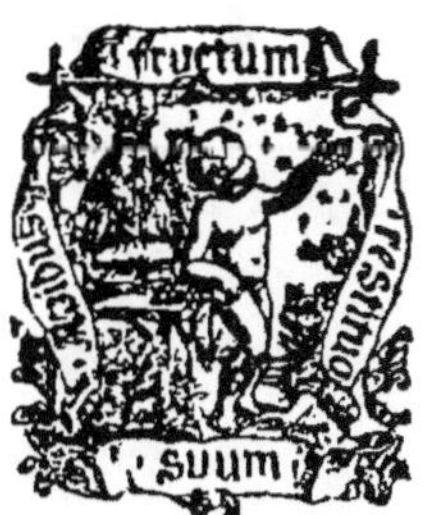

PARIS

SOCIÉTÉ D'ÉDITIONS SCIENTIFIQUES

4, RUE ANTOINE DUBOIS, 4

1900

ERRATA

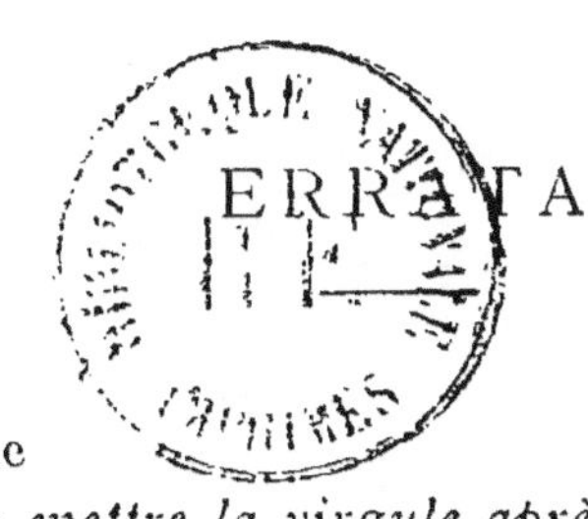

Page	Ligne
3	1 ; *mettre la virgule après le mot* savoir.
40	25 ; *lire* : iatro-mécanicisme.
49	17 ; *lire* : Plazzoni dit Pistor attribuait.
71	3 ; *lire* : dit de Le Boë.
86	14 ; *lire* : De prœcipuis.
114	9 ; *lire* : Schoënbein.
215 à la fin	29 ; *lire* : dynamogénique.
241 à la fin	7 ; *lire* : chez les.
277	12 ; *lire* : fratras.
286	19 ; *lire* : nebilah.
335	9 ; *lire* : continens.
396	10 ; *lire* : corpore.
431	12 ; *lire* : oppobalsamum.
442	23 ; *lire* : Haly-Abbas.
442	30 ; *lire* : Abraham.
450	11 ; *lire* : thériaque.
469	25 ; *lire* : punctata.
472	8 ; *lire* : opothérapie.
475	2 ; *lire* : polyclinique.
486	23 ; *lire* : l'utilisation.
514	21 ; *lire* : après le sérum.

517 dernière ligne du renvoi ; *lire* : La guérison finale.

PRÉFACE

AUX LECTEURS

Théophile de Bordeu, d'abord petit médecin des Pyrénées, qui devint ensuite si célèbre et si persécuté au milieu du dix-huitième siècle, comme esprit supérieur et original, s'écriait, au début de sa carrière scientifique : « Les vérités sont toujours « mieux reçues lorsqu'elles sont rendues publiques par de grands maîtres (*Rech. anat. sur les glandes*, VII). » Il aurait aussi pu ajouter que les erreurs n'en étaient que mieux diffusées par l'intermédiaire de leurs organes.

Je ne suis pas un maître, et n'ai nulle intention ou pouvoir de le devenir, puisque je me suis rapidement écarté de la voie stérile des concours où voulaient m'entraîner des amis passés par la filière. Je suis un humble praticien, qui, au lieu de faire du rabachage et du bluff, a fréquenté avec autant d'assiduité la clinique que le laboratoire, pour apprendre par lui-même ; pratiquant l'art médical, je n'ai pas abandonné la science, et dans un laboratoire monté petit à petit à mes frais, j'ai travaillé, solitaire, à la recherche de la vérité, à l'abri de tout joug autoritaire, pensant que ce travail profitable était la plus belle récréation pour un être intelligent, et la plus grande satisfaction pour mon esprit.

A cette double action, on s'use vite, aussi ai-je été dernièrement obligé de suspendre momentanément la pratique, pour aller réparer ma santé dans l'air vif et pur des montagnes, c'est ce qui fait que ce livre a vu le jour plus tôt que je ne le pensais et qu'il ne peut être tout ce que j'aurais voulu ; je pense néanmoins qu'il fera chose utile en montrant, à côté du progrès, les erreurs de la science actuelle.

Il pourra paraître, au nombre infatué des titres, qu'un pauvre plébéien montre bien de l'orgueil à vouloir faire la critique des travaux qui ont accaparé l'opinion publique, mais ceux qui connaissent l'histoire de la science (*rari apparent*), savent que souvent l'essor imprimé au mouvement scientifique ne dépend pas de l'enseignement officiel, et que chez les princes de la science, le brillant cache souvent la camelotte. Ce qu'il faut à celui qui veut faire œuvre utile, c'est une connaissance très nette de ce qu'il critique et de ce qui a été produit, c'est un fonds sérieux de savoir acquit, consolidé par le travail personnel, c'est l'indépendance de l'esprit. La lecture de cet ouvrage convaincra les hommes de bonne foi, et prouvera certainement quelles que soient les opinions que l'on s'en fasse, que l'auteur obscur a bien étudié les contemporains, fréquenté (malheureusement pas assez, à son avis) les anciens, et qu'il a payé de sa personne. La somme de travail que représente ce petit volume, n'échappera pas au lecteur attentif et impartial, qui ne pourra traiter l'ouvrier d'incompétent.

Il est néanmoins nécessaire de faire connaître au public, la genèse de mon évolution. Lorsque je passais de la Sorbonne à la Faculté de Médecine, avec un bagage des plus utiles pour former le raisonnement et entreprendre efficacement l'étude de la science de l'homme, je fus subitement désorienté, et en cherchant les pôles, je m'aperçus bientôt de la différence totale des méthodes. Ici, c'étaient l'expérience et l'observation qui conduisaient le raisonnement, là, les déductions mathématiques basées sur l'expérimentation, qu'il ne faut pas confondre avec l'expérience, c'est-à-dire l'acquit ancestral. Je vis alors ces singuliers phénomènes : les physiciens et les chimistes connaissant peu ou prou la médecine, voulant avoir le plus d'influence sur cet art, et les médecins ayant le moins de connaissances exactes en sciences pures, en parlant beaucoup et leur attribuant le plus d'importance. De ce double état d'esprit est résultée la médecine actuelle, où l'expérimentation passe avant l'expérience et la clinique, où tout est superficiel, en grande partie inexact et inférieur à ce qu'il devrait être.

Praticiens, rendez-vous bien compte que les faits qui sont étudiés par le physicien et le chimiste sont d'un ordre tout différent de ceux que le médecin observe ; d'un côté vous opérez sur des substances fixes, bien déterminées, que vous placez dans des conditions réglées d'avance et qui donnent des résultats constants, de l'autre vous êtes en présence d'une matière mutable à chaque instant, placée dans un milieu continuellement variable qui change constamment les résultats. Si déjà, dans les sciences physiques, vous ne pouvez toujours passer du particulier au général, parce que vous n'êtes pas toujours en mesure d'éliminer des causes minimes de variabilité, à plus forte raison en sera-t-il ainsi dans la médecine. Mettez-vous bien dans l'esprit que le physiologiste ou le biologiste qui provoque une expérimentation dans son laboratoire, se met dans des conditions artificielles qui ne lui permettent pas de conclure en dehors de son milieu factice, et qu'il n'a pas le droit de corriger par déduction, des faits qui semblent produits contrairement, dans l'observation spontanée de phénomènes naturels en apparence dans des conditions analogues.

Loin de moi l'idée de nier l'influence de l'expérimentation et l'importance des sciences physiques, mais ayant poussé l'étude de ces sciences plus loin que la majorité des grands maîtres en médecine, je me crois en droit d'affirmer que dans notre art, elles ne doivent former qu'un appoint et non une direction. L'expérimentateur et l'observateur appliquant chacun leur méthode à une même catégorie de faits, peuvent arriver à des conclusions diamétralement opposées et avoir tous deux raison, parce qu'ils ne marchent pas sur le même terrain ; si vous voulez les faire rencontrer, il ne vous faut livrer ni à l'un ni à l'autre, mais chercher les causes des divergences et les annihiler. Les sciences médicales actuelles ont méconnu cette vérité, elles ont trop été vers l'expérimentateur ; voulant corriger la clinique par le laboratoire, elles ont été obligées de torturer les faits, et tout le monde a perdu cette saine notion que, dans les sciences biologiques, l'observation doit tout primer.

Souvenez-vous, médecins, que l'expérience de vos ancêtres et l'observation personnelle doivent être les véritables bases de la clinique et que sans clinique il n'y a pas d'art médical. Revenez donc à leurs méthodes, en les perfectionnant d'après les progrès généraux des autres sciences, mais gardez-vous de la prédominance de celles-ci ; méfiez-vous surtout de la voie où veulent vous engager des chimistes et des hommes de laboratoire auxquels la clinique est totalement inconnue.

J'ai fait avec passion de l'histologie, de l'anatomie pathologique, de la bactériologie ; j'ai expérimenté et j'expérimente toujours, bien qu'actuellement mon expérimentation consiste surtout à faire varier les milieux d'observation, et après avoir été pastorien convaincu, je me suis vu forcé, devant certains faits et une analyse rigoureuse, de chercher à côté. Des travaux des adversaires de Pasteur, je ne connaissais que ce que lui et ses élèves nous avaient montré pour la réfutation, ou ce que l'Ecole, imbibée de ses idées, avait bien voulu m'instiller, c'est-à-dire presque rien. Pensant alors qu'en science, comme en politique, les partis adverses ne réfutent que ce qui leur est facile, laissant dans l'obscurité ce qui leur peut être dangereux, je voulus, pour pouvoir sainement juger, remonter aux sources originales, connaître ce qu'ils avaient produit, afin, spectateur impartial, d'avoir en mains tous les éléments de combat. Je vis qu'ils avaient *tous* raison dans leurs observations et tort dans leurs conclusions, car malgré Pasteur et comme le disaient si bien Bouillaud et Colin, il n'y a pas de faits négatifs, tous les faits sont positifs, s'ils concluent en sens inverse, c'est que les conditions sont différentes, c'est là le défaut de la cuirasse des pastoriens qui admettent qu'un seul fait positif en infirme cent négatifs, et celui des bactériologues qui continuent la méthode.

Pasteur et ses adversaires avaient, pour ainsi dire, électrolysé la question, l'un ne voyant que les ions négatifs, les autres les ions positifs et personne n'envisageant sainement le produit non dissocié ; il en était résulté de part et d'autre des conclusions aussi absolues et irréconciliables que fausses, puisqu'elles ne s'adressaient qu'à un côté de la question. La religion et la politique ayant soufflé leurs passions dans la querelle scientifique, les adversaires de Pasteur, non convaincus et ne pouvant renier leurs observations directes, se retirèrent fatigués de la lutte, laissant à la postérité le soin de juger. Pasteur avec ses expérimentations rigoureuses et exactes, entraîna donc tout le mouvement scientifique dans son orbite, et depuis cette époque, la science n'envisage qu'une partie de la vérité qu'elle croît être le tout. Comme le disait si bien Claude Bernard, dans ses notes posthumes, les expériences de Pasteur sont vraies, mais ses conclusions sont fausses, il n'envisage qu'un côté de la question. Les élèves du grand savant, en outrant encore ses déductions, ont conduit la médecine en une impasse d'où il lui sera difficile et douloureux de se tirer.

* *

Un seul homme a vu la question et en a, pendant plus de quarante ans, poursuivi la solution ; c'est Béchamp, savant méconnu, abandonné par ceux qui l'avaient d'abord encouragé, persécuté et insulté par les Pastoriens, puis étouffé par un silence diplomatique. Pourquoi, dans la vérité, n'a-t-il pas vaincu ? C'est qu'il était *seul*, c'est que sa doctrine fut interprétée au point de vue religieux par adversaires et amis et condamnée par la politique, c'est que notre organisation scientifique est un rouage écrasant pour celui qui veut vivre en dehors de toute secte. Je ne puis développer ici ces questions de sociologie médicale que je mets en relief autre part (Opinion médicale). Béchamp a été, pour moi, une étoile directrice, mais comme il est resté l'adversaire du transformisme auquel cependant sa doctrine offre l'appoint le plus puissant, j'ai dépassé ses idées, et mes recherches ont eu pour but de mettre en relief cette belle conception de l'évolution de la vie, partant d'une unité primordiale et se différenciant par l'adaptation au milieu, la grande et seule loi véritable de la doctrine évolutive. Ce sont ces travaux et ces recherches qui feront le but de l'ouvrage qui suivra ce volume et aura pour titre : l'Evolution histogénique.

Devenu praticien, pionnier de l'art médical, avec mon bagage scholastique je me suis vu bien faible en présence du patient, bien désarmé, bien ignorant. Quelle différence entre le malade des hôpitaux que l'on ne voit que dans ses états aigus au moment de leur acmé, et le malade de la clientèle dont on peut suivre la maladie du début à la fin, chez lequel on peut envisager les états antérieurs et prévoir les futurs, examiner les commémoratifs et juger l'influence des milieux ? Les livres classiques m'ayant donné le schema de faits d'observations hospitalières sans relations entre eux, m'étaient plus nuisibles qu'utiles, et d'autant qu'ils étaient récents et imprégnés des doctrines nouvelles, moins ils me servaient et me satisfaisaient. J'y reconnaissais des états morbides, je n'y voyais point de malades.

Je fis alors pour la pathologie, ce que j'avais fait pour l'histologie et la biologie, j'allais vers les anciens, et dans les ouvrages des générations précédentes, je reconnus des malades et j'eus des guides cliniques. Pour faire plus ample connaissance avec eux, je me mis à étudier l'histoire de la médecine, j'y appris à philosopher et à développer le sens critique. Ce qui se degagea surtout de ce travail attrayant, qui ne me détournait pas des autres, ce fut encore la notion de l'évolution graduelle des idées, de l'enchaînement successif des théories. On est toujours le fils de quelqu'un, dit le public ; on peut même affirmer que nous ne sommes que le produit complexe de toutes les générations antérieures, et si l'on suit le mouvement médical, cette vérité ressort clairement. Dans l'épanouissement de l'arbre scientifique qui se fit lentement, progressivement, il y eut des à-coups ; il s'y développa plus d'une branche importune qui avorta plus ou moins rapidement après les plus brillantes promesses, mais on retrouva toujours une portion de la sève générale, et les fruits qui en étaient issus, n'étaient pas toujours sans utilité. Toutes les théories, simples spéculations de l'esprit, sont fausses, mais stimulants nécessaires, même les plus médiocres, laissent des résultats appréciables. Si le progrès en médecine consiste souvent à revenir en arrière, chaque doctrine y contribue cependant en mettant en évidence un fait exact sur lequel elle se base.

***

Un médecin, Cullen, a dit avec raison que la principale condition du progrès était un changement périodique (environ tous les 25 ans) dans les théories. Malheureusement, c'est que chaque génération médicale fait fi de l'expérience de celles qui l'ont précédée et se croit arrivée à une méthode définitive. Déjà, du temps des Grecs, *Hippocrate* disait l'art médical arrivé à un tel degré, que les modifications qui lui seraient apportées seraient de peu d'importance. Une erreur semblable de la part de ce génie, nous excuse celle de la génération actuelle qui prétend que la théorie microbienne est basée sur des faits immuables et représente la somme des desiderata, que par conséquent elle ne sera jamais détrônée. Orgueil périodique, toujours démenti par l'histoire et qui le sera demain encore !

Notre dix-neuvième siècle en particulier, montre une injustice outrée envers ses prédécesseurs ; il annonce outrecuidamment qu'il a tout bouleversé, tout découvert et que les anciens n'étaient que des mazettes ; le corps médical ne fait pas l'histoire de son art, les études historiques ne sont pas en faveur, comme si ceux qui s'intitulent les Maîtres, avaient honte de voir leur part rognée ou peur de démontrer que leurs idées ne sont qu'un renouveau de celles des anciens, et que leurs découvertes remontent à plusieurs générations. Les praticiens qui suivent passivement le courant n'ont donc aucune idée de l'évolution continue qui est méconnue par leurs instructeurs, et les erreurs se propagent.

Elle est pourtant bien attrayante cette histoire de la Médecine, et si ses enseignements philosophiques étaient répandus dans le public médical, ils porteraient leurs fruits en apprenant les bases d'une saine critique qui empêcherait l'emballement dans les voies latérales et régulariserait le cours de l'Evolution. Le beau rôle que peut remplir l'historien de la Médecine, a été entrevu, ébauché et proclamé par les Dezeimeris, les Daremberg et les Guardia, mais tâche combien difficile, car elle nécessite une érudition linguistique, philosophique et scientifique étendue, que l'extension de plus en plus grande de la science ne permet guère de réunir sous le même bonnet. Ces conditions, que ne peut grouper maintenant une seule tête, une association les remplirait et rendrait service à l'humanité tout entière.

*
* *

Si le Monde Médical avait été bien pénétré de cette idée de l'Evolution continue, s'il en avait saisi les caractères, il ne se serait pas engagé à fond avec la bactériologie qui le mène à la faillite ; il n'aurait pris des travaux de Pasteur que la partie utile, il aurait continué l'évolution qu'il n'a pas encore aperçue et dont il ne connaît pas la direction ; enfin, il n'aurait pas jeté une ligne de démarcation entre une ancienne médecine qu'il ne connaissait qu'imparfaitement et une nouvelle qui repose sur des bases si fragiles.

Les Médecins sont si peu tournés vers cette voie rationnelle, que lorsqu'en 1879, à l'Académie de Médecine, quand un chimiste orgueilleux qui prétendait diriger notre art sans l'avoir étudié, comme s'il possédait un don d'intuition, s'écriait : « A côté » de la jeune médecine qui entre résolument dans » la voie scientifique, existe une vieille médecine » qui s'effondre, et dont j'espère voir disparaître » les derniers vestiges sous le triomphe de la » théorie des germes », personne ne protesta que Bouillaud, qui demanda de quel droit Pasteur se permettait de juger ce qu'il ne connaissait pas. Digne résultat d'une apothéose prématurée qui a toujours fait défaut aux savants consciencieux !

N'en déplaise au chef de l'Institut Pasteur et à ses disciples qui prétendent diriger l'art médical l'œil figé sur l'oculaire du microscope, malgré ces petits *scioles* (comme disait Bordeu), qui ne daignent pas étudier à fond la clinique et se mettent au-dessus des praticiens, la petite bête cède devant l'intérêt de la grosse, l'on tend à lâcher le microbe pour le macrobe qui sollicite plus l'attention. En vingt ans les bactériologues ont successivement abandonné cinq ou six hypothèses contradictoires, et maintenant ils cherchent à parer la défaite en détournant la question sur la notion de terrain, qui est en somme la totalité du problème ; ce n'est pas la bactérie qui rend malade l'homme ou l'animal, c'est celui-ci qui fabrique sa maladie par la modification de son milieu intérieur.

Oui, praticiens, vous revenez forcément au tronc vivifiant en abandonnant la branche stérile et le mouvement va s'accentuer de plus en plus ; vous reprendrez la tradition pour prouver qu'il n'y a pas de nouvelle médecine, mais que c'est celle de nos pères qui se perfectionne sans cesse vers la voie ascendante de l'évolution. De l'origine primordiale de la vie qui se différencie graduellement et s'épanouit en formant les divers êtres, il y a unité d'action directrice ; l'organisation physiologique et la désorganisation morbide ne tiennent pas à des conflits d'organismes, mais aux modifications d'un même édifice ; ce qu'on appelle la mort n'est que l'évolution de la vie.

Le *Transformisme Médical* qui résulte de l'accumulation des travaux antérieurs n'a pas encore été nettement énoncé, quoique Ch. Robin et son élève Cadiat aient fait un effort en ce sens ; le but de cet ouvrage est de l'en faire sortir. Il aura probablement le sort des doctrines transformistes à leur début, car il choquera les idées des routiniers et des passifs, il contrariera celles des arrivés et des arrivistes qui se ligueront contre lui, mais avec le temps il n'en fera pas moins sa trouée. Ce travail, destiné à préparer le terrain, précurseur de l'évolution, présente probablement beaucoup de défauts et de lacunes, ce sera aux amis de la vérité scientifique, aux indépendants, à le perfectionner et à l'étayer de nouveaux faits, car il ne faut pas se dissimuler la faiblesse des premiers essais.

*
* *

Lecteur impartial, c'est à toi que je m'adresse ! Lis attentivement cet enchaînement des doctrines et des faits accumulés par nos pères et nos contemporains dont j'essaye de te montrer la liaison ; pèse le pour et le contre et conclus suivant ton esprit, mais si tu trouves que la façon n'est pas à la hauteur du sujet, n'en accuse pas l'auteur et souviens-toi que le défrichement est aride. Par dessus tout, ne perds pas de vue que ceci est un livre de bonne foi et l'examen d'une conscience libre.

Royat, le 15 février 1900.   Dr H. GRASSET.

INTRODUCTION

APHORISMES

1. L'idée de *Vie*, de même que l'idée de force est inséparable de celle de matière ; les deux dernières sont suggérées par les phénomènes physiques, la première par l'organisation.

2. La vie ne peut ni se créer ni s'anéantir ; elle ne peut que se transformer.

3. Dans ce qu'on appelle les corps inorganiques, comme dans les corps dits organiques isolés des végétaux et des animaux, nous ne constatons pas directement les phénomènes de la vie, car celle-ci est en réserve, à l'état de tension ; c'est ce qu'on pourrait appeler la *vie potentielle*.

4. Quand ces substances agissent dans un organisme vivant, elles manifestent leur *vie extérieure* ou *dynamique*.

5. Nous ne connaissons pas encore le mode de passage de la vie potentielle à la vie dynamique, de ce qu'on pourrait appeler *l'extériorisation de la vie*.

6. Cette extériorisation est d'autant plus manifeste et intense que la molécule est plus compliquée et plus instable.

7. La vie est d'origine cosmique comme la matière dont elle est inséparable.

8. Philosophiquement, la *génération spontanée*, c'est-à-dire le phénomène d'extériorisation de la vie, doit être posée comme un axiome.

9. Scientifiquement, la *génération spontanée* est impossible à établir de même qu'à renverser.

10. Mais on peut facilement démontrer l'unité et la variation de la vie manifestée. C'est le *transformisme physiologique*.

11. Il y a un *atome vital* comme il y a un atome matériel, mais ne correspondant pas l'un à l'autre. L'atome vital répond à l'organisation moléculaire matérielle qui présente la première manifestation d'extériorisation de la vie. (Peut-être est-il représenté par la zymase ?)

12. A. Comte, de Blainville, Ch. Robin, ont soutenu que la vie réside dans un état molécu-

laire particulier, invisible aux grossissements les plus puissants du microscope.

13. La *molécule vitale* représente le plus petit rassemblement d'atomes vitaux capable de former l'*être unité*, autonome, vivant. Elle répond très bien à la conception du *microzyma* de *Béchamp*.

14. Les règnes animal et végétal partent de cette unité dont ils représentent des assemblages plus ou moins complexes, qui amènent des différences dans le mode d'existence, tout en conservant une direction primordiale.

15. La désagrégation des êtres vivants n'est que la dissolution ou mieux la résolution des assemblages moléculaires vitaux et leur retour aux molécules vitales indépendantes.

16. Je ne connais pas d'épigraphe plus caractéristique que celle de Bèchamp : « *Rien n'est la proie de la mort, tout est la proie de la vie.* »

17. De même que les forces physiques se transforment les unes en les autres, de même les manifestations vitales. Il y a corrélation complète.

18. L'extériorisation vitale suit une marche ascendante suivant la complexité des organismes, et dans ceux-ci, des organes.

19. Un des plus hauts degrés d'extériorisation est l'apanage du système nerveux.

20. La pensée, les phénomènes intellectuels, nous semblent, dans notre monde, le summum de la manifestation vitale. Il doit y avoir probablement des extériorisations supérieures.

21. Les phénomènes psychopatiques, la télépathie, me semblent représenter le degré suprême à notre connaissance.

22. L'évolution des êtres nous permet de concevoir des individus de plus en plus délicats, de moins en moins potentiels et de plus en plus extériorisés.

DÉVELOPPEMENT

Lorsqu'on étudie les philosophes anciens, les Grecs principalement, on est étonné de la portée de leurs idées et de leur puissance intuitive. *Anaxagore* (498 av. J.-C.), persécuté pour avoir comparé le soleil à un globe de feu, annonça que la lune avait des montagnes et que les éclipses étaient des phénomènes naturels, connaissait les plantes comme des êtres vivants doués d'une véritable respiration. Il enseignait aussi que la quantité de matière dont se compose le monde, demeure constante, quelles que soient les transformations qu'on y remarque, et que c'est par une erreur de langage que la composition et la décomposition des éléments sont appelées naissance et mort.

Démocrite (470 av. J.-C.), a créé l'axiome : « Rien ne se fait de rien ».

Empédocle (460 av. J.-C.), disait qu'il n'y avait ni création, ni destruction dans l'acception propre de ces mots ; ce qu'on appelle ainsi ne consiste que dans des phénomènes d'agrégation et de désagrégation, de composition et de décomposition.

Aristote, *Épicure*, *Ocellus Lucanus*, *Lucrèce*, ont proclamé la matière éternelle.

Pour *Aristote*, la vie représentait l'unité, mais il n'en connaissait pas l'essence ; il ne la donnait pas comme une entité, une substance. L'âme n'était pas un être de raison ayant une existence à part, indépendante des organes et de la matière organisée ; c'était la plus haute expression de la vie.

Nous n'envisagerons pas les idées émises sur la vie, entravées dans l'étroitesse des dogmes religieux, nous dirons seulement que l'animisme de *Stahl* a été mal interprété. « Pour lui, l'âme mon-
» tait, croissait et poussait avec les organes sans
» lesquels elle ne serait pas, et qui, sans elle, ne
» formeraient qu'une machine inerte. Elle n'est pas
» indépendante, c'est en somme un mot remplaçant
» celui de vie ». (*La Médecine à travers les siècles :*
J. M. Guardia).

Diderot s'inquiétait beaucoup de l'origine de la vie. (*De l'interprétation de la nature*, LVIII, parag. 3) : « Mais comment se peut-il faire que la matière » ne soit pas une, ou toute vivante, ou toute morte ? » La matière est-elle toujours vivante ? Et la matière » morte est-elle toujours réellement morte ? La ma- » tière vivante ne meurt-elle point ? La matière » morte ne commence-t-elle jamais à vivre ? »

« Y a-t-il quelque autre différence assignable » entre la matière morte et la matière vivante, que » l'organisation et que la spontanéité réelle ou » apparente du mouvement ? (parag. 4) ».

« Ce qu'on appelle matière vivante, ne serait-ce » pas seulement une matière qui se meut par elle- » même ? Et ce qu'on appelle une matière morte, » ne serait-ce pas une matière mobile par une » autre matière ? (parag. 5). »

La vie n'a jamais été définie d'une façon satis- faisante, parce qu'elle est indéfinissable. *Bichat* a dit : « C'est l'ensemble des fonctions qui résistent » à la mort ». Qu'est-ce alors que la mort ? La mort n'existe pas et la vie est ! Pour les matéria- listes, la vie est une sorte de mouvement.

*
* *

Lorsqu'on voudra définir la vie, on se paiera toujours de mots ou d'idées, car elle est un axiome indéfinissable, comme la ligne droite. C'est une manifestation cosmique qui ne se produit pas seulement dans les corps vivants, mais dans toute la matière. « La vie n'est ni une cause, ni un résul-» tat ; elle est une manifestation, ni plus, ni moins (J. M. Guardia, loc. cit.). »

Certains auteurs, pour expliquer l'origine de la vie sur notre globe, ont admis, comme E. Richter dans sa théorie des Cosmozoaires, qu'elle avait été apportée par des fragments des autres astres. Cette idée, émise par *William Thomson* et admise par *Pasteur*, avait, paraît-il, été exposée dans l'ouvrage d'un anonyme (*Conjectures sur la réunion de la lune à la terre*, Paris, 1821). Malheureusement, elle ne fait que reculer le problème sans le résoudre et présente en plus un caractère restrictif.

Philosophiquement, en dehors de toute question religieuse, il faut admettre que la vie est une manifestation matérielle, et que son extériorisation se fait par une association moléculaire spéciale spontanée qui nous est inconnue.

Il appartient à la métaphysique de discuter sur l'essence de la vie ; pour nous, nous ne voulons que constater sa réalité dans l'univers entier.

La *vie*, propriété *organisatrice* de la matière, se manifeste avec celle-ci, et comme elle, suit les différents degrés d'organisation depuis les minéraux

que nous appelons improprement matière brute,
jusqu'aux végétaux, aux animaux, et enfin à
l'homme. Il y a évolution continue de la matière
intersidérale la plus raréfiée à l'individu le plus
intelligent ; depuis l'atome inorganique jusqu'à
l'atome vital qui se modifiera, s'associera pour former la molécule vitale, laquelle donnera naissance
aux végétaux et aux animaux divers, suivant la
grande loi évolutive de l'adaptation aux milieux ;
la vie s'affinera, s'extériorisera de plus en plus pour
arriver à la succession des admirables phénomènes
que la science peut enregistrer, mais dont l'analyse
lui est inconnue.

La vie se manifeste aussi bien chez les corps
bruts que chez les organisés, mais avec une intensité différente et d'une façon discontinue ; la den-
sité vitale dépend de la complexité de la molécule,
elle est à l'état latent et ne se manifeste que dans
les phénomènes physico-chimiques. L'atome matériel entraîne avec lui la première condensation
de la vie, et dans la formation des différents corps,
il accumule l'énergie vitale en même temps qu'il
se groupe ; plus la molécule est complexe, plus la
vie est intense, plus la vie potentielle s'accumule ;
mais la quantité de vie disponible, cessible, dépend

d'un autre facteur, l'instabilité de la molécule. Une molécule composée d'un petit nombre d'atomes, facile à dissocier, peut céder une quantité de vie supérieure à celle qui serait abandonnée par une molécule complexe qui contiendrait une accumulation plus considérable de vie, mais qui serait plus stable et garderait en elle sa vitalité.

Cette vie minérale se manifeste à nous spontanément, dans certains minéraux, tels que la pierre magnétique, dans les eaux minérales qui ramènent des profondeurs du sol une énergie vitale bientôt dissipée après le griffon. Elle se dévoile encore dans les phénomènes de cristallisation, dans les affinités chimiques ; enfin par des moyens physiques ou chimiques, nous pouvons l'extérioriser sous forme de chaleur, magnétisme, électricité, lumière, etc.

Les météores atmosphériques, si complexes, si mal connus, mais si puissants comme modificateurs de l'organisation, sont encore des manifestations de la vie matérielle inorganique.

Ce sont les phénomènes de cristallisation qui m'ont amené à considérer la vie minérale comme une énergie de même ordre que la vie organique. L'état physique de la molécule a une importance extrême au point de vue des échanges vitaux, et en passant du solide au liquide et au gaz, augmente la facilité de cession de l'énergie vitale ; l'état solide enmagasine la vie potentielle, l'état liquide facilite le transport, et l'état gazeux représente le mode de cession le plus facile et le plus énergique. Dans un organisme vivant, où se trouvent les intensités les plus marquées ? Dans les échanges gazeux dont la cessation entraîne un changement rapide dans l'évolution.

La dissolution est un passage de l'état solide à l'état liquide, avec formation d'une molécule complexe et instable ; la cristallisation est la condensation cohésive de la matière pendant laquelle se fait la potentialité de la vie ; le premier phénomène est accompagné d'absorption de chaleur au détriment du milieu ambiant et lorsque l'équilibre est établi, le système se trouve avoir emprunté de l'énergie vitale à l'extérieur, dans le second phénomène le dissolvant s'évapore ou se sépare, et sous forme gazeuse ou liquide, va récupérer à l'ambiance la vitalité qu'il lui avait empruntée, tandis que le solide rassemble sa vie potentielle ; si le changement se fait brusquement comme dans la cristallisation en masse d'une solution sursaturée, l'extériorisation a lieu sous une forme modifiée qui est un dégagement électro-calorique ou lumineux.

Il n'y a pas d'hypothèse qui puisse aisément expliquer les phénomènes de cristallisation des solutions sursaturées, car ils ne sont pas d'ordre purement physique, mais d'ordre vital. Les réactions chimiques et les actions physiques ne sont que des résultantes et non des causes de la vie. Quelle merveille, en effet, de voir une parcelle minime d'un cristal, provoquer dans un mélange sursaturé d'un sel isomorphe, un ébranlement aussi brusque et énergique que celui qui amène la cristallisation en bloc d'une énorme masse ! Cause minime, résultat énorme. Nous retrouverons plus loin des effets semblables dans les zymases organiques.

La réparation complète d'un cristal fragmenté dans une solution de même sel, est encore une manifestation de la vie minérale.

Là où il y a mouvement, il y a vie ; mais où nous ne constatons pas le mouvement, nous ne pouvons dire qu'il n'y a pas vie ; la vie est alors latente où à l'état potentiel. A. Béchamp nous a dit : « Tout est la proie de la vie, rien n'est la proie de la mort », transportant ainsi dans le règne organique l'axiome prêté à Lavoisier : « Rien ne se perd, rien ne se crée. » C'est dire la mort n'existe pas, la vie est partout.

Je vais vous indiquer le moyen d'examiner cette matière minérale en mouvement, manifestant sa vie intime. Prenons deux liquides miscibles de réfringence différente et d'inégale volatilité (alcool absolu et xylol), mettons une goutte de leur mélange sur une lame de verre ou mieux une lamelle renversée sur une cellule de verre, de manière à ce que la volatilisation soit plus lente, et examinons au microscope. L'alcool s'évaporant plus rapidement, nous verrons poindre dans la masse une multitude de petites sphères, uniformément réparties, du volume des plus petites granulations cellulaires ; puis elles s'accroissent jusqu'au diamètre d'un ou deux μ. ; à partir de cet instant, il se produit dans la masse un mouvement intense, les petites bulles se précipitent les unes sur les autres vers divers centres d'attraction pour former des vésicules plus fortes, qui convergent elles-mêmes en gouttelettes, et l'action sort du champ du microscope.

C'est un des plus beaux spectacles qu'on puisse examiner au microscope, mais il est encore plus merveilleux si l'on s'adresse au phénomène de critallisation. Prenons par exemple une solution peu concentrée de soufre dans le sulfure de carbone, et plaçons-nous dans les conditions précédentes; d'abord le phénomène se présente dans le même ordre, mais lorsque les petites sphères ont acquis le volume maxima, elles se précipitent vers les centres d'attraction plus fixes et plus nets que dans l'observation ci-dessus, arrivées en contact, elles se solidifient brusquement pour former le cristal; la raréfaction se faisant de plus en plus autour de ce centre, le phénomène est de plus en plus net à examiner, la petite sphère oscille sur place, puis se meut lentement et enfin se précipite sur le cristal où elle se solidifie géométriquement dès qu'elle est en contact. Il semble y avoir passage d'un état colloïdal (le plus actif) à l'état cristallin (le plus inerte). On peut varier l'expérience avec des solutions diverses, des concentrations différentes, etc. Dans certains cas, si le liquide est très volatil et le corps dissous peu abondant, on voit certaines petites bulles se solidifier sur place en un cristal minuscule; dans d'autres cas, les petites sphères s'accolent en file puis brusquement donnent une baguette cristalline; dans d'autres, ces baguettes se placent en irradiations, etc. Si les solutions sont trop concentrées et les évaporations trop rapides, le phénomène est peu facile à suivre, c'est affaire de tâtonnements pour arriver à un examen bien net.

Ce n'est pas un acte purement physique, nous examinons le phénomène, nous essaierons de le plier à nos lois de calcul, mais le fait que nous constatons n'est pas la cause qui nous est inconnue et qui est la vie matérielle.

***

Cette vie qui est fixe et immuable dans son principe, nous échappe dans ses manifestestations les plus intimes, les plus délicates de l'organisation ; elle est d'une variabilité extraordinaire, d'une sensibilité merveilleuse, véritable protée que le moindre choc transforme. La vie organique se présente à nos sens, comme la vie minérale, par les phénomènes physico-chimiques, mais en plus d'elle, par des faits d'extériorisation et d'automatisme encore peu étudiés par nos méthodes trop grossières ; sa sensibilité est d'autant plus manifeste que l'organisation est plus complexe, plus ramifiée ; nos moyens physiques brutaux la transforment et nos procédés chimiques la sidérant, la ramènent à la vie minérale. Exquise, communicative par son expansion, elle devient latente par sa condensation.

L'organisation s'élève graduellement par une transformation de la vie, le végétal transforme la vie qu'il emprunte au minéral, l'animal modifie et extériorise encore plus, mais il lui faut emprunter une vie plus communicative que celle des minéraux, il la prend aux végétaux. Dans le règne animal lui-même, au fur et à mesure de la complication organique et de l'extériorisation, il faut une vie plus manifestée et l'animal l'emprunte à celui qui lui est inférieur. Cette expansion graduelle se complique d'instabilité, de fragilité, et la perturbation devient facile ; à mesure que la vie se raffine, elle devient plus délicate.

On a dit, improprement, que le végétal était un appareil de synthèse et l'animal un organisme réducteur, que le végétal organisait la matière minérale et que l'animal détruisait l'organisation pour restituer le minéral à l'univers. C'est une erreur grossière, basée sur un examen superficiel, et qui en somme ferait plutôt considérer l'animal comme inférieur au végétal, car la synthèse est d'un ordre plus élevé que l'analyse. Certes l'animal ne peut, comme le végétal, se nourrir de matière brute, mais c'est la loi de l'évolution et celle de la division du travail qui le veut ainsi ; l'animal disperse, le végétal produit pour maintenir l'équilibre.

****

D'abord l'animal et le végétal ont une origine commune, les données biologiques nous conduisent à cette idée ; bien plus, l'atome vital est le même dans les deux règnes et ce n'est que le mode d'agrégation qui fait la différence; l'animal et le végétal sont comme deux frères qui ne suivent pas la même voie, ont des occupations différentes et ne consomment pas la même nourriture. Ce sont tous deux des appareils de synthèse et d'analyse, et l'animal même a un degré plus élevé que le végétal, car les matériaux plus complexes qu'il emploie, il les ramène à un état plus simple, tout d'abord, il les modifie pour fabriquer ses tissus plus délicats que ceux du végétal. L'animal a besoin d'intermédiaire, le végétal puise directement; le premier consomme plus qu'il ne fabrique, le second édifie plus qu'il ne perd; celui-là est prodigue, celui-ci thésaurise, parce que leur rôle n'est pas le même, et ainsi se conserve l'équilibre des milieux; mais tous deux ont un mode général de fonctionnement unique.

« Tout végétal se nourrit à la manière des plan-
» tes parasites, c'est-à-dire après avoir constitué
» dans ses racines les matières qui doivent servir à
» sa nutrition, et par suite à son développement, il
» emmagasine l'excédant pour subvenir aux be-
» soins des générations qui sont appelées à lui suc-
» céder.... Les feuilles ne sont que des lieux de
» modification. (Ch. Blondeau. Monit. Sc. du Dr
« Quesneville. Octobre 1875). »

Le végétal puise dans le sol, par ses racines, des éléments minéraux, il est vrai; il organise la matière, forme les produits albuminoïdes les plus complexes, transforme et emmagasine des matériaux de réserve, absorbe de l'oxygène de l'air, sent le besoin des météores atmosphériques, il excrète de l'acide carbonique, de la vapeur d'eau, d'autres produits volatils plus ou moins connus et j'ajouterai même, extériorise de l'énergie vitale. Mais il n'a pas d'excréta solides, de matières fécales qui rendent au sol une partie de ce qu'il lui a pris, il n'a pas de liquide semblable au liquide urinaire pour éliminer petit à petit les produits de ses combustions ; il emmagasine dans ses cellules divers résidus, de l'acide oxalique, des citrates, tartrates, etc., il forme des dépôts minéraux variés dans ses parois cellulaires, des produits modifiés, etc., ce sont ses excreta qui servent cependant à un but, à sa consolidation, à sa protection ; mais lorsqu'il a pour ainsi dire trop évacué dans ses parois, il ne peut plus y vivre et les quitte pour porter la vie à la périphérie dans une couche de nouvelle formation ; ainsi sa vie serait éternelle s'il n'y avait les chocs extérieurs et l'épuisement du sol ; lorsque le végétal se désagrège, il restitue tous ses excréments en bloc, au lieu de le faire graduellement comme l'animal.

L'animal, lui aussi, emprunte au règne minéral, peu directement, beaucoup par l'intermédiaire du végétal, il a moins de travail à faire, mais son œuvre est plus délicate, il répand la vie qu'il extériorise d'avantage. Comme le végétal il édifie une énorme masse de matière vivante, il fait une synthèse ; comme lui, il exhale de l'acide carbonique, de l'eau, divers produits volatils. Comme il est organisé spécialement pour la motilité, il doit rester souple, ne pas prendre un développement exagéré, il rejette ses excreta pour ne pas être encombré, il ne les accumule pas. Il ne conserve que les matériaux de réserve strictement nécessaires, car sa mobilité lui permet d'aller au loin faire sa provision.

Ce qui semble faire la grande différence entre les deux, c'est que le premier ne rencontrant pas dans le sol, la molécule de carbone à un état assez mutable, est obligé de l'emprunter à l'extérieur, à l'acide carbonique de l'atmosphère ; comme cette molécule est la base de toute l'organisation, le symptôme le plus considérable consiste en sa captation sous forme d'acide carbonique et en dégagement d'oxygène qui cache le phénomène respiratoire proprement dit, d'ordre inverse. L'animal n'a pas besoin de ce travail, il a sa molécule de carbone bien engagée dans les radicaux organiques que lui fournit l'alimentation, il n'a qu'à faire subir des transformations, des perfectionnements.

La prédominance de l'analyse chez les animaux et de la synthèse chez les végétaux a pour but de conserver la constance du milieu, mais entre les deux règnes, il n'y a que question de modalité et de quantité. D'ailleurs, la limite entre les deux règnes est si peu tranchée, qu'anciennement Hœckel avait fait un embranchement à part, intermédiaire entre les deux règnes, avec les protistes. Ouvrez actuellement le traité de botanique de Van Tieghem et le Traité de zoologie concrète de Delage, vous y verrez des organismes inférieurs considérés comme végétaux par l'un, et comme animaux par l'autre.

*
* *

Donc le règne végétal et le règne animal présentent des organismes de synthèse à des degrés divers ; lorsque le végétal et l'animal sont arrivés au terme de leur évolution, ils sont désagrégés, ils ne meurent pas, ne reviennent pas à la vie minérale d'une façon complète, ils se réduisent en leurs éléments constituants dans les molécules vitales organisées.

La question des molécules vitales et de leur agrégation en organismes fait partie de l'évolution histogénique.

Le passage de la vie minérale à la vie organisée n'a pas été brusque, comment s'est-il fait et par quels intermédiaires, nous l'ignorons? La vie organisée est l'extériorisation sans modification, tandis que les phénomènes physico-chimiques forment l'extériorisation modifiée, transformée.

Qu'y a-t-il de plus complexe et de plus instable que les matières albuminoïdes, si ce ne sont les zymases, substances dont la molécule chimique est encore inconnue parceque les moindres chocs les détruisent ? Ces zymases doivent nous représenter un de ces stades intermédiaires entre la vie minérale et la vie organisée. N'est-il pas admirable de voir une substance, qui par simple action de présence, en quantité minime, modifie des quantités considérables de produits chimiques ? Ces ferments solubles, oxydent, réduisent, hydratent, dédoublent les molécules complexes avec une facilité remarquable pour conduire aux manifestations physico-chimiques de la vie nécessaires à son maintien et à sa propagation.

On pourrait objecter, à l'idée qui consiste à considérer la zymase comme l'atome vital, lequel est obligé de s'unir à lui-même ou à d'autres pour construire la molécule vitale, que la zymase n'est jamais produite, à notre connaissance, que par un organisme figuré et que, par conséquent, elle ne pourrait lui être antérieure. Qu'en savons-nous ? Cela revient au même que dire que la spore d'une moisissure qui débute généralement par une forme levûre, ne peut être antérieure à la moisissure. Qui a commencé ? La science actuelle répond bien, la spore ! Dans le second volume, je démontrerai que le début est la cellule-levûre, ce qui semble ruiner mon hypothèse, mais je prouverai en plus que le mode de formation de ce globule originaire ne ruine pas mon argument, mais le confirme.

***

De ces considérations, que la vie existe dans les trois règnes de la nature et se manifeste d'autant plus que l'organisation est plus complexe, que celle-là est d'autant plus sensible que celle-ci est plus raffinée, il s'ensuit que plus l'organisme est élevé, plus il est délicat et, par conséquent, facilement perturbé ; que la perturbation, la maladie en un mot, ne peut être corrigée que par l'apport d'une quantité supplémentaire de vie ; que cette vie doit être cherchée dans les trois règnes de la nature où elle existe ; qu'elle sera d'autant plus efficace qu'elle sera sensible et se rapprochera du genre de celle qui est en transformation.

Par conséquent, après avoir décrit le fonctionnement de la vie animale, nous examinerons l'action vitale des trois règnes de la nature en thérapeutique et des meilleurs moyens de l'appliquer suivant l'importance de ses manifestations. Ce sera le but des chapitres suivants.

CHAPITRE PREMIER

FERMENTATION ET SÉCRÉTIONS DANS L'ANTIQUITÉ

> « Il y a là quelque chose de bien plus
> » élevé : la loi universelle qui semble pré-
> » sider à la conception de toutes les théo-
> » ries. Les anciens, pauvres en faits d'ob-
> » servation, formulaient des théories dont
> » la portée nous étonne. Et aujourd'hui,
> » plus riches en faits que nos ancêtres,
> » nous voyons surgir des systèmes qui ne
> » sont pour ainsi dire que la reproduction
> » d'idées dont la plupart sont aussi vieil-
> » les que le genre humain. De deux cho-
> » ses l'une : ou ces idées sont des vérités
> » éternelles, inhérentes à l'intelligence
> » même de l'homme, ou ce sont de mys-
> » térieux mouvements de l'esprit, se re-
> » produisant toujours sous les mêmes for-
> » mes, dès que la pensée de l'homme s'ar-
> » rête là où l'expérience semble l'abandon-
> » ner. Voilà le grand dilemme posé par
> » l'histoire des Sciences ».
> (Hoëfer. *Histoire de la Chimie.* t. I,
> p. 73, 2ᵉ édit.)

Si, comme l'a dit Babinet, les anciens ont tout
vu mais n'ont rien démontré, il ne s'ensuit pas
qu'il faille faire table rase de ce qu'ils ont avancé,
car nous ne savons guère si les explications que

nous donnons actuellement pour les nombreux faits observés sont meilleurs que les leurs, et l'histoire de la science nous prouve toujours qu'il y a des inconnues, que les démonstrations ne valent que pour leur époque. « Tel est le progrès de la » raison dans l'étude des sciences. On commence » par croire tout facile à expliquer ; on finit par » sentir qu'à la rigueur rien ne s'explique. (DEZEI- MERIS — *Dictionnaire historique, article: Mead*). »

L'étude de l'antiquité n'est pas une simple curiosité historique, mais un enseignement philosophique profond, qu'il est de première nécessité d'esquisser. Au point de vue spécial de ce chapitre on peut considérer trois grandes phases fécondes : la première englobant la haute antiquité, jette son maximum d'éclat dans la médecine grecque ; la seconde retrace l'œuvre des chemiâtres et de leurs successeurs, et la dernière la plus proche de nous, dominée par les idées de De Bordeu qui nous conduisent à Bichat. Une première période de peu d'importance, continue la tradition, en reliant les deux premières phases, avec les Arabes, les Alchimistes et les médecins de la Renaissance Médicale ; une autre un peu moins effacée, formée par un mélange de chemiâtrerie et d'iator-mécanicisme, fait la transition entre les deux dernières.

***

La *fermentation* tire son nom du mot latin *fermentum* (issu de *fervere*, s'échauffer), les *Grecs* la désignaient sous l'appellation de zume, c'est un acte connu dès la plus haute antiquité, par lequel le moût formé par le raisin écrasé se transforme en vin. HOEFER, cet érudit et travailleur infatigable qui n'a pas reçu la juste rénumération de ses travaux, soit en bien-être, soit en gloire, nous dit (*Histoire de la Chimie*, t. I, p. 42), que le mot yine (vin), qui signifie produit de la fermentation, est à peu près le même en phénicien, syrien, arabe, cophte et arménien, et que les mots correspondants des langues grecque, latine et indo-européennes en dérivent. HERODOTE mentionne le vin de palmier des Assyriens, et TACITE nous conte que les Germains consommaient un breuvage fait avec de l'orge et converti par la corruption (fermentation) en une espèce de vin ; cela nous prouve que le mot fermentation s'appliquait à toutes les préparations de liqueurs fermentées obtenues avec les sucs des végétaux, et même au lait aigri (Koumys) des Scythes.

Fermentation, corruption, putréfaction, sont des degrés différents d'un même phénomène, c'est pourquoi MOÏSE interdit de faire lever au moyen du levain, le pain des cérémonies religieuses. Nos ancêtres connaissaient les poisons septiques engendrés par la putréfaction, et DIODORE conte que les Indiens empoisonnaient leurs flèches et leurs lances par le sang pourri des serpents. HOEFER (loc. cit. p. 295) nous dit avoir lu dans un manuscrit grec ancien que les poisons sont pareils à des ferments, parce qu'ils agissent en petite quantité comme le levain dans la panification.

Le mot effervescence était aussi assimilé à celui de fermentation, car le vinaigre renversé sur le pavé donnait lieu à un mouvement tumultueux analogue à celui que présente le moût en évolution. Le mot *natron* (espèce de carbonate de soude) doit son origine à un fait analogue.

Les Grecs et les Romains, grands gourmets, avaient de nombreuses espèces de vins dont la conservation leur donnait de grands soucis. Le vin aïgleucos, par exemple, était soumis à l'action extérieure de l'eau froide qui le faisait rester doux ; car ils avaient remarqué que le froid empêche la fermentation aussi bien que la pourriture. La résine de pin était ajoutée à la fin de l'acte fermentescible pour donner à la fois un goût d'essence de térébenthine dont ils étaient friands et pour empêcher les maladies subséquentes du vin ; ils savaient aussi que les huiles essentielles tuent le ferment. Du temps de CATON, le soufrage des tonneaux ou des vases était utilisé pour empêcher la deuxième fermentation du vin qui lui était aussi nuisible que la première lui était nécessaire.

Les Romains que les Grecs surnommaient mangeurs de bouillie, ne connurent que tard les procédés de la fermentation panaire qu'ils apprirent de ceux-ci et surtout des Gaulois très habiles dans l'art de faire le pain et l'hydromel, car pour obtenir un excellent pain léger, ils se servaient au lieu de pâte aigrie, de la levûre de bière. Plus tard, PLINE enseignera la préparation du levain ordinaire ou *fermentum*, mais il remarquera qu'on le fabrique encore mieux au moment des vendanges en se servant du moût de raisin blanc pétri avec de la farine de millet.

Les anciens connaissaient assez bien les circonstances qui favorisent ou retardent la fermentation ou la putréfaction ; ils savaient le rôle de l'air dans l'éclosion de ces phénomènes et n'igno-

raient pas que mettre à l'abri de ce fluide suffisait à
empêcher la corruption. Une couche de graisse,
d'huile, de miel, servait de préservatif aux liquides
facilement modifiables, aux viandes, aux aliments.
Les substances âcres, les décoctions astringentes,
les essences, les baumes leur servaient contre la
putridité. Quand, d'autre part, on connaît l'habileté
des Egyptiens dans l'art d'embaumer, il n'est pas
permis de croire qu'ils n'étaient pas familiers avec
des procédés antiseptiques qui permettaient aux
célèbres médecins de l'Ecole d'Alexandrie, de pra-
tiquer des opérations telles que celles que l'on
entreprend aujourd'hui.

*
* *

Les idées de fermentation et de putréfaction
durent passer facilement dans le domaine physiologique ou pathologique. Ainsi Empédocle, Hippocrate, Dioclés, Plistonicus, admettaient que
la digestion était une putréfaction, tandis que
Galien (*De usu part.* lib. IV. — C. 8) admettait
qu'elle s'opérait par une vraie fermentation et au
moyen d'un acide venant de la rate dans l'estomac
par les *vasa brevia*.
De même que la fermentation contribuait à la
production de composés nouveaux, de même la
digestion avait pour but de réduire les aliments
en composés semblables à ceux du corps. Ainsi
Anaxagore disait que pour opérer la nutrition, la
cause intelligente met dans chaque individu des
organes ou instruments propres à extraire des
composés les parties qui lui seraient similaires et
à les lui approprier. Les végétaux fournissant aux

animaux des parties similaires qui les nourrissent, se composent à peu près des mêmes homéoméries.

D'après Alexandre d'Aphrodisie, DIOGÈNE d'Apollonie (470 av. J.-C.) compare les combinaisons des corps à l'assimilation des aliments par l'organisme vivant. Les médecins de cette époque donnaient une espèce d'entité à chaque organe qui attirait, retenait, goûtait et rejetait les différentes matières que le sang lui portait. Pour HIPPOCRATE toutes les parties des animaux étaient animées et il pouvait dire, tout conspire, tout concourt, tout tend d'un commun accord au résultat final. Pour lui, toute sorte d'excitation était une crise.

La théorie humorale qui a pris naissance un peu avant HIPPOCRATE et a été admise par l'école de Cos, puis plus tard par PRAXAGORAS et HÉROPHILE et enfin grandement développée par GALIEN, ne s'écarte pas tant des idées actuelles puisqu'elle enseigne que les diverses parties du corps versent dans la circulation leurs résidus que nous appelons aujourd'hui matières extractives, leucomaïnes, secrétions internes, etc.

Par exemple, les médecins de Cos prétendaient que chaque partie se purge et se nettoie par les mouvements de la vie, qu'elle ne sait pas choisir son aliment particulier dans la masse des humeurs sans que le travail qu'elle opère dans son intérieur n'amène des excréments, des résidus dont elle se défait. Ils prenaient la semence pour l'extrait de la nutrition ou pour des exhalaisons réfléchies par toutes les parties, pour le regorgement de leur richesse superflue, pour une copie ou empreinte de leur forme intérieure et extérieure. HIPPOCRATE et GALIEN attribuaient au poumon un double rôle d'absorption et de secrétion qui n'est pas si loin de la fonction glandulaire que nous lui donnons aujourd'hui. Ils disaient que cet organe puise dans l'air un principe subtil source de toute chaleur qui, du poumon, était conduit au cœur et répandu partout et que, d'autre part, notre sang se dépouillait de ses fuliginosités. ARÉTÉE à propos de la synanche, nous dit : Il existe dans l'intérieur du corps, une infinité de causes de corruption qui ont la plus grande analogie avec les causes extérieures ; il s'y rencontre des sucs d'une nature vénéneuse aussi bien qu'il s'en trouve au dehors.

Je ne prétends pas poser ces grands médecins en précurseurs et faire un rapprochement plus complet entre leurs théories et les nôtres, mais je ne puis m'empêcher de faire remarquer qu'elles sont la justification de l'épigraphe mise en tête du chapitre. Souvenons-nous toujours de la parole du maître : « ..... De nombreuses et excellentes dé- » couvertes ont été faites dans le long cours des » siècles, et le reste se découvrira si des hommes » capables, instruits des découvertes anciennes, » les prennent pour point de départ de leurs re- » cherches. Mais celui qui, rejetant et dédaignant » tout le passé, tente d'autres méthodes et d'au- » tres voies, et prétend avoir trouvé quelque » chose, celui-là se trompe et trompe les autres. » (Hippocrate. *De l'ancienne médecine.*) Principes toujours vrais et toujours oubliés, aujourd'hui plus que jamais !

***

La théorie humorale doit venir de l'Indoustan. Heyne (*Tracts historical and statistical on India.* Londres, 1814.) a traduit un ouvrage sanscrit fait avant la fondation d'Athènes, où l'on trouve que l'homme dérive de trois principes : le vent ou souffle (*wadam*), la bile (*pittam*) et les glaires (*tchestam*). De l'équilibre résulte la santé, la prédominance de l'un engendre la maladie.

Dans la théorie des quatre humeurs cardinales : « Le corps de l'homme a en lui sang, pituite, bile » jaune et bile noire (atrabile), c'est là ce qui en » constitue la nature et ce qui y crée la maladie » et la santé. Il y a essentiellement santé quand » ces principes sont dans un juste rapport de » crase, de force et de quantité, et que le mé- » lange en est parfait ; il y a maladie quand un » de ces principes est, soit en défaut, soit en » excès, ou, s'isolant dans le corps, n'est pas » combiné avec tout le reste. (Hippocrate. *Nat.* » *de l'homme.*) » Le rétablissement de l'équilibre qui doit régner entre eux, ramène la santé.

Galien étend un peu plus la théorie et nous montre comment on concevait les secrétions. D'après lui, le sang est composé des éléments les plus simples, il fournit à la génération et à la nutrition du corps humain. Les trois autres humeurs proviennent du sang et sont naturelles à l'animal, mais on doit les considérer comme excrémentitielles ; le sang est engendré par l'aliment. C'est par les quatre facultés naturelles de l'estomac (attractive, rétentrice, altérante et excrétrice) que sont opérées les transformations, les secrétions et excrétions des substances qui parviennent aux organes. Le foie est l'organe fabricateur et dépurateur du sang, il sépare de celui-ci des vapeurs subtiles (esprits naturels) qui, portés au cœur se mêlent à l'air introduit par la respiration et forment les esprits vitaux qui, dans le cerveau, deviendront esprits animaux. La rate enlève au sang, ce qu'il a d'épais et de limoneux. Les capsules surrénales sont les grands producteurs d'atrabile. L'excès des qualités propres des humeurs constitue l'acrimonie.

Ces principes régnèrent presque sans conteste dans toute l'antiquité qui admettait que toute maladie est dans les humeurs. Cependant il faut signaler deux écoles solidistes, la première eût pour chef ERASISTRATE, qui soutint que les solides sont seuls capables de devenir malades, et tint son siège à Alexandrie, la seconde naquit à Rome sous l'influence d'ASCLÉPIADE de Bythinie, qui, comme le fit plus tard Descartes, ne voyait dans les sécrétions qu'une action purement mécanique. Il comparait les organes secrétoires à un crible laissant passer certains atomes seulement. Il est juste d'ajouter que Galien aussi comparait l'acte secrétoire à l'action d'un crible ; il donnait le nom de putridité (qui fut très employé dans le Moyen Age) à toute altération des humeurs. Celle-ci avait lieu chaque fois qu'une humeur en stagnation était exposée à une haute température sans s'évaporer ; c'est pourquoi la suppuration et même le sédiment des urines étaient des preuves de putridité.

***

De Galien à Paracelse nous trouvons peu à glaner. Nous avons d'abord les Arabes qui copient servilement et mal les compilateurs grecs venus après Galien, mais qui introduisent cependant quelques idées nouvelles issues de l'Inde et préparent l'ère des Alchimistes. Avenzohar a eu des idées qui se rapprochent de celles de Stahl sur la cause qui conserve la vie, et le mélange régulier des humeurs malgré la tendance à la putréfaction. Avicenne suit celles de Galien et admet que la digestion se fait par fermentation. Rhazès au IXe siècle comparait la cause de la variole à celle de la fermentation du moût de vin. En somme les Arabes ont admis la théorie humorale des Grecs, mais n'ayant pas le même degré de connaissances anatomiques et physiologiques ils n'en saisirent pas les grands principes.

Les alchimistes s'occupaient beaucoup de la fermentation. Pour la plupart, la transmutation des métaux était une espèce de fermentation et la pierre philosophale était le ferment qu'ils cherchaient, agent dont une très petite quantité devait servir à la transformation d'une grande quantité de matière. L'action chimique quelconque était toujours comparée à la fermentation par suite de la confusion avec le phénomène de l'effervescence.

Au XIIIe siècle, Arnauld de Villeneuve avait dit que l'âme était un ferment; de même que l'âme vivifie le corps de l'homme, ainsi le ferment anime le corps mort et altéré par la nature. Toutes les substances putréfiées. comme la chair, les œufs, les poissons, sont très dangereuses.

Au commencement du XVe siècle, Basile Valentin, dans son char de triomphe de l'Antimoine, admet que la levûre employée dans la préparation de la bière, communique au liquide une inflammation intérieure, et détermine par là, une purification et une séparation des parties claires d'avec les parties troubles. Il obtient des sels alcalins en incinérant les diverses parties des corps et leur attribue différentes propriétés suivant ces parties et l'espèce animale.

A la même époque, Saladin d'Ascalo, renouvelant une remarque des anciens, recommande de recouvrir d'une couche d'huile les sucs exprimés des plantes pour les empêcher de fermenter. Plazzoni et Pistor attribuaient la formation de l'homme à la fermentation des liqueurs prolifiques.

Au XVIe siècle, nous trouvons un solidiste, Fernel, dont la doctrine sera adoptée par Horace Angénius. Si cet homme célèbre n'a pas fait école, il en faut attribuer la cause au bruit que fit celle de Paracelse. Il donnait le nom de putridité aux diverses altérations des humeurs, mais ce vice n'était produit que par un défaut des solides, sans que les humeurs aient une prédisposition à en être atteintes. Argentier soutint contre Fernel que les humeurs sont parties composantes du corps, car le sang nourrit tous les organes, et les parties du corps ne tirent point leur nourriture de la semence, ainsi que l'aurait prétendu Galien. La putréfaction provient du développement des parties humides et chaudes du corps et l'air extérieur ne concourt en rien à sa production. L'humidité la distingue de la mort qui dessèche tout.

* *

La scholastique du Moyen Age ne pouvait rien nous apporter au point de vue physiologique, c'est pourquoi la réforme du fougueux PARACELSE fut l'origine d'une nouvelle ère (1493-1531).

Il a introduit dans la médecine humorale la doctrine des acretés chimiques, il a enseigné à extraire la partie active des végétaux ; en donnant esprit et vie à tout, il a conduit à la notion de l'unité organique. Il a émis cette idée, qui est la clef fondamentale de l'organothérapie : « Les maladies se » guérissent par les mêmes radicaux que ceux qui » existent dans le corps et donnent naissance aux » maladies. »

Ce fou génial. qui a été trop mal jugé par la plupart des auteurs, en particulier par Daremberg, qui ne l'a pas compris et le traite de charlatan empirique doublé de mystique, a cependant laissé un plan général qui n'est pas aussi antiphysiologique qu'on se plaît à le répéter. C'était un illuminé. un inspiré convaincu dont la réforme à la fois chimique et vitaliste ne pouvait guère. étant donnés l'époque et l'état des sciences, se débarrasser de la théosophie, des préceptes de la Kabbale, et indiquer les éléments exacts de la nature. On trouve dans ses œuvres plusieurs grandes idées : Il est le promoteur de la recherche des parties actives du corps et des organismes, des quintessences, qui le con-

duisent presque à la notion de sécrétion interne ;
il a développé à fond la notion de sécrétion excrémentitielle des organes comme cause pathologique
par insuffisance d'élimination ; enfin, il a mis en
relief l'influence du système nerveux et de l'imagination sur la santé et les maladies de l'homme,
idée qui sera reprise et mieux développée par Van
Helmont.

Tout est poison, un animal est poison pour un
autre, les aliments sont composés d'un principe
nutritif et d'un poison, la preuve c'est que les meilleures choses prises en excès, empoisonnent ; ce
n'est qu'une question de dose. L'archée est le
maître de l'estomac, c'est elle qui, faisant fonction de chimiste, sépare le poison des aliments
du principe nutritif et fournit des matériaux au
sang.

« Après la coction, la nourriture se divise en
» deux parties : l'une passe dans la chair et le
» sang ; elle devient une liqueur familière à toutes
» les parties ou à tous les membres ; l'autre partie
» est excrémentitielle et l'homme l'expulse. Si cette
» opération se fait vite et bien, la nourriture ne
» cause aucun dommage et il ne se produit aucun
» tartare. »

*
* *

Après le fait normal, voici l'auto-intoxication
très bien exposée : « Toute maladie engendrée
» dans l'homme par l'être du poison, découle d'une
» digestion putréfiée, lorsqu'elle devrait rester
» tempérée, afin que l'alchimiste ne sentit aucune
» flèche du Parthe. La digestion étant interrom-

» pue, l'alchimiste ne peut exercer convenablement
» son office. La corruption, qui est la mère de
» toutes les maladies, devra donc s'en suivre.... »
« La corruption se fait de deux manières : locale-
» ment et émonctorialement, de la façon suivante.
» Localement : si, comme nous l'avons dit, la cor-
» ruption est dans la digestion, et que l'alchimiste,
» dans l'opération de la séparation, succombe par
» le vice de cette digestion, alors la pourriture qui
» est un poison, se produit à la place d'un bon
» produit. En effet, toute pourriture est un poison
» pour le lieu où elle naît, et *mère* d'un poison
» certainement mortel. Ce qui se fait émonctoria-
» lement, est produit de la manière suivante, par
» une aberration de la force expulsive... Si, dis-je,
» un de ces poisons, soit par la faiblesse de la na-
» ture, soit qu'il trouve un obstacle en lui-même
» ou dans d'autres choses, n'est pas expulsé, il
» produit toutes les maladies qui sont sous sa dé-
» pendance. »

D'après lui, chaque partie du corps a son estomac distinct, à l'aide duquel s'exécutent ses secrétions, s'élabore son assimilation et s'expulsent ses
excréments, son tartare. « Nous pouvons remar-
» quer, très souvent, dans les poumons tant de
» l'homme que des autres animaux, nous retrou-
» verons des calculs semblables au grain de millet
» (il a certainement eu connaissance des tuber-
» cules). Mais dans les poumons des hommes s'a-
» vancent des veines. Ces veines n'ont pas une
» anatomie semblable à celle des veines des autres
» parties du système sanguin. Voilà pourquoi
» nous devons ici parler particulièrement de ces
» veines. Les veines du poumon sont l'estomac du

» poumon. Le poumon, dans ses veines, sépare
» l'impur du pur, et expulse ce qui ne lui est pas
» convenable. Cette séparation qui ne change pas
» l'estomac, rénove cependant le poumon... etc. »
Ces veines qui sont les divisions bronchiques, il
nous les montre avec une secrétion particulière,
spéciale, dont la rétention des produits (tartare
pulmonaire) engendre tous les maux de cet organe.
Il a parfaitement vu le rôle glandulaire du poumon
que nous avançons aujourd'hui, et la production
de la dyspnée pneuémique, que j'attribue à l'insuffisance de l'épithelium trachéo-bronchique et
alvéolaire.

*
* *

Paracelse marque très bien la distinction entre
les maladies héréditaires et les maladies acquises,
entre les affections endogènes et exogènes : « Le
» médecin doit savoir que les semences des mala-
» dies sont de deux sortes : la semence iliastrum
» et la semence cagastrum ; en d'autres termes,
» toute semence, ou a été semence dans le prin-
» cipe, comme celle de la pomme, etc.. et cette
» semence est dite iliastre ; ou elle est née de la
» corruption et on lui donne le nom de cagastre...
» ainsi, les maladies iliastres sont l'hydropisie, la
» jaunisse, la goutte, etc. ; les maladies cagastres
» sont la pleurésie, la peste, les fièvres, etc. »
Mais pour lui, la plus grande source des maladies, et surtout des héréditaires, se trouve dans le
tartre ; il est l'origine de toutes les maladies qui
proviennent de l'épaississement des humeurs, de

la rigidité des solides et de l'accumulation des matières terreuses.

« La putréfaction est le premier degré et le pre-
» mier principe de la génération. Or, la putréfac-
» tion est produite par la chaleur humide, car
» une telle chaleur change la forme primitive,
» l'essence, les forces et l'efficacité des choses natu-
» relles. De même dans le ventricule (estomac), la
» putréfaction transmute et réduit tous les aliments
» en excréments. Il est manifeste aussi, l'expé-
» rience de chaque jour le prouve, que plusieurs
» choses bonnes en soi, salubres et données comme
» remèdes, deviennent après la putréfaction mau-
» vaises, insalubres, poison véritable. »

*
* *

Des idées de Paracelse sur la mort, nous passe-rons facilement à celles de l'organothérapie employant la vie latente comme moyen thérapeutique.

« La mort de toutes les choses naturelles n'est
» autre que l'altération et la destruction de leurs
» forces et de leurs vertus, la prédominance du mal
» et la destruction du bien ; la destruction de la
» nature première et l'origine d'une nature nou-
» velle. On doit savoir, en effet, que beaucoup de
» choses qui, pendant leur vie, étaient douées de
» qualités bonnes et utiles, après leur mort n'en
» gardent rien ou presque rien et ne sont plus
» d'aucun usage. »

« Il existe une grande différence entre les mots
» mort et mortification, et l'on ne doit pas les con-
» fondre, car leur signification est tout à fait diffé-

» rente. Voyez en effet un homme qui meurt de la
» mort naturelle et prédestinée, que reste-t-il en lui
» de bon et d'utile? Rien : qu'il serve seulement de
» pâture aux vers. Mais il n'en est pas de même
» d'un homme mort par le glaive ou de tout autre
» manière violente ; tout son corps en effet, est
» bon et utile, et l'on peut en tirer une *mumie* très
» précieuse. Car quoique l'esprit de vie se soit
» retiré de son corps, le baume cependant y de-
» meure et avec lui une vie latente, ce baume qui
» préserve les autres corps humains de pourri-
» ture ! »

Il nous dira autre part, le cœur guérit le cœur,
la rate la rate, le poumon le poumon ; non le cœur
d'un porc, la rate d'une vache, le poumon d'une
chèvre ; mais membre à membre de l'homme lui-
même, intérieur ou extérieur. Il nous parlera des
esprits des racines, des liquides, des chairs, du
sang, des os, etc. « Sachez donc que l'esprit est
» vraiment la vie et le baume de toutes les choses
» corporelles. »

J'espère que cette petite esquisse suffira pour
prouver que sous un fratras obscur, l'auteur avait
deviné et prôné de nombreuses vérités.

*
* *

Vers la fin du XVIᵉ et le commencement du XVIIᵉ
siècles, il y eût de grandes discussions sur la putréfaction physiologique. Pour JOUBERT (de Montpellier (la putréfaction ne saurait jamais avoir lieu
dans le corps de l'homme vivant, et les fièvres
putrides tiennent non pas à une véritable putridité,
mais à l'effervescence des humeurs. BRUNO SEIDEL

(prof. à Erdford), lui dit que s'il voulait regarder le pus comme un fluide intermédiaire entre les humeurs saines et putrides, il fallait que ce pus participât des qualités de ces deux dernières et parconséquent fut aussi de nature putride. SIMON SIMONIUS (prof. à Leipzig), soutint que la putridité quelque faible qu'on la suppose, n'en est pourtant pas moins une putréfaction et qu'elle ne saurait exister dans le corps vivant. THOMAS ERASTE oppose la putréfaction naturelle et générale, qui cause la dissolution de tout le corps, à la putrescence particulière et violente qui attaque tous les éléments, à l'exception du feu, tandis que la première épargne ces mêmes éléments. Cette dernière espèce de putréfaction peut, suivant lui, survenir dans le corps et être excitée par l'art : elle a lieu très souvent dans l'état naturel. CARDAN (autre mystique), soutient que les animaux imparfaits sont le produit de la putréfaction et qu'il n'y a pas de putrescence qui ne donne naissance à quelque chose.

Quant à la fermentation proprement dite. LIBAVIUS nous en donne l'explication (De Alchymia 1595). Le ferment doit être de nature semblable à celle de la matière qui entre en fermentation, et celle-ci doit être liquide, ou tout au moins dans un état de grande division ; l'agent principal réside dans la chaleur du ferment. Il indique aussi le moyen d'obtenir de l'esprit de vin à l'aide de grains, de fruits sucrés ou amylacés, de glands, châtaignes, etc., en les faisant fermenter avant de les soumettre à la distillation.

C'est CASTELLUS de Messine, dit-on, qui au XVIIe siècle, dans une lettre à Severinus, est le premier

des modernes à introduire la théorie de la fermentation en physiologie, mais le grand promoteur fut
le célèbre Van Helmont.

*   *
*

Van Helmont (1577-1644), comme Paracelse, est
un illuminé qui se croit inspiré de Dieu, mais son
savoir est de beaucoup supérieur à celui de son
prédécesseur. Daremberg le traite aussi de charlatan, je ne connais pas de qualification plus fausse à
l'égard d'un homme possesseur d'une belle fortune
qu'il abandonna pour pouvoir se livrer à ses études
favorites. Ce fut un très bon chimiste, quoique
trop crédule vis-à-vis des dires des transmuteurs de
métaux ; il a découvert le dégagement d'acide carbonique dans l'acte de la fermentation et a qualifié
cet esprit inconnu du nom de *gas* ; on le fait encore
sortir de certains corps où il existe, par le ferment
comme cela s'observe dans la fermentation du vin,
du pain, de l'hydromel. Une grappe de raisin non
endommagée se conserve et se dessèche ; mais une
fois que l'épiderme est déchiré, le raisin ne tarde
pas à subir le mouvement de fermentation ; c'est là
le commencement de sa métamorphose. Ainsi le
moût de vin, le suc des pommes, des baies, du
miel, et même des fleurs et des branches écrasées,
éprouvent, sous l'influence du ferment, comme un
mouvement d'ébullition dû au dégagement du
gaz. Les raisins secs sont beaucoup plus longtemps
à donner du gaz, à cause du défaut de ferment.

Ceci suffit à nous prouver quel observateur consciencieux et sagace était ce médecin.

Il distingue d'abord un ferment principal (Archeus Faber) spécifique, primitif, constituant l'espèce, son générateur. « Le ferment est un être » formel et neutre qui n'est ni substance ni accident..... Il se rencontre aussi bien des ferments » originaux en l'air et dans l'eau, que dans la » terre, qui ne sont pas moins partagés en dons et » en propriétés spécifiques ». Cet architecte, cet esprit génératif, matière spirituelle, existe aussi bien chez les animaux que chez les végétaux et minéraux, il préexiste à la semence qui est développée par lui ; celui qui donne naissance aux plantes s'appelle *Pessas*, et le ferment métallique, *Bur*. C'est en somme ce qui sera appelé plus tard principe vital.

*
* *

L'Archée principal établit dans chaque organe, un lieutenant, Archée secondaire, ferment originaire du premier, périssable et caduque (tandis que l'autre est éternel) qui est le directeur de l'organe jusqu'à sa destruction.

Ces ferments, qui correspondent parfaitement à nos ferments solubles, sont nécessaires pour les transmutations et l'accroissement des animaux et des végétaux. Les odeurs de ces ferments se manifestent même dans nos vaisseaux et dans nos organes et s'y répandent en atomes ou effluves très déliés. Chaque espèce de ferment jouit de la propriété de transformer la matière sur laquelle il agit, en sa propre nature.

« C'est ainsi que les aliments se résolvent dans » l'estomac par un ferment assaisonné d'une qua-

» lité acide. Au foye et dans les autres cuisines ils
» sont encore mieux radicalement pénétrés par
» d'autres ferments particuliers..... Un même pain,
» dévoré, soit par l'homme, soit par un chien,
» cheval, vache, brebis, poisson, etc., est altéré par
» autant de sortes de ferments spécifiques qu'il y a
» d'espèces d'animaux qui le mangent et se change
» en autant de sortes de chairs toutes de nature et
» de goûts différents ».

La châleur n'est pas la cause de la digestion :
« Le ferment digestif de l'estomac est une pro-
» priété essentielle qui consiste en une certaine
» activité vitale et spécifique et non pas en la seule
» acidité..... mais cette acidité fermentale est spé-
» cifique à l'homme et diffère selon chaque espéce
» de brutes ».· Ensuite, le foie a le ferment de la
bile, laquelle corrige l'acidité de l'estomac et convertit celle-ci en une saveur salée ; le IIIe ferment
est le stercoral qui réside dans les intestins ; le IV^c
est l'urinaire qui habite dans les reins pour séparer
l'urine, le V^c est l'hémato-poiétique ou le fabricateur du sang qui réside dans le foie ; enfin le VI^c
ferment qui change le sang veineux en artériel ou
l'imprègne d'un esprit vivifiant, habite dans le
cœur. Ces divers ferments exécutent les six digestions indispensables au corps humain. Mais en
plus, chaque membre a sa cuisine spéciale où il
change le sang, chacun en sa substance et en sépare des aliments pour se réparer ou se nourrir.

*
* *

On le voit, les rêveries de Van Helmont (comme
on les a nommées) sont plus nettes que le fratras

de Paracelse, et elles se rapprochent singulièrement, à part quelques erreurs de lieu, des idées qui se développent actuellement.

La mort n'enlève pas toutes les qualités de la vie dans les substances, et celles-ci transmettent une partie de leurs propriétés à ceux qui les ingèrent, de là la puissance des remèdes et des aliments. Un pas de plus, et Van Helmont arrivait à l'organothérapie, et le plus bizarre, c'est qu'il se moquait de ceux qui préconisaient le poumon de renard contre la toux, ce qui ne l'empêchait pas de traiter ses pleurésies par le sang de bouc. Si les qualités transmises peuvent être de bons agents médicamenteux, elles peuvent aussi être causes de maladies. « Il est nécessaire que les qualités de la vie » moyenne des transmuables demeurent encore » après leurs transmutations, elles donnent sou- » vent occasion aux maladies et servent de remè- » des à leur guérison ». Les aliments si bien transformés soient-ils, impriment aux parties solides des propriétés étrangères qui leur sont propres, d'où les odeurs que prennent les chairs de certains animaux nourris d'aliments spéciaux. Mais ces propriétés s'affaiblissent petit à petit. Les aliments introduisent en nous des ferments étrangers qui nous incommodent par leurs altérations. Ces reliquats de puissance de la vie moyenne sont le principe occasionnel de toutes nos maladies, ce sont nos chardons, nos épines. Cependant notre Archée (c'est tantôt le principe vital, tantôt le fluide nerveux) peut subjuguer ces éléments étrangers.

« Les venins sont fermentaux ».

« Nous ne vieillissons jamais que ce ne soit par » la diminution ou le défaut des ferments ».

Les faiblesses des parties viennent de la première conformation ou elles sont acquises après la naissance. Elles sont accompagnées d'une diminution du ferment végétatif, tellement que c'est de là que naissent les dégénérations et les excréments des parties. La plupart des maladies qui attaquent certaines parties, ou les membres du corps, résultent d'une erreur de l'Archée, qui envoie son ferment ailleurs. L'Archée qui tient son siège en l'estomac, ne doit pas être confondue avec son lieutenant, l'archée secondaire ferment digestif de cet organe qui en est issu.

Van Helmont réfuta avec véhémence l'idée de la putrescence du sang circulant encore dans les vaisseaux : depuis lui, on ne se servit plus du terme impropre de putridité pour désigner tout changement survenu dans le mélange des tumeurs.

Ces révélations de l'illuminé, si proches de la vérité, eurent un retentissement énorme sur son époque, et tout le XVIIe siècle ne jura plus que par les ferments.

Voyons quelles étaient, à l'époque, l'opinion des chimistes sur la fermentation.

ROBERT BOYLE, expérimentateur des plus distingués, s'occupa beaucoup de ce phénomène auquel il attribuait la plus grande importance ainsi qu'en fait foi notre épigraphe. La conservation des matières organiques, dans le vide s'opposant à la fermentation et à la putréfaction, faisait partie de ses expériences avec sa machine pneumatique perfectionnée. Il entrevit qu'il existe une substance vitale, disséminée dans toute l'atmosphère qui intervient dans les principaux phénomènes chimiques tels que la combustion, la respiration, la fermentation.

Kunckel (1630-1702) nous enseigne que la putréfaction et la fermentation sont sœurs ; elles sont intimement liées entre elles. Dans le règne animal, la fermentation est annoncée par une odeur fétide; dès que la fermentation cesse, la putréfaction cesse aussi. Or, ceci a lieu du moment où l'eau, l'air et la lumière ont repris les éléments qui leur appartiennent, et qu'il ne reste plus qu'un peu de poussière ou de terre, avec laquelle ces éléments étaient unis. Une température douce et humide hâte la fermentation ; c'est aussi là ce qui accélère la putréfaction. Le froid arrête la fermentation ; les acides l'empêchent parce qu'ils en tirent leur origine..... Les maux d'estomac ont pour cause des impuretés qui fermentent, car on les guérit au moyen des acides ou des plantes amères ; les acides et les plantes amères arrêtent la fermentation. Le sucre est contraire aux maladies d'estomac parce qu'il augmente la fermentation.

Angelo Sala entre dans la voie expérimentale. Il observe qu'une dissolution aqueuse de sucre contenant contenant un peu de levûre de bière, donne au bout d'un certain temps une quantité notable d'esprit de vin. La fermentation est un mouvement intime des particules élémentaires qui tendent à se grouper dans un ordre différent pour donner naissance à un composé nouveau. Selon les Alchimistes, tous les corps de la nature étaient susceptibles de fermenter, Sala soutient que la nature des métaux qui ne sont pas des êtres vivants, répugne à toute fermentation et qu'il est impossible d'en retirer une quintessence. (Il exerçait la médecine à Dresde, au commencement du XVIIe siècle).

***

Becher (1630-1702) donnait le nom de fermentation à tout mouvement spontané qui s'opérait dans les diverses substances ou leur mélange. « La fer-
» mentation est un acte dans lequel le mixte tout
» entier ou quelques-unes de ses parties sembla-
» bles se raréfient, et en s'unissant donnent un
» nouveau mixte capable de servir à d'autres usa-
» ges. Les végétaux ne se putréfient qu'après avoir
» fermenté ; mais chez les animaux, il peut y avoir
» des fermentations sans putréfaction, par exem-
» ple dans le sang ». L'effervescence se produit seulement chez les minéraux, la fermentation chez les végétaux, la putréfaction chez les animaux. Celle-ci est une combustion, détruisant toute l'énergie et la cohésion des mixtes et n'en laissant que le sec et la terre. Elle peut commencer quelquefois chez les êtres vivants, par exemple dans la gangrène, le sphacèle, le scorbut, les fièvres putrides, la peste. Elle reconnaît deux causes: l'une primaire, l'autre secondaire. La cause primaire est le manque ou l'arrêt total d'esprit vital dans le sang. Le manque rend le sang épais et lent et produit les maladies ; l'arrêt total est la putréfaction. La cause secondaire est l'influence de l'air ambiant et des corpuscules y contenus qui peuvent alors agir sur les parties du corps privées de l'esprit vital qui les défendait autrefois contre leurs atteintes.

Nous ne devons pas oublier, en lisant ces lignes, que ce médecin chimiste fut le maître de Stahl.

Lefèvre (*Traité de Chimie*, 1669) : « La fermen-
» tation est un mouvement de l'acide et de l'uri-
» neuse ou alcali, qui combattent ensemble et
» donnent du mouvement aux particules qui com-
» posent le mixte. » Nous voyons toujours le phénomène de l'effervescence assimilé à celui de fermentation.

Jean Mayow, en 1674, dit qu'il y a dans l'air un esprit vital éminemment propre à la fermentation, non seulement vis-à-vis du moût de vin et de la bière, mais encore dans la transformation de ces liqueurs en vinaigre. Corruption et fermentation sont pour lui synonymes. Toutes les choses faciles à se gâter peuvent, à l'abri du contact de l'air, se conserver et être garanties de la corruption. « Car,
» dans la fermentation du vin, de la bière, etc., il
» y a absorption de particules igno-aériennes, tout
» comme dans la respiration... On a objecté que
» les liqueurs qui fermentent n'acquièrent pas de
» chaleur par la fermentation. Cependant, l'expé-
» rience vulgaire nous apprend que les liqueurs
» épaisses, comme celle de la bière, s'échauffent
» un peu pendant la fermentation. »

Pour Lemery, 1684, la fermentation est une ébullition causée par des esprits qui, cherchant une issue pour sortir de quelque corps, et rencon- trant des parties terrestres et grossières qui s'op- posent à leur passage, font gonfler et raréfier la matière jusqu'à ce qu'ils soient détachés. Or, dans ce détachement, les esprits divisent, subtilisent et séparent les principes, de sorte qu'ils rendent la matière d'une autre nature qu'elle était auparavant.

Vers 1670, il s'éleva une très vive dispute au sujet de la levure de bière, dont un parti puissant voulait interdire l'usage dans la panification (la Faculté de médecine en fut); on lui reprochait de rendre le pain mauvais et pernicieux : c'était une conséquence des idées en cours sur la fermentation.

* * *

Au XVIIe siècle, trois hommes célèbres font entrer la fermentation dans la physiologie et la pathologie, mais avec des idées un peu différentes ; ils firent, en somme, trois écoles qui eurent de nombreux partisans, ce sont : Descartes, De le Boë et Willis.

Descartes, en 1648, regardait la cause de la circulation comme une effervescence ou une sorte de fermentation que le sang éprouve dans le cœur par l'effet du grand degré de la chaleur animale. La digestion s'opère en vertu d'une fermentation pendant laquelle il se développe un acide tellement âcre qu'on peut le comparer à l'eau forte. Il y a des ferments salins, acides, alcalins, neutres. Cependant, sa physiologie est en grande partie mathématique, il admet des atomes-tourbillons, une matière subtile, sorte d'éther qui pénètre partout et produit les phénomènes ; les sécrétions dépendent du rapport entre la forme des vaisseaux et celle des particules salino âcres du sang. La glande est un crible.

Ce fut surtout son disciple, Corneille de Hoghelande, qui propagea sa doctrine. La fièvre consiste

4.

en une fermentation de la matière visqueuse, qui est composée de particules plus grossières.

Les successeurs créèrent une théorie chimique où les fonctions du corps et les maladies étaient attribués à la forme et au mélange des molécules des humeurs, à la fermentation, l'effervescence, la précipitation et la distillation des éléments chimiques.

Guillaume Cole allia la doctrine des ferments, de Van Helmont et Willis, avec la théorie des cribles de Descartes (*De secretione animali*, 1681). Il admit dans toutes les glandes, des ferments capables de transformer le sang, ici en sperme, là en salive, ailleurs en urine, en bile, etc.; c'est du suc nerveux qu'émanent ces ferments.

Jean Pascal (*La nouvelle découverte et les admirables effets des ferments dans le corps humain*, in-12, Paris, 1681.) distingue deux espèces de ferments, les volatils et les fixes. Les premiers participent de la matière éthérée des éléments de premier ordre de Descartes : ils sont sécrétés dans le cerveau sous la forme d'esprits vitaux. ils font entrer le sang en effervescence dans le cœur. Les fixes correspondent à l'humide radical des anciens; ils sont de nature acide et produisent, avec les alcalis du sang, les différents sels qui prédominent dans les sécrétions du corps.

Waldschmidt (*Institutiones medicinæ rationalis*, in-12, 1688, Marb.) dit que, dans le corps, les fermentations sont produites par le mouvement automatique de la matière subtile de Descartes. Cette matière engendre, entre autres, le principe fermentescible qui consiste dans les particules salino-âcres séparées du sang, c'est-à-dire dans la salive et le chyle.

Dominique GULIELMINI (1655-1710) allie la doctrine cartésienne à l'iatro-mécanicienne, la figure de la matière subtile et des particules salines suffit à expliquer tous les changements qui surviennent dans le mélange des solides et des fluides, ils entretiennent dans le sang une fermentation continuelle, et leurs changements provoquent la fermentation contre nature ou fièvre, changements expliqués par les lois de la statique et de l'hydrodynamique.

* * *

Michel ETTMULLER (1644-1683) distingue soigneusement la fermentation acide de la putride. La matière subtile de Descartes est cause du mouvement et de la chaleur, c'est la raison du mouvement intestin qu'on appelle communément fermentation et par lequel on peut expliquer, mieux que toute autre manière, la digestion et toutes les sécrètions. (*Disputatio de fermentatione et putridine.*)

« C'est de la respiration que dépend la dernière
» perfection vitale du sang et le principal usage
» de l'inspiration est de disposer le sang à renou-
» veler sa fermentation vitale et à acquérir la vola-
» tilité requise tant pour la formation des esprits
» que pour l'insensible transpiration. » Il dit, en parlant de l'expiration « laquelle a néanmoins
» son usage sçavoir de rendre l'air chargé des fuli-
» ginosités du sang ».

Il préconise nettement l'organothérapie et l'explique :

« Les rates de quelques animaux. du cerf et du
» bœuf, en décoction ou réduites en essences, sont
» spécifiques contre les cachexies des filles par
» suppression des mois... On peut penser qu'il y a
» dans la rate certain ferment tirant sur l'acide et
» extrêmement volatil, à cause des esprits qui y
» sont apportés en grand nombre par les nerfs,
» lequel levain empreigne le sang qui est aporté,
» volatilise les parties grossières du chyle qui ne
» sont pas encore assimilées, facilite la fermenta-
» tion qui se fait dans le cœur, la génération des
» esprits et la précipitation des parties hétérogènes
» du sang et non assimilables. Ce sentiment est
» conforme à celui de Verthuysius. »

« On ne peut douter qu'il n'y ait dans les vais-
» seaux des testicules un levain particulier qui soit
» l'auteur de ce changement singulier qui arrive
» aux corps quand la semence commence à engen-
» drer... Le rut des bêtes et la puanteur des boucs
» viennent de là, et l'épilepsie des enfants se gué-
» rit en ce temps là. »

« Le gonflement du sang n'arriverait pas tous
» les mois et ne suffirait pas pour picoter et cha-
» touiller les parties génitales des femmes, sans le
» levain particulier que les glandes de la matrice
» communiquent au sang. »

Ettmüller étudie très bien les fermentations et a
idée de la petite masse de ferment nécessaire pour
un grand effet. La fermentation stomacale est assez
bien expliquée par lui :« Nous entendons par le mot
» levain un agent d'un volume très petit. subtil,
» pénétrant, très mobile, volatil, spiritueux, extrê-
» mement actif, qui altère facilement les humeurs
» et les esprits ».

Les levains des digestions stomacales ou de celles qui se font dans les vaisseaux. peuvent être troublés, viciés et produire les maladies. (*Nouveaux Instituts de Médecine*, Lyon. 1693, in-8).

Nous retrouverons encore des partisans de Descartes au XVIIIe siècle.

Je ne laisserai pas non plus passer les idées de GLISSON, qui, vers 1672, donna dans ses œuvres les germes du polyzoïsme, qui consiste à considérer l'organisme vivant comme une association d'éléments doués de vie, comme des animaux infiniment petits. formant l'économie animale par leur ensemble. C'est l'idée de l'association organique concourant à l'unité.

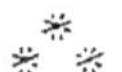

WILLIS, célèbre médecin anglais. dans son « *De Fermentatione* »(Londres 1659). développe longuement la théorie des fermentations. Tout s'opère, dans le corps humain par des fermentations. même la chaleur animale, la circulation. le mouvement musculaire. Il met des ferments dans le cœur. l'estomac, le foie, les reins, la rate. les testicules et toutes les glandes. Ces fermentations s'opèrent au moyen d'effervescences et de bouillonnements. Ainsi les nerfs sont remplis d'un esprit igné, acide, qui, versé dans les divers organes, y détermine ces effervescences, et anime ainsi toutes les opérations de la machine humaine. Les vaisseaux du testicule tirent un élixir des parties constituantes du sang, la rate en retient la partie terreuse et communique un ferment igné. Le sang est une humeur constamment exposée à la fermentation. Toute humeur dans laquelle l'esprit, le soufre et le sel prédominent d'une certaine manière, se convertit en un principe fermentiscible ou en ferment. De là vient que les maladies dérivent des vices de ce ferment et que le médecin peut être comparé à un marchand de vin, puisque tous deux n'ont qu'à veiller à ce que les fermentations nécessaires s'opèrent avec régularité et à ce qu'aucune substance étrangère ne viennent en troubler ou déranger l'opération.

La fièvre est le résultat de l'effervescence violente et contre nature du sang et des autres humeurs du corps, laquelle est suscitée soit par les causes externes, soit par les ferments internes dans lesquels le suc nourricier se trouve converti lorsqu'il se mêle à la masse du sang. Les ferments externes de nature maligne, provoquent les fièvres malignes. Ainsi, la variole est due à des semences de fermentation, mises en activité par un principe contagieux extérieur. L'hypochondrie et l'hystérie dépendent d'un sang mal purifié dans la rate.

« Tout corps amené à l'état de putréfaction trans-
» met très facilement cet état à un autre corps
» exempt encore de corruption. C'est ainsi qu'un
» pareil corps entraîné déjà dans un mouvement
» intérieur peut entraîner, avec la plus grande
» facilité, dans un semblable mouvement intérieur,
» un autre corps encore en repos, mais disposé par
» nature à un pareil mouvement ».

Conduisant sa théorie aussi loin que Van Helmont, Willis s'écarte cependant de sa pratique. il ne proscrit pas la saignée, car il trouve que c'est un excellent moyen de tempérer la fermentation contre nature. A ce compte, Guy Patin lui aurait peut-être pardonné son chimisme.

***

SYLVIUS, dit DUBOIS, dit DE LA BOE, suivant la langue à laquelle on s'adresse, est le roi des chemiâtres. « La vie est un phénomène chimique, la » maladie résulte des déviations du chimisme nor- » mal », en même temps que le promoteur de l'enseignement clinique au lit du malade ; il était professeur à Leyde, dans la seconde moitié du XVIIe siècle, où il jouissait d'une grande réputation comme anatomiste et praticien (1588-1672). (Il ne faut pas le confondre avec un autre anatomiste célèbre, de même nom et bien antérieur, qui fut un des maîtres d'André Vésale). Quoique la Chimie et la Physiologie eussent fait des progrès depuis Van Helmont, le système de Sylvius où l'on ne trouve que des âcretés, acidités ou alcalinités, est inférieur, en comparaison avec les idées actuelles, à celui du célèbre illuminé, et ne vaut pas celui de Willis. Les ferments jouent un rôle, mais secondaire et mal défini ; ils ont plutôt l'air d'être des produits que des transformations, sauf pour la digestion. Le changement des aliments dans l'estomac se produit non par chylification, mais par fermentation. La destruction et la dissolution des mélanges s'opère de deux façons : l'une subite, violente, par le feu, c'est l'ustion, l'autre plus douce et plus lente, par l'eau, c'est la fermentation, qui s'appelle putréfaction si elle prend de l'odeur. La fermentation ou transmutation s'opère dans l'estomac par l'eau que contiennent les boissons ou les aliments, par la salive et le suc pancréatique, et par une chaleur douce et constante. Un grand nombre de maladies sont engendrées par la viciation des sucs qui procèdent à la digestion. La goutte a pour cause un acide qui a passé dans la lymphe et dans le sang. Le sang est le centre de réunion de toutes les humeurs des sécrétions. Sylvius est à la fois solidiste, humoriste et vitaliste ; il y a des maladies qui tiennent à un vice intrinsèque, soit des parties contenantes, soit des parties contenues, soit de l'âme. Le foie a un double rôle, il verse d'un côté la bile, et d'un autre certains produits dans le sang. Il attribue un rôle prépondérant à la rate, (ce qui l'a fait surnommer *Patron de la Rate*) cet organe verse dans le sang un ferment purificateur. Les glandes lymphatiques ont pour but de perfectionner la lymphe.

** **

Il est difficile de faire la part qui revient à chacun des trois auteurs célèbres que nous avons cités, et d'indiquer leur influence sur les idées de leurs successeurs, car la théorie des ferments était la dominante du XVIIe siècle, et chacun l'adoptait avec des variantes. Nous pouvons citer : Rouvière (*Nouveaux cours de médecine*, 1669). « La nature » conserve dans leur estomac (aux animaux) un » ferment fait du reste de leurs viandes. Quelques » médecins croient que ce levain vient de la rate, » mais l'Anatomie n'en a pas encore découvert les » conduits... Les parties génitales de l'un et de l'au- » tre sexe sont encore pleines de ferment, qui n'agit » pas seulement dans ces parties, mais qui donne

» de la force et de la vigueur à toute la masse du
» sang et à tout le corps..... Aussi de la rate, il
» coule dans les veines un suc noir et terrestre
» qu'on appelle mélancolie et que l'on fait venir
» des artères de la rate ; de là, cuit et subtilisé,
» couler dans les veines et fermenter le sang.....
» Non seulement la santé, mais la mort même,
» arrive aux plantes et aux animaux par la fermen-
» tation. » Les sécrétions internes sont admirablement présentées, mais ces idées dérivent sutout de
Willis et de Descartes, comme il le dit, ainsi que de
Hoghelande, Regius, Arberius et les docteurs de
Louvain ?

Jean Betts (*De ortu et natura sanguinis*. Londres,
1669) attribue aussi la formation du sang à la fermentation.

François Bayle (*Dissertationes medicæ tres.., etc.*
Toulouse, 1670) combat l'idée de l'influence de la
lune sur la menstruation ; ce phénomène dépend
selon lui d'un ferment accumulé dans les lacunes
muqueuses de la matrice, qui relâche les vaisseaux
sanguins.

Otto Tachenius (*De morb. principe.* 1678) dit
qu'il y a un ferment animal général qui tire son
origine du feu et de l'eau, c'est-à-dire de l'acide et
de l'alcali. Les maladies dérivent soit de l'altération du ferment, soit de la prédominance de l'acide
ou de l'alcali. Dans la végétation, la fermentation, etc., intervient un esprit acide vital, qu'il appelle fils du soleil. Les ferments sont des airs ou
des vapeurs.

Ent. Georges (*Antidiatriba in Malachiam Thrus-
ton de respirationis usu primario.* Londres, 1679)

regardait la fermentation du sang dans le cœur comme cause de ses mouvements.

SENGUERD (*Philosophia naturalis*. In-4°, Leidœ, 1681) s'efforce d'expliquer toutes les fonctions, même la génération, par la fermentation et les opérations chimiques.

MOUGNOT (*De la guérison de la fièvre par le quinquina*. Lyon, 1679) et H. OVERKAMP (*Van der natur der fermentation*, etc. Amst., 1681) admettent une espèce de ferment comme cause de toutes les fièvres. Nous pouvons encore citer SCHUYL, BILLICH, VIRIDET, etc.

CAPUA Léonard (*Raggionamenti intorno alla incertazza di Medicamenti*. Naples, 1689) s'étend sur les ferments qu'il adopte pour toutes les fonctions quelconques. D'après Pierre-Sylvain REGIS (*Cours entier de philosophie*. In-4°, Amsterdam, 1691), tout s'opère dans le corps animal par la fermentation, dont l'état contre nature détermine les fièvres.

Guillaume COWARD (*De fermento vitali nutritio*. In-8°, Londres, 1695) assure que la cause des règles est produite par des ferments.

FLOYER, Jean (*The preternatural state of animal humours*, etc. Londres, 1696) fait dépendre la digestion, toutes les fonctions et maladies, d'une fermentation régulière ou troublée dans son exercice.

SLEVOGT (*Diss. de fermentationibus microcosmicis*. Iéna, 1696) ne voit plus dans les crises des maladies, les fièvres, les inflammations, la coction, etc., que des sortes de fermentations, d'effervescences, ou des vertus séminales imprégnant le corps, exaltant les propriétés des humeurs, les transmuant, formant, d'une masse ignoble, des éléments plus nobles, plus purs, plus atténués, plus spiritualisés.

Il admet, comme le fera plus tard Pringle, l'existence de ferments comme miasmes.

Pour Nicolas de Heins (*De guynende Venus of
te verhandeling von Pocken* . Amsterdam, 1697), la
syphilis est aussi ancienne que le monde et vient
d'un ferment salin acide volatil.

Sydenham, quoique pur praticien, ne peut s'empêcher de sacrifier aux idées du temps et de parler
de la fermentation des humeurs.

*   *
*

Pour Tauvry (*Pratique de Tauvry*. Paris, 1698) :
« La fermentation est un mouvement excité par la
» matière subtile, dans les principes qui compo-
» sent un mixte ; ce mouvement peut développer
» les parties les plus volatiles des parties les plus
» grossières, et les met en état de s'en séparer ai-
» sément ; ou bien ce même mouvement les sépare
» actuellement et en dépouille le mixte, ou enfin il
» mêle les parties les plus subtiles aux plus gros-
» sières. » Il distingue parfaitement la fermentation de l'effervescence et développe une idée qui
ne sera reprise qu'à notre époque. « La maturité
» des fruits dépendant de l'atténuation des sou-
» phres, des sels et des esprits, est encore un effet
» de la fermentation... quelquefois par continua-
» tion de la fermentation, les parties volatiles, qui
» s'étaient dégagées des parties grossières, aban-
» donnant absolument le mixte, ce qu'on peut ob-
» server dans les plantes qui se tournent en pour-
» riture. » La digestion est une fermentation.
« Enfin, la liqueur qui s'écoule des glandes sali-
» vaires, de l'estomac et du pancréas, contient

» quantité de principes actifs. » Il n'admet en plus
que la fermentation du sang. Les fièvres sont un
acte fermentatif. « Nous voyons les mêmes mar-
» ques de fermentation dans la santé, principale-
» ment quelque temps après le repas : car le pouls
» s'élève plus qu'il n'a coutume de l'être, l'on sent
» un froid dans les parties extérieures, qui est suivi
» d'une chaleur assez apparente. »

La saignée doit être faite de peur que la fermentation ne rompe les vaisseaux, comme le moût en
fermentation le fait dans un vase hermétiquement
fermé.

Pour Pierre Chirac (*De motu cordis adversaria
analytica*. Monspelii, 1698), le mouvement du cœur
est produit par une fermentation, dont la cause est
une matière acide que le sang verse dans des lo-
cules creusés par la nature dans le tissu des
fibres.

Baylé (*De corpore animato*. In-4°, Tolos, 1700)
démontre la réalité du ferment gastrique par les
vents acides qui remontent à la bouche dans les
mauvaises digestions et l'utilité des acides pour
corriger la fonction.

Il est intéressant de citer, parmi les adversaires
les plus ardents de la doctrine des ferments, Por-
tius Erasistratus (*Seu de sanguinis missione*. In-8°,
Rome, 1682), pour lequel il est fort douteux que le
sang contienne toutes les substances que Willis y
admet, les altérations des humeurs ayant plutôt
lieu dans les organes des sécrétions.

Au XVIII° siècle, nous retrouverons de nombreux partisans de la fermentation, mais auparavant il est nécessaire de connaître les travaux produits à cette époque au sujet des sécrétions.

***

Thomas WHARTON (*Whartoni adenographia, etc.* Londres, 1656) est le premier qui ait bien décrit les glandes diverses et cherché leurs usages. Les glandes lymphatiques servent à séparer les parties ténues du chyle de celles qui sont plus grossières. Le pancréas a un suc porté par un canal excréteur dans le duodénum et dont le but est de favoriser la digestion. Les capsules surrénales secrètent une humeur que les veines pompent dans leur cavité. Le thymus appartenant au système lymphatique, sert probablement à purifier le fluide nutritif apporté par les branches du nerf de la huitième paire ; de même la thyroïde.

Vers 1660, Jean de HOORNE, puis son élève STENON, démontrent que ce sont principalement les artères qui fournissent la matière de la sécrétion salivaire et non les nerfs, comme le prétendait Wharton.

Louis de BILLS, charlatan hollandais qui fit beaucoup parler de lui, de 1660 à 1668, pour une manière de conserver longtemps les cadavres à l'usage de la dissection, accordait au foie la fonction de préparer le sang.

MALPIGHI, vers 1670, produisit ses remarquables travaux sur la structure glandulaire et fit dépendre la nature des sécrétions de la forme des follicules ou globules ; ses idées furent adoptées et peu modifiées ensuite par Frédéric Hoffmann et Haller. Les exhalations n'étaient qu'une transsudation du sérum du sang à travers les pores des artères. Le sang, arrivé aux extrémités du système vasculaire

sanguin et aux origines du système vasculaire sécréteur, se séparait dans ses divers globules ; chacun de ceux-ci s'engageait dans ceux des vaisseaux
secréteurs qui étaient avec eux en rapport de grandeur, de figure ; la distance à laquelle était du
cœur, l'organe sécréteur, comme influant sur le
degré de vitesse et de force de la circulation avait
une action et les diverses humeurs sécrétées n'é-
taient ainsi que les divers globules (pas avec l'acception actuelle) constituants du sang, séparés.

*
* *

Nous arrivons en pleine période de l'iatro-méca-
nicisme ; cependant les premiers réformateurs n'a-
bandonnent pas complètement le système des
chemiâtres, ils font alliance avec lui.

BORELLI, qui fait surtout de l'hydraulique et de la
mécanique animale, n'a pas encore renoncé à toutes les idées chimiques, puisqu'il attribue la con-
traction des muscles à une espèce de fermentation
qui s'opère dans leur intérieur. (*De motu animalium*. Rome, 1681.) Pour lui, l'altération des sécrétions n'est pas due à une fermentation, mais à
un vice des organes sécrétoires ; la nature périodique des fièvres est expliquée par le séjour du
fluide nerveux dégénéré dans les glandes. La différence des sécrétions est expliquée par celle du
diamètre et des angles des vaisseaux.

Laurent BELLINI, son élève (*De urinis et pulsi-
bus, etc*. Bologne, 1683), prétend que les sécrétions
dépendent d'un double effet latéral et progressif
des humeurs dans les vaisseaux ; cependant (*Opus-
cula aliquot ad Archibaldium Pitcarnium de uri-*

nis, etc... Pistoie, 1695), il ne peut se figurer aucune sécrétion sans un ferment inhérent à l'organe,
et qui, en pénétrant dans les vaisseaux ou les
glandes, fait entrer le sang en fermentation.

D'autres matières, l'air particulièrement, sont du
nombre des ferments qui disposent les humeurs à
la sécrétion. Pour lui, la suppuration est une espèce de sécrétion.

Jean BERNOUILLI (*De effervescentia et fermentatione.*
Bâle, 1690) établit une distinction entre l'effervescence et la fermentation d'après le système des
atomes et la philosophie de Descartes. Il affirme
que le pain doit sa porosité aux airs qui, au moment où ils s'échappent, soulèvent la pâte et la font
ressembler à une éponge, et que le pain non fermenté est, au contraire, lourd et compacte. Il croit
que toutes les « fermentations et même le pétille-
» ment de la poudre à canon embrasée ne sont
» que des effets de la dilatation secondaire de
» quantité de parties d'air qui étaient repliées sur
» elles-mêmes. » Il est contre Van Helmont pour
les ferments de chaque organe. Pour lui non plus,
le levain de l'estomac n'est pas acide, mais âcre et
salin.

MOEBIUS (*Fundament. Physic.*) n'admet pas la fermentation, mais il n'en dit pas moins : « Qu'il est
» certain que l'humeur fermentative de l'estomac
» n'est point un acide, mais un âcre salin et vo-
» latil, parce que sans cela l'on ne pourrait pas
» concevoir comment les sels volatils, qui sont
» enveloppés dans les aliments par des aigres,
» pourraient se développer dans le ventricule, si
» le levain de l'estomac ne contenait des parties
» propres à en détruire la force. » Il assure, autre

part, que l'excrétion des fuliginosités du sang est la fin principale de la respiration.

****

Nous en avons fini avec le XVIIe siècle ; nous allons aborder le suivant, si remarquable à tous les points de vue.

Au début brillent trois étoiles : Stahl, Boerhaave et Frédéric Hoffmann ; le premier, vitaliste ; les deux autres franchement iatro-mécaniciens.

STAHL prétend que chaque organe a son tact, ses désirs et ses aversions, opinion qui sera presque adoptée par de Bordeu, La Caze, Platner et Barthez ; il tire donc du sang les principes dont la sécrétion lui est confiée. Ses idées sur la fermentation sont à peu près semblables à celles de Willis, le ferment développe dans le corps fermentescible un mouvement intérieur semblable à celui dont il est animé. Il admettait une fermentation minérale pour l'efflorescence, l'échauffement, la délitescence des minéraux. C'est lui, l'auteur de la célèbre doctrine du phlogistique, et, aussi habile chimiste que médecin, il a fait voir les dangers d'une trop grande intrusion de la chimie dans l'art médical.

BOERHAAVE, le célèbre encyclopédiste renommé jusqu'en Chine, n'admettait pas les fermentations en pathologie ; au point de vue chimique, il en admettait trois sortes : 1° la vineuse ou alcoolique ; 2° l'acide ou acéteuse ; et 3° la putride ; classification qui demeura longtemps. Pour lui, la sécrétion est due à la compression des parties voisines sur les glandes.

Frédéric Hoffmann (le grand Hoffmann, car il y
en a plusieurs célèbres de ce nom), quoique mécanicien, explique ainsi les maladies : « Nous appe-
» lons poisons morbifiques ceux que le véhicule
» de l'air fait entrer dans l'intérieur du corps hu-
» main, qui causent des maladies graves, dange-
» reuses et caractérisées par des signes propres ;
» ces poisons se nomment ferments maladifs.....
» Nous appelons aussi poisons morbifiques ceux
» qui s'engendrent dans le corps lorsqu'une ma-
» tière excrémenteuse est repoussée dans le sang
» dont elle s'était séparée... Telle est la nature des
» ferments maladifs qu'ils se multiplient et s'éten-
» dent d'une manière surprenante dans les liqueurs
» du corps humain et même qu'une vapeur subtile
» qui en sort communique la même maladie aux
» autres personnes même en santé... Les corpus-
» cules contagieux sont de nature fermentative et
» propre à corrompre les liqueurs auxquelles ils
» se mêlent. Nous appelons matière fermentative
» et propre à corrompre, celle dont le mouvement
» intestin dissout et détruit l'union et le tissu des
» corps mixtes, et leur donne un mouvement et
» une température pareille à ceux qu'elle a. »

*
* *

Dans la première moitié du XVIIIᵉ siècle, et
nous pourrions même ajouter jusqu'à nos jours, la
tradition créée par Van Helmont sur la physiologie
fermentative trouve de nouveaux adeptes pour la
propager. On peut citer :

Bazzicalva, Ascagne-Marie (*Novum systema me-
dico-mechanicum, etc.* Parme, 1710) qui, en même

temps qu'il est iatro-mécanicien, fait dépendre toutes les maladies de l'augmentation ou du ralentissement de la fermentation.

Jean ASTRUC (*Thesis medicâ de causâ mechanicâ motus fermentativi*. Monspelii, 1702) explique l'effervescence et la fermentation par les tourbillons et par l'explosion de la matière subtile de Descartes. Il a beaucoup emprunté à Chirac, mais il ne distingue pas encore l'effervescence produite par le mélange d'un acide ou d'un alcali, de la fermentation. Il s'élève (*Traité de la cause de la digestion*. Toulouse, 1714) contre l'explication qui attribue la digestion à la force mécanique de l'estomac et lui donne comme cause la fermentation produite par les ferments de la salive et du suc pancréatique.

BESSE Jean, autre élève de Chirac (*Rech. analyt. sur la struct. des part. du corps hum.*, etc. Toulouse, 1701) voit des ferments dans tous les organes sécrétoires, et partout des combinaisons d'acide et d'alcali qui produisent le jeu des fonctions. En 1723, dans une lettre à Helvétius (*Lettre à l'auteur du nouveau livre de l'économie animale, et des observations sur les petites véroles*. In-8°, Paris, 1723), il s'évertue encore à établir le pouvoir de la fermentation dans toutes les actions qui s'exécutent sous l'influence de la vie.

BIANCHI (J.-B.) ne voit la différence des humeurs sécrétées que dépendante de celle de la forme des canaux excréteurs. (*Historia hepatica*, etc. Turin. 1710.)

Pour Nicolas ANDRY (*Traité des aliments du carême*. Paris, 1710), la nature acide de la salive qui rougit les couleurs bleues végétales lui paraît être une preuve de la présence d'un ferment dans l'estomac.

Jacques MINOT (*De la nature et de la cause des fièvres.* Paris, 1710). La fièvre consiste en une fermentation qui est excitée par les esprits animaux dès qu'ils sont irrités par un principe âcre quelconque, interne ou externe. Ordinairement, c'est l'esprit âcre du chyle ou le manque d'esprits dans le sang, qui la provoque. Dans le premier cas, la masse du sang a de la tendance à la putréfaction, sans cependant éprouver une altération réelle et les esprits animaux qui affluent du cerveau dans le cœur, sont tellement irrités qu'ils donnent naissance à une fièvre. Le soufre et la bile du sang ne sont ni l'un ni l'autre la cause de la fièvre, et la bile même, comme substance amère, s'oppose à la fermentation plutôt qu'elle ne la favorise.

En 1711, Jacques VERCELLONI découvre les glandes de l'œsophage et leur donne pour action de sécréter un mucus animé qui sert à animaliser le chyle.

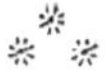

D'après le cartésien Raymond VIEUSSENS (*Traité nouveau des liqueurs du corps humain.* Toulouse, 1715), les éléments de premier ordre de Descartes pénètrent tous les corps sous la forme d'un fluide éthéré extrêmement subtil, et, par leur mouvement circulaire continuel, ils produisent la fluidité des humeurs, leur fermentation et la chaleur vitale qui en dépend. La fièvre consiste en une fermentation contre nature : lorsque les particules salino-acides et salino-âcres parviennent dans les gros troncs vasculaires, elles provoquent une fièvre continue, et lorsqu'elles s'insinuent dans les petits vaisseaux, elles excitent une fièvre intermittente. Il soutient une controverse contre Hecquet pour prouver que la digestion est une fermentation. Il existe dans l'estomac un ferment de nature alcaline, composé de particules salino-âcres et sulfureuses, que les artères névro-lymphatiques de l'estomac tirent du sang, et qui non seulement excite la faim, mais encore sert à la dissolution des aliments.

Antoine FIZES (*De hominis liene sanô*. Monspelii, 1716) indique que le principal usage de la rate est d'atténuer les particules du sang artériel et d'en faire un mélange homogène. Suivant lui, il existe dans le sang contenu dans la rate, un petit mouvement de fermentation par lequel le chyle est intiment assimilé.

Richard BLACKMORE (*Essays upon several subjects*. London, 1717) prétend que la rate modère les feux de l'amour en raison de son volume, et que plus sa masse est grande, plus l'homme est disposé à la continence, et que, tout au contraire, il y a beaucoup de penchant à la volupté lorsque la rate est petite.

BIENNI Paul-Jérôme explique aussi tous les phénomènes de l'économie par la fermentation.

Dominique BEDDEVOLE (*Essais d'anatomie*. Paris, 1722), médecin à Genève, admet cinq espèces de fermentation : le bouillonnement, l'élévation, le pétillement, l'effervescence et l'exhalaison.

Jean-Frédéric HENCKEL, minéralogiste et chimiste (*Flora saturnizans, etc*. In-8°, Leipsick, 1722), cherche à établir que la fermentation et la cristallisation sont les seules causes de la végétation.

Helvétius (*Idée générale de l'économie animale et observations sur la petite vérole*. Paris, 1722) ne voit aussi que fermentations dans toutes les humeurs du corps. La variole est due à un défaut de fermentation du sang.

Jean-Baptiste Mazini (1723) attribuait les fonctions des glandes à leur organisation spécifique ; ainsi le foie devait son rôle particulier aux granulations de forme ronde, dont Malpighi avait démontré qu'il était formé.

Nicolas Robinson (Londres, 1725) dit que l'état des humeurs est entièrement dépendant de l'activité des solides, aussi doit-on dériver les vices du mélange des sécrétions de la seule altération du mouvement des solides dans les organes sécrétoires. Il attribue la sécrétion à l'attraction spécifique que les organes chargés de les opérer exercent sur certaines parties constituantes des humeurs.

Thomas Morgan, en 1725, dérivait les sécrétions de l'activité d'une membrane musculeuse dont il avait doué les glandes. Il faisait absolument dépendre l'état des humeurs de celui des solides.

Pascoli (*De homine.* Rome, 1728) suppose que les fièvres intermittentes ont toujours pour cause un ferment caché dans les glandes, et qui, par cette raison même, n'entre en effervescence qu'à certaines époques.

Gastaldy, dans un ouvrage fait en 1713 sur la digestion, soutient la théorie de la fermentation ; dans un autre (*An morbi omnes primum ex fluidis.*

Avignon, 1726), il l'étend à toutes les maladies ; enfin, dans un troisième sur la variole, en 1718, il dit : « La portion la plus grossière de la matière » séminale qui se glisse dans l'œuf au moment de » la conception, ne pouvant ni s'unir à la subs- » tance des parties solides de l'embryon, ni se » mêler intimement avec les fluides, demeure em- » barrassée dans les souphres du sang, jusqu'à ce » qu'une cause extérieure vienne à la développer » et à lui donner occasion de faire fermenter les » humeurs. »

Charles BARBEYRAC (*Dissert. sur les maladies.* Amsterdam 1731) attribue la fièvre à une fermentation et Joseph di PAPA (*De præcipuis humoribus,* in-8°, 1736) tout en réfutant le ferment stomacal, donne le mouvement du sang comme la cause première de la chaleur animale et de la fermentation de ce liquide; il attribue la conversion du chyle en sang à une fermentation semblable à celle du vin.

BERTRAND Jean-Baptiste (*Réflexions sur le système de la Trituration,* 1714) avait cherché, dans le *Journal de Trévoux,* à concilier le système de la trituration avec celui de la fermentation qui était le plus en vogue à l'école de Montpellier, tandis que FAVELET Jean François (*Prodromus apologiæ fermentationis in animantibus, etc.* Louvain, 1721) soutenait que les aliments subissent la fermentation dans l'estomac.

LE CAT (*Nouveau système sur la cause de l'évacuation périodique.* Amsterdam, 1765) voit la cause de l'évacuation périodique des femmes dans l'esprit seminal fermenté et préparé par les houppes nerveuses de l'utérus et de ses dépendances qui occasionne une espèce de phlogose volupteuse et en quelque sorte hémorrhoïdale des organes génitaux.

Enfin, avant d'aborder l'étude du système de De Bordeu, disons que HAMBERGER considérait que chaque humeur sécrétée se dépose dans son organe sécréteur propre, en raison de sa pesanteur spécifique.

A cette époque on voit revenir sous une autre forme, la notion des esprits, des anciens ; pour les chimistes, ils sont envisagés par les uns comme de l'air, du feu, de l'eau, de la lymphe, par les autres comme des acides, des sulfureux ; pour les Cartésiens comme des tourbillons ; enfin LIEUTAUD les considère comme de petits ballons à ressort. La division faite par l'Antiquité en esprits animaux, naturels et vitaux, valait certes mieux que celle-là.

* *
*

C'est en 1751, que Théophile de BORDEU fit paraître ses *Recherches anatomiques sur les glandes.* Il ne s'inquiète pas d'être Malpighien et de les considérer comme un amas de grains glandulaires, de pelotons, de follécules, ou de prendre parti pour Ruysch qui enseignait que ces organes sont principalement constitués par des vaisseaux ; il aurait plutôt tendance comme Winslow, d'admettre une opinion mixte ou une composante des deux. En parlant des *(esprits)* sécrétés par les glandes, il dit (§ XXXIV) : « On dirait que les vitaux sont for-
» més dans le poumon et le cœur ; qu'ils vivifient
» le sang ; qu'ils sont la *plus subtile partie de l'air,*

» sans laquelle les humeurs n'auraient ni les mou-
» vements, ni l'élasticité qu'il leur faut. L'anatomie
» raisonnée pourrait établir que le foie, comme on
» l'a déjà avancé, fournit un reste de bile qui va
» animer et exciter les parties, ce qui formerait au
» besoin des esprits naturels ; en un mot, pourquoi
» ne serait-il pas permis de se flatter que les an-
» ciennes opinions sur cette matière pourront repa-
» raître, un jour ?... Un examen fait sans préjugés
» fera sentir au moins, que le sentiment de ceux
» qui admettent les esprits n'est pas plus probable
» que l'opinion de ceux qui les rejettent. »

Quelle belle intuition sur le rôle de l'air dans la respiration, la prescience de la séparation de l'oxygène par le poumon, puis plus loin celle de la sécrétion interne du foie, et enfin cette idée qu'un jour la tradition sera continuée et que l'on reviendra à des opinions analogues à celles des anciens ! Les esprits vitaux représentés par la partie subtile de l'air, les naturels par les sécrétions internes glandulaires, et les animaux par le fluide nerveux qu'à cette époque on faisait sécréter par le cerveau et conduire aux organes par les nerfs qu'on croyait creux.

Les sécrétions sont dues, non à une compression de la glande par les muscles et les organes environnants, mais à l'érection glandulaire, aux irritations ou secousses, à un spasme, qui mettent en jeu la sensibilité, qui augmentent et déterminent l'action propre de l'organe. Cette action est la sécrétion proprement dite favorisée par les causes citées qui provoquent surtout l'excrétion. Il distingue nettement la séparation des humeurs par transsudation de la sécrétion ; celle-ci dépend de l'action

des nerfs des glandes, il l'établit par de mombreux
arguments, et invoque des nerfs vaso-secrétoires ;
le § cvii, l'établit parfaitement. Ces nerfs « aug-
» mentant la circulation dans cet organe, qui, si
» on peut le dire, fait lorsqu'il agit, *corps à part* en
» quelque façon » ; donnent en plus une sensation
particulière et spéciale à la glande, qui lui fait
goûter les humeurs, prendre ce qui lui plaît et
rejeter le reste.

*
* *

Je ne puis m'empêcher de citer cette phrase du
§ cx : « Ne doit-on pas avouer qu'il y a dans les
» animaux, même les plus parfaits, des parties qui
» approchent plus du règne végétal que bien
» d'autres ? N'en trouverait-on pas encore qui
» seraient intermédiaires entre les deux règnes ?
» Ainsi un animal est composé de différentes
» parties qui appartiennent chacune à différents
» règnes de la nature ».

Autre part on lit : « Nous comparons le corps
» vivant, pour bien sentir l'action particulière de
» chaque partie, à un essaim d'abeilles, qui se
» ramassent en pelotons, et qui se suspendent à un
» arbre en manière de grappe ;... chaque partie est,
» pour ainsi dire, non pas sans doute un animal,
» mais une espèce de machine à part qui concourt,
» à sa façon, à la vie générale du corps. » (§ cxxv).

Dans les recherches sur les maladies chroniques,
de Bordeu, traite à nouveau cette question que l'on
croit une acquisition du XIXe siècle. « *Théorème*
» *premier*. — Le corps vivant est un assemblage de
» plusieurs organes qui vivent chacun à leur ma-

» nière, qui sentent plus ou moins, et qui se meu-
» vent, agissent ou se reposent dans des temps
» marqués ; car suivant Hippocrate, toutes les
» parties des animaux sont animées. »
« *Théorême III*. — La vie générale, qui est la
» somme de toutes les vies particulières, consiste
» dans un flux de mouvement réglé et mesuré, qui
» se fait successivement dans chaque partie, déter-
» mine l'exercice de ses fonctions, et forme la trame
» entière de notre vie. C'est ainsi que toutes les
» parties sont causes, principes et causes finales. »
Cette dernière phrase est un monde ! La démonstration n'a pu en être fournie que par la théorie du
microzyma qui pourrait dire : le microzyma est
cause, principe et cause finale, et résultante.

Ces travaux de de Bordeu, et ses recherches
sur le tissu muqueux, nous permettent d'affirmer
hautement que Bichat lui doit une grande partie.

Son aanalyse médicinale du sang est le digne
couronnement d'un chef-d'œuvre ! Cueillons quelques fruits : « Enfin le sang participe de plus près
» ou de plus loin à la vie des solides, à la cha-
» leur qui les agite, à leur sensibilité qui les
» anime. » (§ xvi).
Et parlant des chimistes (§ xvii) : « Ils auront,
» avant d'arriver au plus léger, au plus indifférent
» de leurs principes, détruit l'animalité, dérangé
» la contexture organique, décomposé entièrement
» la symétrie animale, éteint la vie, la chaleur
» naturelle, détruit l'équilibre de la mixture des
» humeurs et des solides ; ils ne nous offriront en-

» fin que les débris de toutes les parties qu'ils au-
» ront travaillées ». Voilà la thèse que je soutiens,
la chimie abolit le principe d'organisation et
ramène la vie extériorisée, à l'état de vie potentielle
ou latente.

C'est la plus belle apologie de la solidarité du
triumvirat, vitaliste, solidiste et humoriste. C'est
dans cet ouvrage que de Bordeu définit le sang
« une chair coulante ».

Voyons plus loin (§ xxi) : « Les aliments propre-
» ment dits ont déjà tâté de la vie. Ce sont des
» débris ou matériaux désunis du tout vivant
» qu'ils composaient : ils contiennent plus ou
» moins de cette partie nutritive (vrai aliment des
» corps organisés) répandue dans la nature en-
» tière qui compose et vivifie les végétaux, qui
» fait la base ou le fond de l'animalité...... Enfin
» le suc nourricier arrive dans le sang et va vivre
» avec lui, en se dépurant sans cesse, et passant
» sans cesse à de nouvelles modifications que
» leur font subir les parties sensibles soigneusement
» occupées à se défaire de ce qui est inutile. »

Encore : « Ce que je crois certainement, c'est que
» chaque organe tenant son coin, comme je viens
» de le dire, et vivant de sa propre vie..... ne
» manque pas de répandre autour de lui, dans son
» atmosphère, dans son département, des exha-
» laisons, une odeur, des émanations qui ont pris
» son ton et ses allures, qui sont enfin de vraies
» parties de lui-même ». (§ xxiii).

C'est bien l'idée de la sécrétion interne, et
elle se trouve encore mieux affirmée au paragraphe suivant : « Et s'il était possible de tirer
» quelque parti des découvertes des anatomistes

» sur l'existence des veines lymphatiques, je di-
» rais que cette liqueur gélatineuse a des vais-
» seaux particuliers pour être plus sûrement rap-
» portée dans la masse du sang avec les qualités
» individuelles qu'elle a prises dans le tissu inté-
» rieur de chaque organe, pour imprimer au chyle,
» dans le canal thoracique, les propriétés et signa-
» tures propres aux parties dont il est composé.
» Quelqu'un a trouvé des veines lymphatiques
» dans le testicule et il les a destinées au retour
» de la semence dans le sang : on n'avait pas be-
» soin de savoir l'existence de ces veines pour sa-
» voir le fait de l'absorbement. »

Brown-Séquard, lui-même, n'a jamais affirmé le phénomène d'une façon aussi nette.

Il ajoute (§ xxv) : « J'en conclus que le sang
» roule toujours dans son sein des extraits de tou-
» tes les parties organiques, qu'encore une fois on
» ne me fera jamais regarder comme inutiles pour
» l'accord de la vie du tout, et qui ont des qualités
» et des propriétés particulières auxquelles n'at-
» teignent point les expériences des chimistes. »

Les temps passent et les mœurs restent ! « J'ai
» vu, dans mon enfance, vilipender jusqu'au lan-
» gage des anciens qui avaient peint la nature ; et
» les plus acharnés contre eux n'étaient que des
» polissons ou de petits *scioles*, qui jamais n'a-
» vaient vu un malade. J'ai vu les meilleurs es-
» prits, trompés par ces subtilités physiques et chi-
» miques, négliger l'étude du goût antique et
» naturel des médecins grecs. »

Que dirait-il donc maintenant ? Le XIXe siècle, qui croit avoir la possession de la vérité, ne daigne pas jeter un coup-d'œil sur l'œuvre des ancêtres et voue à l'indifférence, sinon à la pitié, les siècles antérieurs. Nous vengeons les anciens du mépris des modernes, l'avenir se moquera de nous pour venger ceux-ci.

Continuons nos recherches sur le milieu intérieur : « Chacun des organes, aussi, sert de foyer » et de laboratoire à une humeur particulière qu'il » renvoie dans le sang, après l'avoir préparée et » fécondée dans son sein, après lui avoir donné » son caractère radical (§ xxix). »

« Je fais autant de cachexies particulières, au- » tant de mélanges ou de mixtions principales des » humeurs, qu'il y a d'organes notables et d'hu- » meurs bien distinctes (§ xxx). »

« Ces phénomènes prouvent que les femelles » sont sujettes, ainsi que les mâles, à recevoir des » parties de la génération un surcroît de vie qui » les anime et les échauffe (§ xxxiii). »

Voici l'effet dynamogène de la sécrétion testiculaire, dûment affirmé bien avant Brown-Séquard (§ xli) : « Dans les hommes, au contraire, qui » jouissent de tous leurs droits naturels, et dans » lesquels la sécrétion de la semence se fait aisé- » ment, cette liqueur rentre dans la masse des » humeurs ; elle est gélatineuse, spiritueuse ; elle » a la vertu de consolider les parties et de les nour- » rir ; elle irrite et stimule toutes les fibres ; elle » est la cause de cette odeur fétide qui s'exhale des » mâles vigoureux ; elle produit des effets admi- » rables ; elle doit, enfin, être regardée comme un » stimulus particulier de la machine (*Novum quod-*

» *dam impetum faciens)* auquel les médecins n'ont
» pas regardé d'assez près. Ainsi s'exprime
Withof (*De Castratis commentationes quatuor.*
1756). »

Tous les chapitres sur les effets de la semence
sont d'ailleurs à lire.

*
* *

De Bordeu est un penseur admirable, doublé
d'un observateur sagace, dont l'œuvre serait utile
à commenter aux jeunes, dans le cours de leurs
études. Comme il sait comparer en physiologie
générale ? « Convenons d'ailleurs, que la formation
» de la graisse paraît avoir tant de rapport avec
» celle des amas huileux et résineux dans les vé-
» gétaux, que cette fonction des animaux les met
» tout à côté des plantes. C'est un des *latus* par
» lesquels les deux règnes se touchent (§ LVI). »

Pour lui, la matière fécale n'est pas simplement
le résidu de la nourriture, le déchet de la masse
alimentaire, mais une sécrétion de l'intestin, la
preuve, c'est que chez l'enfant qui ne mange pas,
« cependant la fonction principale des intestins a
» lieu ; ils travaillent à la production de la matière
» stercorale, ce qui est comme le premier essai de
» ce travail (§ LXXV). » Le méconium a, d'ailleurs,
encore un but par lui-même. « C'est sur cette co-
» lonne de matière que se forment et se modèlent
» les intestins qui n'ont pu devenir creux autre-
» ment, et qui, sans cette espèce de moule sur
» lequel ils s'étendent, auraient été comme des li-
» gaments. »

Il nous répète (§ XCVI) que le sang contient un

extrait de chaque corps glandulaire qui fournit sa quote-part aux émanations dans lesquelles nagent toutes les parties solides. Il nous dit (§ c) que certaines maladies sont dues à des corpuscules invisibles et d'une nature fixe et inconnue autrement que par l'observation médicinale; plus loin (§ cii), qu'il y a parmi ces miasmes, certains qui ont la vertu de se reproduire dans le corps. « Ces phéno-
» mènes ne peuvent que trés grossièrement être
» comparés à l'action du levain qui aigrit la pâte :
» ils sont spécialement subordonnés à la partie
» sensible, et se rapprochent aussi de la végéta-
» tion des plantes... il n'est point de miasme dont
» le développement ne soit troublé, accéléré ou
» retardé par les passions. »

En somme, à côté de beaucoup d'idées qui nous paraissent fausses ou suranées, que de trésors dans cette admirable revue de la composition du sang ou des humeurs. Le style en est vif, alerte, et procure une certaine satisfaction à cette lecture si fructueuse. Je terminerai ce sommaire sur cet homme génial par une de ses phrases (§ LXIII): « La
» véritable grandeur consiste à ne rien négliger
» en médecine, et surtout à ne pas se donner de
» petits airs de mépris pour les choses que nous
» ignorons, et que d'autres disent ne pas igno-
» rer. »

*
* *

De Bordeu a eu sur son siècle et sur le suivant, plus d'influence qu'on ne le croit, aussi bien en médecine qu'en philosophie; il a été une des sources de Diderot, qui admettait ses idées. Dans ses

éléments de physiologie, le philosophe nous dit :
« Il y a trois degrés dans la fermentation : la vi-
» neuse, l'acide, la putrique. Ce sont trois climats
» différents sous lesquels les générations d'ani-
» maux changent. La végétation, la vie ou la sen-
» sibilité, et l'animalisation sont trois opérations
» successives... »

« Le règne végétal pourrait bien être et avoir
» été la source première du règne animal, et avoir
» pris la sienne dans le règne minéral ; et celui-ci
» émaner de la matière universelle hétérogène. »

« Il y a certainement deux vies très distinctes,
» même trois : La vie de l'animal entier ; la vie
» de chacun de ses organes ; la vie de la molé-
» cule. »

THOUVENEL (*Mémoire chimique et médicinal sur
le méchanisme et les produits de la sanguinification.*
Saint-Pétersbourg, 1777) reproduit à peu près
textuellement (quand les phrases n'y sont pas en-
tières) les opinions de de Bordeu. « Ainsi, chaque
» organe du corps a, par ses émanations résul-
» tantes de son activité vitale, quelque rapport
» avec les fleurs qui répandent dans l'air une éma-
» nation séminale et vivante, qui donne une idée
» de la semence des animaux et de toutes les au-
» tres exhalaisons à quoi leurs parties sont su-
» jettes, et auxquelles n'atteignent point les expé-
» riences des chimistes. » Pour la fonction pulmonaire, en particulier, il affirme mieux que de
Bordeu, l'idée glandulaire. « La respiration est
« une sorte de sécrétion vitale, qui, foncièrement,
» suppose le goût particulier des organes pour un
» principe destiné à faire corps avec l'animal qui
» le respire... l'odeur particulière de la transpira-

» tion pulmonaire dans chaque animal en état de
» santé, et les nuances différentes plus ou moins
» expressives qu'elle prend dans les animaux ma-
» lades, prouvent bien que ce n'est pas une va-
» peur purement aqueuse... L'air reçoit et donne
» quelque chose pendant son flux et son reflux
» dans les poumons. »

Il continue : « La masse du sang est donc le ré-
» sultat de l'assemblage d'une quantité donnée de
» petits corps, lesquels doivent être mis au nom-
» bre des premiers instruments de la vie, en ce
» qu'ils sont à portée de réveiller les diverses
» nuances de la sensibilité vitale. Ils rendent, en
» un mot, le sang propre à toutes les fonctions
» auxquelles il est destiné, dans chaque partie qui
» y trouve son aliment, son *stimulus*, des sucs pro-
» pres à réveiller son sentiment propre. »

N'oublions pas que cet ouvrage de Thouvenel
fut couronné et eût un assez grand retentissement.
Je ne puis le quitter sans citer une autre phrase
caractéristique. « Cependant, l'extrême disposition
» du lait à s'aigrir est due à un *ferment animal pu-*
» *trescible*, fourni par la partie caséeuse. » C'est à
comparer avec les travaux sur les microzymas du
lait de Béchamp.

Je vais rapidement terminer l'étude du XVIIIe siècle par un résumé des opinions sur la fermentation, l'antiseptie et les sécrétions.

Nous avons vu que les anciens présumaient que
la plupart des matières organiques altérées soit
spontanément, soit par la fermentation provoquée,

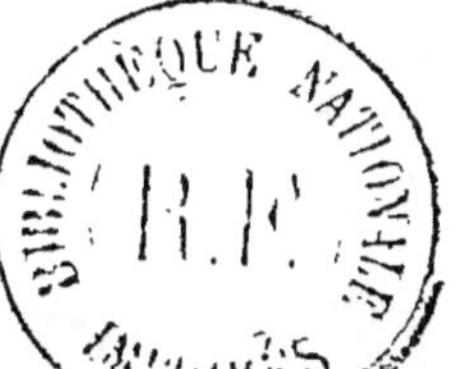

6

étaient capables de déterminer dans les milieux dans lesquels on les introduisait, un mouvement qui les transformait en leur nature propre.

A la fin de ce siècle, beaucoup de médecins et de chimistes regardaient la gale, la variole, la syphilis, la peste, enfin toutes les maladies contagieuses comme dépendantes d'un levain ou ferment capable d'exciter dans notre corps, après contact surtout, le même genre d'altérations qui existait dans l'individu contaminant.

Mais la Chimie fait des progrès, on attribue le ferment à une matière azotée, le gluten, qui existe dans les graines et les fruits. On sait que la fermentation n'aura pas lieu si on coagule le ferment par la chaleur de l'eau bouillante et si on intercepte l'accès de l'air, et APPERT nous apprend à conserver les substances végétales et animales d'après ces principes ; il invente le chauffage des vins, procédé que reprendra plus tard PASTEUR.

On définit la fermentation, un mouvement intestin, qui est excité dans les corps à l'aide d'un degré de chaleur ou de fluidité convenable, par le moyen duquel les principes de ces corps se développent et agissent tellement les uns sur les autres qu'il en résulte des produits différents de la matière qui a fermenté. Certains auteurs admettent encore la fermentation fusible qui s'excite dans les minéraux et les pierres, dans lesquelles on trouve alors des principes qu'on y eût vainement cherché avant ce mouvement, mais la majorité reconnaît trois espèces de fermentation : 1° la vineuse ; 2° l'acide ou acéteuse ; 3° celle qui s'excite dans les chairs d'où il s'exhale un sel volatil qui frappe désagréa-

blement l'odorat et qui peut être séparé par distillation, c'est la putride.

LAVOISIER a regardé les fermentations comme
des analyses naturelles, des simplifications gra-
duelles des matières organisées et dont les principes s'unissent différemment de ce qu'ils étaient
dans l'état de vie.

FOURCROY considérait la maturation des fruits et
la germination des graines comme une sorte de fermentation naturelle dans laquelle il se développe
un principe sacharin.

D'après FABRONI (*Trattato dell' arte de vinif...
etc.* Firenze, 1785, in-8), le raisin contient entre les
membranes qui forment les cellules remplies de
moût, du suc sucré, le ferment, le principe fermentescible à peu près en même quantité dans les
diverses sortes de ces fruits succulents. Tant que
ce ferment n'est point en contact immédiat avec le
suc, il n'y a pas de fermentation possible ; mais si
l'on brise ces cellules par pression, le ferment et le
sucre mêlés commencent à réagir l'un sur l'autre...
La matière végéto-animale qui entoure la graine
de l'orge et des autres céréales, est également le
ferment de ces substances dont on fabrique la
bière.

A cette époque abondent aussi des travaux sur
la putréfaction, la pourriture, l'antiseptie ; l'hygiène
fait des progrès considérables ainsi que la prophylaxie des maladies contagieuses.

Anciennement BACON DE VERULAM avait observé
que la chaleur, l'humidité et la dissipation des

esprits (gaz) sont les causes de la corruption du corps ; PRINGLE (1750), MACBRIDE (1764), GARDANE (1769), Alexandre GUILLAUME (1773), GILBERT (1803), reprennent la question. On admet que la putréfaction est un mouvement auquel les animaux sont soumis et qui leur est particulier. Ce qui végète éprouve, au contraire, une fermentation acide avant de se putréfier et la putréfaction végétale est une corruption plutôt spéciale.

La pourriture peut naître dans une partie d'un animal vivant ou parce que les sucs viciés y abondent, ou parce qu'ils s'y corrompent ou parce que l'un et l'autre y concourent,

D'après MACBRIDE, le règne animal est, de tous les règnes de la nature, celui qui renferme le moins d'air fixe, tandis que le règne végétal en contient beaucoup ; la fermentation et la putréfaction sont enrayés, lorsqu'on arrête le dégagement d'air fixe ; et en rendant cet air à des matières putrides, on peut les ramener à leur premier état. Si les astringents sont de puissants antiseptiques, c'est parceque'en resserrant les pores du corps, ils y retiennent l'air fixe et empêchent ainsi la désunion des parties, causes de la putréfaction. L'air fixe est l'acide carbonique.

Pour HALES, l'air fixe se joint à l'air élastique extérieur pour agir de concert dans la dissolution et la corruption. Cette action consiste dans les efforts que fait le premier pour se dégager de la substance putrescible et dans ceux que fait le second pour y pénétrer.

ALEXANDRE (*An experimental inquiry concerning the causes which have generally been said to produce putrid diseases*. London, 1773) s'élève contre la théorie de MACBRIDE ; un corps peut laisser dégager son air fixe sans devenir putride et une substance peut contracter un très grand degré de putréfaction sans perdre son air fixe, ou du moins sans en perdre beaucoup. L'air fixe détaché d'un corps et réuni à une substance putride ne rétablit point l'intégrité de cette substance.

En 1767, l'Académie de Dijon avait mis au concours la question de l'*Antiseptie*, au point de vue général, le prix fut enlevé par DE BOISSIEU et les accessits par BORDENAVE et GODART. C'est probablement vers le milieu de ce siècle que fut créé le mot antiseptique (1).

SAUVAGES, en 1768, prétend que les sécrétions dépendent du rapport qui existe entre le diamètre des vaisseaux et les molécules des humeurs qui y affluent, tandis que les iatro-mécaniciens les faisaient dépendre de la différence de vélocité du sang.

Plus tard, Jean-François CIGNA, professeur à Turin, fit voir que l'irritabilité Hallérienne influe sur les sécrétions et que chaque organe ou partie du corps a la sienne propre.

Louis HOFFMANN (*Traité de la petite vérole*, Munster, 1772) dit que chez l'homme bien portant même, les humeurs sont continuellement dans un état de putrescence, et la nature sépare sans cesse les particules putrides au moyen des organes sécréteurs

______

(1) Voir : *Vieux - neuf Chirurgical. L'Antiseptie et les Anciens.* Dʳ H. GRASSET. (*Revue médicale*, mai 1900).

qu'il nomme purificateurs. La rétention des molécules altérées développe les différentes maladies.

D'après GEHLER Jean-Charles (*Progr. quatenus aer in pulmones haustus vitam alat*. Leipsig, 1781) l'air n'est pas un aliment du corps, ni n'introduit pas un principe de vie. Son action principale consiste à entraîner avec lui, en sortant des poumons, des matières qui deviendraient nuisibles si elles n'étaient excrétées. C'est encore un auteur qui admet une fonction glandulaire à l'organe pulmonaire.

Pour Jean-Ulrich GOTTLIEB SCHOEFFER (*Essais de Médecine théorique*, Leipzick 1782), les miasmes contagieux ne passent pas dans la masse des humeurs, mais agissent sur les nerfs et occasionnent dans les autres organes des dérangements qui donnent lieu à la sécrétion de principes analogues, parce que le mélange des humeurs est toujours en parfait rapport avec le degré de l'activité nerveuse.

Melchior-Adam VEIKARD (*De la force qui opère la nutrition et l'accroissement*. In-8°, Francfort-sur-le-Mein, 1786) nous conduit en plein matérialisme. La vie, l'accroissement et la nutrition tiennent à des forces qui sont des modifications des forces attractive et répulsive de la matière. Tous les phénomènes des corps organisés sont le résultat du mélange et du rapport des parties. L'animalisation ne consiste que dans la conversion d'un principe constituant du sang dans les autres.

GRIMAUD (*Mémoire sur la nutrition*. Montpellier, 1787 et 1789, 2 vol. in-8°). Le principe de la vie exerce une influence égale sur les parties solides et fluides du corps. Il admettait que toutes les humeurs sont habituellement soumises à des fermentations, à des altérations qui produisent des matières bilieuses, pituiteuses ou autres, dont les organes sécréteurs débarrassent le sang, afin de le maintenir dans un état constant de pureté, mais qui, devenant quelquefois prédominantes, déterminent des fièvres bilieuses, muqueuses, et compliquent les inflammations et les hémorragies.

REIL, en 1795, indique que la matière organique a une grande tendance à la putréfaction et cependant elle y résiste tant que la vie dure. La cause prochaine de cette résistance tient à la continuité non interrompue des excrétions et des attractions.

Enfin Jean-Joseph DOEMLING (*Diss. inaug.* Wurzbourg, 1797) fait consister la sécrétion non en une simple séparation des humeurs toutes formées dans le sang, mais en une élaboration spécifique des matériaux fournis par ce liquide aux organes secréteurs. Il cherche à prouver l'importante influence que les humeurs exercent sur les solides, en regardant une attraction élective organique des éléments constituants de ces humeurs comme la cause prochaine des changements qu'elles subissent.

*
* *

J'arrête là l'étude de l'Antiquité ; je ne prétends pas avoir fait un historique complet et épuisé la question, mais je crois que ces préliminaires suffisent à montrer combien nous sommes solidaires de nos pères et qu'il y a une évolution lente mais continue des idées. Le bilan complet de ce que nous devons à nos ancêtres demanderait à être établi en toute justice, mais c'est un travail colossal que ce résumé permettra d'attendre.

Ainsi le XVIIIe siècle est le digne précurseur du nôtre, de même qu'il avait été préparé par les autres.

CHAPITRE II

L'ÉVOLUTION AU XIXe SIÈCLE

> « Toutes les fois qu'on peut le faire, il
> » est utile de montrer la liaison des faits
> » nouveaux avec les faits antérieurs du
> » même ordre. Rien de plus satisfaisant
> » pour l'esprit que de pouvoir suivre une
> » découverte dès son origine jusqu'à ses
> » derniers développements ».
>
> (L. Pasteur).

Ire Partie. — La fermentation physiologique

Il est rigoureusement nécessaire de faire une révision impartiale de tout ce qui a été produit dans ce siècle, à cet égard, car un engouement exagéré pour l'œuvre de Pasteur a introduit bien des inexactitudes dans la part qui lui revient et frustré des savants de leurs travaux consciencieux, il faut rendre à chacun son dû. C'est ce que j'ai essayé de faire après m'être entouré de nombreux documents, en remontant aux sources et ayant analysé les controverses de l'époque.

Au début de ce siècle, les idées de Lavoisier sur la fermentation, dominent, on admet que le ferment proprement dit est une matière azotée, que c'est une substance partout identique (THENARD, *Annal. de Chimie*, t. XLVI, p. 294).

GAY-LUSSAC (*Ann. de Chim.* t. LXXVI, p. 246) pense que la nature des ferments doit être diverse dans diverses matières, quoique contenant toujours une certaine proportion d'azote, et il se fonde sur ce que le sucre et l'orge fermentent très bien sans avoir besoin du contact de l'air, tandis que sa présence est indispensable à la fermentation du moût de raisin et des autres sucs de fruits..... Le ferment peut perdre la propriété d'exciter la fermentation par divers procédés : 1° par sa coagulation au moyen de la chaleur ; 2° par le moyen des substances oxygénantes et des acides minéraux, de même par le sulfate de chaux, 3° par l'alcool en quantité suffisante.

La matière animale fermente plus facilement que la matière végétale. « C'est ainsi qu'en jetant » des matières animales ou de la chair et du sang » dans la cuve du moût, la fermentation est accé- » lérée ».

Le ferment chimique en général agit dans un sens de décomposition tout opposé à la vie.

A cette époque on admettait facilement des ferments chimiques pour expliquer les maladies : « De même que la gale, la syphilis, la peste, toutes » les maladies contagieuses, par le contact, peu- » vent être considérées comme autant de ferments » spéciaux dont une fort légère particule suffit » pour exciter de semblables mouvements morbi- » fiques chez des corps très sains et même à plu » sieurs reprises..... Il est de ces ferments qui doi- » vent être immédiatement portés dans le système » sanguin et même sur les nerfs à nu, comme le

» virus de la rage..... (Virey, art. : *Ferments*, in
» D^{re}. d. *Sc. Méd.*, 1823) ».

Les partisans du ferment chimique disaient qu'il rend mieux compte des faits, car il faut admettre une activité, une énergie capable de se développer dans les corps animés malgré la réaction de la vie. Il faut de plus admettre une action spécifique sur un genre déterminé d'organes, et sur une espèce d'animaux plutôt que sur toute autre.

*
* *

Dans le premier tiers du siècle, on croyait donc que les matières quaternaires azotées, puis les albuminoïdes en général, étaient des substances facilement transformables en ferment. Mais il y avait aussi une école, peu importante il est vrai, qui admettait une théorie parasitaire.

Leuvenhoeck, en 1680, en examinant la levure de bière au microscope, avait constaté qu'elle est formée de très petits globules sphériques ou ovoïdes ; puis sous l'influence de ses découvertes microscopiques et de celles qui suivirent, s'était dégagée toute une pathologie animée qui avait trouvé quelques partisans d'une façon continue, jusqu'à Raspail (1).

En 1813, le pharmacien Astier croyait avoir constaté que l'air est le véhicule de toute espèce de germes, origine des ferments, que ces ferments sont d'essence animale et vivante, qu'ils se nourris-

______

(1) V. *La théorie parasitaire et la phtisie pulmonaire au XVIIIe siècle* p. le Dr H. Grasset. (*France Médicale*, 17 nov. 1899).

sent aux dépens du sucre, d'où résulte la rupture d'équilibre entre les éléments du sucre.

THENARD (*Annal. de Chim.*, t. XLVI, p. 264-1803) avait bien vu que dans toute fermentation alcoolique, il se dépose une matière animale tout à fait semblable à la levure de bière, et que cette matière, même lorsqu'elle est desséchée, a la propriété de faire fermenter le sucre, mais il n'avait tiré aucune relation de cause à effet.

CHAPTAL (*Art de faire le vin*, 1807) s'exprime ainsi : « Ces fleurs que j'avais prises d'abord pour » un précipité de tartre, ne sont plus à mes yeux » qu'une végétation, un vrai *byssus* qui appartient » à une substance fermentée. Il se réduit à presque » rien par la dessiccation...... Tous ces rudiments » ou ébauches de végétation ne paraissent pas » devoir être assimilées à des plantes parfaites..... » De semblables phénomènes s'observent dans » toutes les décompositions organiques. »

PERSOON, en 1822 et DESMAZIÈRES, en 1825, étudient toutes ces productions et les décrivent comme des êtres vivants, mais c'était à CAGNIARD-LATOUR (C. R. *Acad. d. Sc.*, t. IV, p. 905, 1837) qu'était réservé l'honneur d'établir la relation exacte de cause à effet. DESMAZIÈRES avait considéré le globule de levure comme un infusoire (*Mycoderma cerevisiœ*), voici les conclusions de CAGNIARD : « 1° La » levure de bière est un amas de globules orga- » nisés qui se reproduisent ; 2° Ces globules parais- » sent appartenir au règne végétal ; 3° Ils semblent » n'agir sur une solution de sucre qu'autant qu'ils » sont en état de vie. La levure de bière décom- » pose donc le sucre en alcool et acide carbonique » par l'effet de sa végétation. Il croit à sa multipli-

» cation par bourgeonnement pour les jeunes cel-
» lules et par seminules pour les vieilles. »

A peu près à la même époque SCHWANN à Iéna,
et KUTZING à Berlin, arrivent aux mêmes déductions, ce dernier donne à la levure (1838) le nom
de cryptococcus cerevisiæ. Enfin TURPIN (*Fermentation alcoolique et acéteuse*, 20 août 1838. Mém.
Acad. d. Sc., t. XVIII) dit : « Fermentation comme
» effet et végétation comme cause, sont deux
» choses inséparables dans l'acte de la décompo-
» sition du sucre ». Il décrit admirablement les
diverses phases du végétal qu'il nomme *Torula
cerivisiæ*.

QUEVENNE et MITSCHERLICH confirment ces résultats.

*
* *

SCHWANN institue des expériences très ingé-
nieuses, qui furent répétées et confirmées par URE
et HELMHOLTZ, d'où il dégage la conclusion que
sans les germes de l'air, on ne voit se développer
ni infusoires, ni phénomènes de fermentation et de
putréfaction. SCHULTZE, puis SCHROEDER et DUSCH
(*Annal. de phys. et de chim.*, 1854) perfectionnèrent
les méthodes et arrivèrent aux mêmes conclusions.
Leurs procédés sont en somme plus rigoureux que
ceux de PASTEUR qui en a tiré l'emploi des bouillons, du coton, etc., et les a copiés en les modifiant.

DUMAS et BOUCHARDAT avaient admis les idées
de CAGNIARD-LATOUR.

DUMAS dit : (*Traité de Chimie appliquée aux arts*,
t. VI, p. 304 et 305, 1843). « Les fermentations sont

» toujours des phénomènes de même ordre que
» ceux qui caractérisent l'accomplissement régulier
» des actes de la vie animale.... Le ferment nous
» apparaît comme un être organisé, le rôle que
» joue le ferment, tous les animaux le jouent; ou
» le retrouve même dans toutes les parties des
» plantes qui ne sont pas vertes. Tous ces êtres ou
» tous ces organes, consomment des matières
» organiques, les dédoublent et les ramènent vers
» les formes les plus simples de la Chimie miné-
» rale. »

BOUCHARDAT (*Journal de pharmacie et de chimie*,
VI, 26. 1844) et LUDERSDORFF (*Poggendorf's Annal..*
t. LXVIII, p. 408) avaient aussi fait remarquer qu'il
n'y a pas de fermentation alcoolique sans globules
de bière et qu'il suffit de broyer ceux-ci (?) pour
arrêter leur action spécifique. BOUCHARDAT ajoute
même plus tard (*Annuaire de thérapeutique*, 1846,
suppl., p. 22) que les corps toxiques pour les organismes inférieurs arrêtent aussi celles de ces fermentations que l'on attribue à l'action des ferments
figurés.

Comment se fait-il que malgré tous ces travaux,
malgré le grand nom de Dumas, ces idées ne furent
pas adoptées ? C'est qu'un nom bien plus célèbre
encore, LIEBIG, soutenait la théorie adverse, et que
dans l'intervalle, on avait découvert les ferments
solubles, substances chimiques qui produisaient
des réactions fermentatives sans l'apparition de
productions végétales ; on concluait donc que les
moisissures et les organismes inférieurs n'étaient

pas la cause essentielle de la fermentation, que celle-ci commencée par l'altération de la matière organique, était un milieu favorisant soit la production spontanée des organismes inférieurs, soit le développement des germes de l'air qui trouvaient un milieu convenable ; mais on émettait plutôt la première opinion que la seconde.

BERZÉLIUS pensait que les décompositions déterminées par les ferments devaient être rapportées à des actions de contact comparables à celle qui se produit sur l'eau oxygénée par la mousse de platine. Il y avait là, disait-on, une action catalytique.

LIEBIG considérait les ferments comme des corps en voie d'altération, de décomposition, qui communiquaient leur état de mouvement aux substances renfermées dans le milieu ambiant, c'était presque l'idée du XVIIIe siècle, de Becher, de Stahl, etc.

Je cite seulement pour mémoire l'opinion de RASPAIL (*Chimie organ.*, t. III, p. 766, 1838) qui compare la fermentation à un phénomène semblable à celui de la combinaison de l'oxygène et de l'hydrogène sous l'influence de la mousse de platine. « La fermentation n'est qu'une combustion » dans un liquide. Elle ne saurait avoir lieu sans » la présence de tissus organisés ou de corps » poreux d'une structure analogue. »

BOUCHARDAT (C. R. Acad. d. Sc., t. XVIII, 1844) avait fait des fermentations au moyen des cellules de la masse cérébrale.

En 1841, FREMY et BOUTRON, dans un mémoire sur la fermentation lactique, avaient dit que chaque espèce de fermentation est produite par un ferment spécial, le ferment qui aigrit le lait et qu'ils appellent ferment lactique, n'est pas le même que le ferment alcoolique. La caséine peut donner lieu à plusieurs espèces de ferments, quand on la place dans des conditions différentes. D'ailleurs, dès 1839, Fremy avait trouvé que certaines membranes animales pouvaient donner de l'acide lactique avec le lactose, et avait ensuite étendu ces propriétés aux divers tissus animaux.

****

Avant d'en arriver à la période de discussion active, il importe de s'occuper de la découverte des ferments solubles qui servait de base aux contradicteurs de Cagniard-Latour et Dumas.

KIRCHOFF, en 1814, avait observé que l'orge germée renferme une matière albuminoïde, qui pour lui n'était que le gluten, capable de liquéfier l'empois d'amidon en donnant naissance à du sucre. En 1824, DUBRUNFAUT (Duclaux : *Chim. biol.*, p. 124) reconnaissait un fait analogue. Enfin, en 1833, PAYEN et PERSOZ isolèrent la substance active du malt, lui donnant le nom de *diastase* et étendirent leurs recherches à d'autres grains.

En 1836, SCHWANN, découvre la pepsine dans le suc gastrique et KUHNE la trypsine dans le suc pancréatique.

En 1837, LIEBIG et WOEHLER découvrent que l'amygdaline des amandes amères, en présence de l'eau et d'une matière albuminoïde, qu'ils nomment émulsine, donne de l'essence d'amandes amères, du glucose et de l'acide cyanhydrique, ils comparent cette action à celle de la levure sur le sucre, mais en 1838 ROBIQUET qui appelle cette substance synaptase, rapproche cette action de celle de la diastase sur l'amidon.

En 1839, Bussy découvre dans la farine de moutarde noire un autre ferment soluble, la myrosine, qui agissant sur le myronate de potasse ou sinigrine, donne de l'essence de moutarde, du glucose et du bisulfate de potasse.

En 1840, Mitscherlich découvre que la liqueur provenant de la levure de bière égouttée, possède la propriété de convertir le sucre de canne en sucre incristallisable, mais que les globules du ferment bien lavés à l'eau sont dépourvus de cette réaction.

C'est pourquoi Berzélius pouvait ajouter que cette action chimique n'est pas due aux globules du ferment, mais à une matière soluble dans l'eau avec laquelle ils sont mélangés.

Les chimistes avaient donc, à l'époque, le droit de considérer ce produit comme résultant d'un commencement d'altération de la levure.

En 1845, Mialhe extrait la diastase salivaire qu'il compare à celle de l'orge germée, et Bouchardat et Sandras en isolent une autre dans le suc pancréatique.

En 1849, Fremy dans un mémoire sur la mâturation des fruits, étudie la pectase qui a la propriété d'insolubiliser la pectine.

Donc, au milieu du XIXe siècle, la connaissance des ferments solubles était assez avancée, tandis que celle des ferments figurés n'était qu'à l'état embryonnaire. On se trouvait avoir des matières albuminoïdes, dont la simple présence en quantité minime produisait sur une portion notable de matières organiques, des dédoublements, des réactions chimiques semblables à celles qui se passent dans les fermentations ordinaires et cela sans apparition de moisissures ou êtres organisés ; d'autre part, comme certains de ces dédoublements peuvent être produits par l'action prolongée des acides faibles, on en concluait que la fermentation était un acte purement chimique, et que le ferment soluble agissait par action catalytique ou de simple présence.

En 1856, Schonbein avait signalé les oxydations déterminées par certains tissus organiques et attribuait ces effets à des matières ozonisantes ou porte-ozone. En 1858, Traube, qui avait reconnu l'affinité des ferments solubles pour l'eau oxygénée, qu'ils décomposent avec facilité, avait attribué leur rôle dans la fermentation à une oxydation, et les nommait ferments d'oxydation.

Plaçons-nous en 1857, et rappelons que pour Liebig, le ferment est une substance excessivement altérable qui se décompose et qui excite la fermentation par suite de l'altération qu'elle éprouve elle-même, en ébranlant par communication et désassemblant le groupe moléculaire de la matière fermentescible. C'est la cause première de toutes les fermentations et l'orgine de la plupart des maladies contagieuses.

Nous voyons alors M. Berthelot (Mém. sur la ferment. alcool. *Annal. de Chimie et de Phys.* 3ᵉ série, t. L, p. 322 — et C. R. Acad. des Sc., t. XLIV, 6 avril 1857) reprendre les opérations de Fremy et conclure que la fermentation est un acte chimique du genre de celui produit par un ferment soluble,

par action de présence, que le corps sucré et le
corps azoté se décomposent en même temps en
exerçant l'un sur l'autre une influence réciproque,
que les mucédinées, vibrions et bactéries qu'il a
fait déterminer par Ch. Robin, Montagne et Dujardin, ne sont nullement nécessaires au succès de ses
expériences : « seulement on est conduit à penser
» que l'action des matières azotées et celle de la
» levure de bière elle-même dépendent, non de
» leur structure organisée, mais de leur nature
» chimique, de même que l'action de l'émulsine
» sur l'amygdaline, de la diastase sur l'amidon, du
» suc pancréatique sur les corps gras neutres......
» Etudier les fermentations, les diriger à volonté
» vers l'accomplissement de transformations chimi-
» ques définies, c'est mettre en œuvre des méca-
» nismes analogues à ceux qui président aux
» métamorphoses de la matière dans les êtres
» vivants ».

En 1857, PASTEUR entre en lice. En août, il lit à
la Société des Sciences de Lille, un mémoire sur la
fermentation appelée lactique, qu'il communique
à l'Académie des Sciences le 30 novembre 1857
(C. R. Acad. d. Sc.. t. XLV, p. 913), et qui a paru
aussi dans les *Annales de Chimie et de Physique*
(3ᵉ série, t. LII, p. 404, en avril 1858). Nous devons peser les mots de cette communication pour
réduire à néant des questions de priorité. Pasteur
se sert d'une *décoction de levure de bière*, y ajoute
du sucre, de la *craie*, et une trace de la *matière
grise* (qui est la pellicule proligère des autres
expérimentateurs) provenant d'une bonne fermentation lactique ordinaire. Il décrit bien le ferment
lactique qui, pour lui « a toutes les allures d'un

» corps organisé mycodermique ». Dans les *Annales* (loc. cit.) on lit, page 415. « Ces globules » prennent naissance spontanément au sein du » liquide albuminoïde, fourni par la partie soluble » de la levure. »

Ainsi, voilà un travail, où le ferment est considéré comme d'origine spontanée lorsqu'on va le chercher ailleurs, où l'on ajoute de la craie (qui contient des microorganismes) à la liqueur, où l'on emploie un composé (un bouillon) albuminoïde, et où l'on constate simplement les allures d'un corps organisé, que l'on veut faire passer comme ayant révolutionné les idées sur la fermentation !

Mais les mémoires de Cagniard-Latour et de Turpin étaient plus explicites et mieux exécutés, et leurs déductions nettes. Où trouve-t-on, ici, la déclaration ferme que la fermentation lactique est due à un acte vital ? Il dit tout simplement que « son action chimique est corrélative de son déve-» loppement et de son organisation ». Où est le progrès ? Schwann n'admettait point la génération spontanée que Pasteur admettra encore plusieurs années.

Dans son mémoire sur la fermentation alcoolique qui date du 21 décembre 1857 (C. R. Acad. d. Sc. t. XLV. p. 1032), il est vrai que Pasteur nous dit : « Le dédoublement du sucre en alcool et en acide » carbonique est un acte corrélatif d'un phéno-» mène vital, d'une organisation de globules, » organisation à laquelle le sucre prend une part » *directe*, en fournissant une portion des éléments » de la substance de ces globules », mais il ajoute une phrase incompréhensible qui prouve qu'il

avait une idée peu nette du phénomène : « ce ne
» sont point les globules qui jouent le rôle prin-
» cipal, mais bien la mise en globules de leur
» partie soluble. »

Si Berthelot avait repoussé l'influence de l'organisation, il avait, tout au moins, bien expliqué
l'action chimique, tandis que Pasteur ne l'a point
vue. De plus ce phénomène vital, pour Pasteur,
ne signifiait point acte de nutrition, puisqu'il
s'efforce d'expliquer comment les produits de la
fermentation viennent directement du sucre de
canne sans passer par l'interversion.

*
* *

A. Béchamp qui, depuis deux années, étudiait
l'interversion des solutions sucrées, ainsi que les
moisissures développées dans ses liquides, envoie
à Dumas, à la fin de 1857, un mémoire long et
travaillé, dont un extrait a été publié le 4 janvier 1858 aux Comptes Rendus de l'Académie des
Sciences, et la totalité dans les *Annales de Chimie
et de Physique* (t. LIV, septembre 1858) sous ce
titre : De l'Influence que l'eau pure ou chargée de
divers sels, exerce, à froid, sur le sucre de canne.
En voici les conclusions autrement nettes que celles
de Pasteur : 1° Les moisissures ne se développent
pas à l'abri de l'air, et dans ce cas la dissolution
(sucrée) conserve intact son pouvoir rotatoire.

2° La liqueur (sucrée) des flacons qui ont été
ouverts, qui ont eu le contact de l'air, a varié avec
le développement des moisissures.

3° La *créosote*, sans le contact, ou sous l'influence prolongée du contact de l'air, empêche à la

7.

fois la formation des moisissures et la transformation du sucre de canne.

4° Les moisissures agissent à la manière de ferments.

5° Il paraît évident que des germes apportés par l'air ont trouvé, dans la solution sucrée, un milieu favorable à leur développement, et il faut admettre que le ferment est produit ici par la génération de végétaux mycétoïdes.

De la lecture de ce mémoire on déduit que les moisissures intervertissent le sucre de canne de la même façon que la diastase saccharifie l'amidon, et qu'elles produisent, outre leur matière albuminoïde, une substance analogue à la diastase. Elle met aussi en relief, que les moisissures ne sont pas un produit de la génération spontanée, mais dues à l'ensemencement de germes provenant de l'air, enfin chose à retenir, que ces mucédinées fabriquent de la matière albuminoïde de toutes pièces, sans avoir besoin que d'eau, d'air, de sucre et de substances minérales (ici représentées par la dissolution partielle du verre des vases, chose démontrée par Lavoisier et de notion courante depuis).

Je ne crains pas de le dire, ce travail qui met le problème presqu'au point où il est compris aujourd'hui, a été la source et la direction de certaines idées de Pasteur, qui a mis cependant plusieurs années à le comprendre. En effet, ce savant a, dès cette époque, l'idée de la spécificité absolue des ferments et c'est ce qui l'absorbe et dirigera ses vues vers une solution fausse ; pour lui le développement de tel ferment donne tel résultat fixe comme par action de présence, mais non pas de nutrition.

Le 29 mars 1858 (C. R. Acad. d. Sc. t. XLVI,
p. 665) il décrit la levure tartrique et trouve des
filaments en grains de chapelet dans le dépôt. Le
2 août (C. R. Acad. d. Sc. t. XLVII, p. 24) il dit
que dans la fermentation alcoolique il ne se produit jamais d'acide lactique à moins que les deux
levures ne soient melangées. Dans le même volume
(p. 1011), il constate que pour qu'il y ait fermentation et que la levure se développe, il faut de la
matière azotée et de la matière minérale, ce qui ne
l'empêchera pas, plus tard, de réclamer pour lui,
la découverte de la fabrication de toutes pièces de
la matière albuminoïde par les levures ; par exemple dans une lettre à Dumas, sur la levure lactique
(C. R. Acad. d. Sc. t. XLVIII, p. 337 : février 1859 :
« Vous remarquerez, Monsieur, que dans les
» expériences précédentes, la vie végétale et ani-
» male a pris naissance dans du sucre candi pur,
» substance cristallisable, mêlée à un sel d'am-
» moniaque et à de la matière minérale (carbonate
» de chaux précipité), c'est-à-dire dans un milieu
» où il n'y avait aucun produit ayant eu antérieu-
» rement une organisation quelconque ». On y
trouve aussi ces phrases caractéristiques : « Quant
» à l'origine de la levure lactique, dans ces expé-
» riences, elle est due uniquement à l'air atmos-
» phérique : Nous retombons ici dans les faits de
» générations spontanées... Sur ce point la ques-
» tion de la génération spontanée a fait un pro-
» grès ». Ainsi, il apporte soi-disant des arguments
en faveur de la génération spontanée.

* *

BERTHELOT soutenait toujours son opinion, que la fermentation peut se produire sans apparition de levures. En 1858 (*Mém. de la Soc. de biologie*, t. CXXI), il met la dissolution de sucre de canne ou glucose et de gélatine, dans une solution contenue dans un appareil fermé, d'où l'air a été absolument exclu ; il ajoute à la liqueur un peu de carbonate de chaux ou de bicarbonate de potasse ; au bout de quelques semaines, le mélange entre en fermentation, des gaz se dégagent, et on obtient avec de l'acide lactique, une quantité considérable d'alcool. A *aucun moment* les liqueurs n'ont présenté de spores de Torula cerevisiœ. Toutefois, il se forme un léger dépôt de *granulations moléculaires amorphes*. Ces granulations amorphes, Berthelot ne les connaissait pas autrement que comme dénuées de vie, de même que Pasteur : donc cette expérience qui semblait réduire à néant la fonction de la levure permettait au premier de rester dans ses opinions.

BERTHELOT (C. R. t. XLVIII, p. 691 ; 4 avril 1859), à propos d'une réclamation de priorité, fait des réserves sur les opinions vitalistes.

En 1860 (C. R. Acad. de Sc., t. L, p. 849), PASTEUR à propos d'une communication de POUCHET, sur les générations spontanées, considère encore ces granulations comme négligeables : « Ces par» ticules (de l'air) examinées au microscope, sont » des *poussières amorphes* constamment associées à » des corpuscules dont la forme, le volume et la » structure annoncent qu'ils sont organisés à la

» manière des œufs des infusoires ou des spores
» de mucédinées ». Il reconnaît bien les spores,
mais ce que ses élèves appellent aujourd'hui microbes de l'air et que Béchamp dénomma bientôt
microzymas, lui sont inconnus dans leur nature et
leur rôle.

**

A cette époque (C. R. Acad. de Sc., t. L, p. 980),
BERTHELOT met en relief le ferment soluble de la
levure de bière et conclut que celle-ci n'agit que
par les ferments qu'elle secrète ; l'idée du ferment
figuré n'agissant que par un ferment soluble,
énoncée en 1857 par BÉCHAMP, se trouve une fois
de plus affirmée, et PASTEUR la niera longtemps.
Dans son mémoire de 1860, il s'exprime ainsi :
« Je ne pense pas qu'il y ait dans les globules de
» levure aucun pouvoir particulier de transforma-
» tion de sucre de canne en sucre de raisin. (*An-*
» *nal. de Phys. et Chim.*, 3me série, t. LVIII, p.
» 357) ».
En cette année, LEMAIRE (C. R. Acad. d. Sc., t.
LI, p. 536) conclut que « les infusoires constituent
» le primum movens des phénomènes de fermen-
» tation » faisant ainsi entrer en ligne de compte
les bactéries et vibrions (faits connus depuis longtemps), mais ne voyant pas encore les formes micrococci qui sont toujours inconnues.
Nous pouvons aussi remarquer, que ce n'est que
comme réponse à POUCHET, que PASTEUR arrive à
trouver que les levures, que jusqu'ici il avait considérées comme spontanées, dérivent des germes
de l'air. La panspermie avait été nettement signa-

lée en 1857 par Béchamp, dans son mémoire, et seul Brown Sequard (*Journal de Physiologie*, t. 1, p. 428) en avait compris l'importance.

En 1861, Pasteur découvre que la fermentation butyrique est produite par un vibrion qui ne peut vivre sans la participation de l'air. De là découleront ses travaux qui lui feront classer les êtres en deux catégories, les aérobies et les anaérobies, avancer que la fermentation est la vie sans air et continuer à déclarer la spécificité des ferments. Ces idées absolues et inexactes ont cependant été la cause d'un grand progrès dans l'étude des réactions chimiques de l'organisme, et je lui en attribue toute la gloire, mais je lui dénie toute démonstration sur l'acte physiologique proprement dit ; il n'a jamais vu nettement la question de nutrition.

Ici se placerait la question des générations spontanées et de l'hétérogénie qui ne sera traitée que dans un autre volume, car je ne veux m'occuper nullement de la question organisation ; j'envisage seulement la marche physiologique en général.

Comme nouvelle preuve que Pasteur pensait que les ferments absorbent directement les principes dans lesquels ils vivent, par une action indéfinie, je cite, dans son Mémoire sur la fermentation acétique (*Annal. sc. de l'École normale sup.*, t. 1, 1864) : « et que la fermentation acétique s'accomplit sous l'influence d'un être organisé agissant à la manière du noir de platine. »

⁂

Le 4 avril 1864 (C. R. Acad. d. Sc., t. LVIII, p. 601) Béchamp dans un Mémoire sur les fermentations par les ferments organisés, insiste sur ce que ces phénomènes sont des actes de nutrition, c'est-à-dire une digestion, suivie d'absorption, d'assimilation et de désassimilation, etc., comme ceux qui se passent dans un animal. Il emploie pour la première fois le mot *zymases* pour désigner les ferments solubles.

L'année suivante (C. R., t. LIX, p. 496) il revient sur la question, montre qu'il y a dans les microzoaires et les microphytes des *zymases* qu'il extrait comme PAYEN et PERSOZ extraient la diastase de l'orge germée ; ces zymases ont, en général, la propriété de transformer assez rapidement le sucre de canne en glucose. Il découvrit l'anthozymase dans les fleurs, la morozymaze dans la mûre blanche, etc. Cette même année encore, il découvre la néphrozymase dans le rein.

L'année suivante, BÉCHAMP, nomme *microzymas* (ce que l'on a depuis appelé micrococci) les plus petits ferments contenus dans l'air, la terre, la craie, etc., qui sont les producteurs de ces fermentations que BERTHELOT voyait se faire sans levures, et qui formaient ce dépôt de granulations moléculaires amorphes.

BÉCHAMP et ESTOR, tous deux professeurs à Montpellier, aidés d'élèves, vont étudier les microzymas dans tous les tissus et produits organisés et démontrer que la cellule n'est pas l'unité simple que VIRCHOW avait établie ; la cellule est composée de la réunion de nombreux petits ferments (microzymas) qui sont des granulations vivantes que l'on a considérées jusqu'alors comme granulations moléculaires amorphes.

En 1864, Ch. de VAURÉAL fait une thèse intitulée : *Essai sur l'histoire des ferments et de leur rap-prochement avec les miasmes et virus.* C'est un travail de valeur pour l'époque ; il y considère le globule sanguin comme ferment, de même que l'agent séminal. Il appelle *zymotisme* « la produc-» tion d'organismes ferments dans l'économie», la différence avec le *parasitisme* tient à ce qu'ils donnent dans le premier cas une maladie générale, dans le second une locale. Il annonce dans ses conclusions, qu'il y a des ferments physiologiques végétaux et animaux et que les diastases et digestions sont distinctes des fermentations. Cet ouvrage nous prouve une fois de plus que l'on était loin (à part l'école de Béchamp) de donner l'explication réelle de ces phénomènes.

** * **

Passons rapidement en revue l'Ecole de Béchamp à cette époque. Il y a une note (C. R. Acad. d. Sc., t. LXI, p. 408, 1865) sur les granulations moléculaires des vins et la cause qui les fait vieillir ; une sur le Rôle de la Craie dans les fermentations et les organismes vivants qu'elle contient (C. R., t. LXIV, p. 451, 1866).

Lettre à M. Dumas sur la fermentation caproïque de l'alcool (*Ann. de Chim. et phys.*, janvier 1868). Sur les granulations moléculaires des fermentations et des tissus animaux (C. R. t. LXVI, p. 366, 1868).

LE RICQUE DE MONCHY. (C. R. Acad. d. Sc., t. LXVI, p. 363, 1868). *Des ferments organisés qui peuvent se trouver dans le bicarbonate de soude du commerce.* « J'admets avec M. Béchamp, que les

» fermentations par ferments organisés sont des
» actes physiologiques de nutrition....... ils per-
» dent leur activité par le contact avec une solution
» de potasse au dixième dans laquelle ils sont in-
» solubles...... Ces corpuscules viennent de l'atmo-
» sphère...... Ce sont des ferments dont l'action
» varie avec les milieux où ils se trouvent ; de plus
» dans certains cas, se sont des producteurs
» d'alcool. »

A. Béchamp et Estor. (C. R. t. LXVI, p. 421) : *Sur la nature et la fonction des microzymas* (granulations moléculaires) *du foie*. « Une zymase, ou
» ferment soluble, est toujours le produit de l'acti-
» vité d'une cellule ou d'un groupe de cellules
» vivantes. Spontanément, aucune matière albu-
» minoïde ou autre ne devient une zymase, ou
» n'acquiert les propriétés des zymases : partout
» où celles-ci apparaissent, on est sûr de trouver
» quelque chose d'organisé. »

A. Béchamp. *De la Réduction des nitrates et des sulfates dans certaines fermentations*. (C. R., t. LVXI, p. 547). « Pour moi la réduction des nitrates et des
» sulfates, dans ces conditions, est une fonction des
» organismes ou de l'organisme particulier qui est
» l'agent de la fermentation ou de la putréfaction,
» et non pas des produits organiques engendrés et
» sécrétés par eux.

Le Ricque de Monchy. *Note sur les granulations moléculaires de diverses origines*. (C. R., t. XLVI, p. 550). Il y a des granules oscillants dans les divers organismes végétaux ou animaux. « Le but
» des expériences que je vais décrire, est de
» démontrer que ces granules oscillants sont des
» organismes ayant une action énergique, à la

» manière des ferments, sur quelques-unes des
» matières avec lesquelles ils sont en contact dans
» leur milieu naturel. »

On pourrait multiplier les citations, mais cela
suffit pour prouver que la doctrine était bien établie
par Béchamp ; aussi, en 1870 (3 mai), bien avant
que Pasteur ne s'occupât de médecine, il lit à
l'Académie de Médecine, une note très longue sur
les Microzymas, la Pathologie et la Thérapeutique, où se trouvent les déductions de physiologie
normale et morbide les plus fécondes et les plus
naturelles.

La théorie microbienne n'a été qu'un détourne-
ment de celle-ci et un accaparement.

Béchamp a donc établi d'une façon nette : 1° la
théorie physiologique de la fermentation : 2° la
théorie de la vie intra-cellulaire ; 3° celle de la vie
pathologique ; on ne peut lui contester.

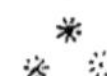

Pasteur, pendant ce temps, perfectionnant les
méthodes du botaniste allemand Hallier, et les
procédés de culture préconisés par Raulin, en 1863,
étudiait les divers ferments figurés et s'occupait
surtout des produits chimiques qu'ils déterminaient
dans les liquides de fermentation, des modifications qui en résultaient ; il mettait en relief, pour
ainsi dire, la vie externe, tandis que Béchamp étudiait l'interne.

Je ne m'occupe pas ici des grandes discussions qui
eurent lieu entre Trecul, Fremy et Pasteur au
sujet de l'étude microscopique, du rôle et la genèse
des ferments figurés, cela rentre dans la seconde

artie du transformisme ; pour eux, il n'y a pas de
pécificité, et FREMY admet avec BERTHELOT,
omme l'admettront plus tard SCHUTZEMBERGER,
Hoppe-SEYLER, etc., que les fermentations sont
les actes purement chimiques, et que les change-
nents chimiques produits dans toute fermentation
e révolvent en une réaction fondamentale provoquée par un principe défini de l'ordre des ferments
olubles. C'est l'idée de Béchamp, moins cette
addition que la zymase est inhérente à l'organisa-
ion figurée, microzymienne.

Nous avons vu (Ch. 1) certains auteurs anciens
comparant la maturité des fruits à une fermenta-
ion. En 1821, BÉRARD avait appris que lorsque
les fruits sont placés dans le gaz oxygène, il disparaît au bout d'un certain temps un volume de
gaz qui est remplacé par un volume correspondant
l'acide carbonique, sans que l'on puisse attribuer
ce résultat à l'effet d'une combustion ordinaire,
car en plaçant les fruits dans une atmosphère
d'hydrogène ou d'azote, on observe le même
dégagement d'acide carbonique. Il attribuait la
production de ce gaz à une espèce de fermentation.

FREMY, depuis bien longtemps, avait démontré
qu'il y a dans les fruits, formation intra-cellulaire
de ferments qui, sous l'influence de l'air, déterminent successivement la combustion lente du tannin,
puis celle des acides et ensuite celle du sucre. En
1872, (C. R. Acad. d. Sc. t. LXXV p. 1060) il constate de nouveau que lorsqu'on abandonne du grain
d'orge dans de l'eau sucrée, il se produit à l'intérieur de ces grains une fermentation intra-cellulaire incontestable, fermentation qui donne dans

les fruits tels que poires, cerises, etc., de l'acide carbonique et de l'alcool.

J. Duval (Thèses de l'Ecole de pharmacie Paris, avril 1869) avait aussi remarqué qu'il suffi de quelques brins de *palmella cruenta* pour provoquer la fermentation alcoolique dans le glucose.

*
* *

Ce sont Lechartier et Bellamy qui, de 1869 (C. R. Acad. d. Sc., t. LXIX; id. t. LXXIX, p. 1163), 1874) à 1876, démontrent bien que les cellules propres des fruits fermentent et fournissent de l'alcool à l'abri de l'oxygène atmosphérique. La fermentation étant en rapport avec l'activité végétative.

Ces données étaient absolument contraires aux idées préconisées par Pasteur qui, en 1872, dans son travail sur la bière, disait encore : « Ce qui » sépare les phénomènes chimiques des fermenta- » tions d'une foule d'autres, et particulièremen » des actes de la vie commune (c'est-à dire de la » nutrition des animaux), c'est le fait de la décom- » position d'un poids de matière fermentescible » bien supérieur au poids du ferment en action » Il avait aussi énoncé qu'il n'y a pas de fermentation alcoolique proprement dite, sans qu'il y ait simul tanément organisation, développement, multipli cation de globules, ou de vie poursuivie des globules déjà formés.

Cela n'empêche pas ce savant (habituel du fait) d'accaparer ces conclusions et d'affirmer qu'elles sont la confirmation de ses idées, alors qu'elles en sont le renversement. Ces prétentions firent

ousser des cris, lorsque le 22 février 1875, Pas-
eur vint dire à l'Académie, qu'il y avait quinze
ns, il avait défini la fermentation, conséquence de
 vie sans air, de la vie sans gaz oxygène libre et
ue l'on pouvait généraliser à tout organe et à
ute cellule. « En d'autres termes, la fermentation
 ne serait autre chose que la conséquence d'un
 mode de vie, d'un mode de nutrition ou d'assimilation qui différerait du mode de vie ou de
nutrition de tous les êtres ordinaires, par cette
circonstance que les combustions produites par
le gaz oxygène libre, et d'où dérivent les manifestations de la vie, sont remplacées par la
chaleur de décomposition de substances où
l'oxygène est engagé à l'état de combinaison.
Ces substances sont dites fermentescibles. »
'était une prétention un peu outrée, de venir
ffirmer qu'il avait envisagé la fermentation comme
hénomène de nutrition et d'assimilation, depuis
éjà quinze années : de plus il restreignait singu-
èrement les phénomènes de fermentation, puis-
u'il divisait les êtres en deux classes, les *aérobics*
ui avaient besoin de l'air pour vivre et les *anaéro-*
ies qui peuvent s'en passer et sont les ferments.
 Il est vrai, que devant les assertions de TRECUL,
 avait déjà été obligé d'admettre que les anaéro-
ies peuvent progressivement vivre à l'air, sans
tre alors des ferments, et que les aérobies pou-
aient passer à l'état de ferments ; pour lui, la vie
'était pas une fermentation.
POGGIALE et COLIN (Discussion sur les fermen-
ations. *Bulletin de l'Académie de Médecine*, 23 mars
875). ROBIN, *Journal de l'Anatomie et de la physio-*
ogie, 1875, p. 396. CH. BLONDEAU *(Moniteur Scien-*

tifique. Quesneville. 1875. p. 449) relèvent verte-
ment la vérité et découvrent le mouvement englobant et tournant de Pasteur.

POGGIALE s'écrie : « Si alors M. Pasteur, dans sa
» définition, comprend les cellules végétales, la vie
» dans les végétaux comme dans les animaux, ne
» serait qu'une fermentation universelle », et il
ajoute : Vous ne l'avez pas prouvé !

***

Mais BÉCHAMP l'avait démontré depuis longtemps
et il y avait quelques physiologistes qui professaient
ces idées de la fermentation universelle, tels que
MIALHE, qui, dans la même discussion, s'exprimait
ainsi, après avoir parlé des idées des Anciens :
« Ces idées, tour à tour adoptées et combattues,
» ont traversé les siècles. Il était réservé à notre
» époque de convertir en réalité ce qui n'était dans
» le principe que des conceptions de l'esprit. Jus-
» qu'à présent, chez les animaux deux ferments sont
» bien connus : la diastase et la pepsine ; mais il
» en existe certainement d'autres qui concourent
» également à l'entretien de la vie. Bien plus, il n'est
» pas douteux qu'en outre de ces ferments physio-
» logiques, l'économie n'en renferme souvent
» d'autres d'une spécificité particulière, et qui,
» comme source de réactions chimiques anormales,
» pourraient être nommés ferments pathologiques.
» Si l'on n'admet pas leur existence, il est impos-
» sible de comprendre certains phénomènes mor-
» bides tels que le choléra, etc. »
» Telles sont les raisons qui nous font applaudir
» à cette définition que la vie est le résultat d'une

» fermentation universelle Nous sommes heureux
» de pouvoir ajouter que cette manière d'expli-
» quer l'accomplissement des phénomènes vitaux
» est partagée par un grand nombre de physiolo-
» gistes. »

C'est ainsi la théorie des ferments chimiques
énoncée à nouveau en physiologie. Ch. BLONDEAU,
(*loc. cit.*) émet la même opinion et affirme que
« ce sont encore les cellules qui sont chargées
» d'émettre les ferments qui doivent amener leur
» destruction ». Il ajoute qu'il y a « dans le sang,
» un ferment donnant naissance à la fermentation
» alcoolique. ce ferment qui n'est autre que les
» globules sanguins, est sécreté par les parois des
» vaisseaux dans lesquels circule le fluide nourri-
» cier et l'alcool, dont il provoque la formation,
» fournit en brûlant la chaleur nécessaire à l'ac-
» complissement des différentes fermentations
» qui se produisent dans l'intérieur du corps orga·
» nisé. » J'ai cité cet extrait pour prouver qu'à côté
de bonnes idées les auteurs ne pouvaient aller loin,
n'ayant pas saisi la théorie du mycrozyma, trop
forte pour la conception de l'époque.

A. MUNTZ (C. R. Acad. de Sc. t. LXXVI et t. LXXIX)
a montré que le champignon de couche privé
d'oxygène, fermente lui-même en donnant de
l'alcool. Puis en janvier 1878 (C. R. t, LXXXVI) il a
étendu la fonction à toutes les plantes phanéro-
games.

Le 28 août 1876, S. DE LUCA, présente à l'Académie des Sciences, une note sur la fermentation
alcoolique et acétique des fruits, fleurs, feuilles et
quelques plantes. « Il résulte que la matière sucrée
» des fruits conservés à l'abri de l'air, soit dans le

» gaz acide carbonique, soit dans l'hydrogène, se
» transforme lentement en acide carbonique et
» alcool sans que dans la plupart des cas. il y ait
» production de ferments alcoolique et acétique. »

Nous voyons ainsi, de plus en plus, se dégager expérimentalement cette idée de l'importance des fermentations dans les phénomènes de la vie normale.

*
* *

Claude Bernard étant mort, Berthelot et d'Arsonval publient dans la *Revue Scientifique* du 20 juillet 1878, des notes posthumes du grand physiologiste, à propos de la fermentation, où il s'exprimait ainsi : « Les expériences de M. Pasteur
» sont exactes, mais il n'a vu qu'un côté de la ques-
» tion...... La vie ne saurait être caractérisée
» exclusivement par une conception vitaliste ou
» matérialiste...... Il y a nécessairement dans
» l'être vivant, deux ordres de phénomènes : 1° Les
» phénomènes de création vitale ou de synthèse
» organisatrice ; 2° les phénomènes de mort ou de
» destruction organique..... »

Voici les conclusions :

« La théorie est détruite :

» 1° Ce n'est pas la vie sans air ; car à l'air
» comme à l'abri de son contact, l'alcool se forme
» sans levure.

» 2° Le ferment ne provient pas des germes
» extérieurs, car dans les jus aplasmisques ou infé-
» conds (verjus et jus pourris) le ferment ne se
» développe pas quoiqu'ils soient sucrés. Si l'on y
» ajoute du ferment, alors ils fermentent.

» 3° L'alcool se forme par un ferment soluble
» en dehors de la vie dans les fruits mûrissants ou
» pourris ; il y a alors décomposition du fruit et
» non synthèse biosique de levure ou de végéta-
» tion. L'air est absolument nécessaire pour cette
» décomposition alcoolique.

» 4° Le ferment soluble se trouve dans le jus
» retiré du fruit (jus pourri) ; l'alcool continue à
» s'y former et à augmenter. Avec l'infusion de
» levure ancienne sa démonstration devient encore
» plus facile.

» 5° Il y a dans la fermentation, deux états à
» étudier : décomposition et synthèse morpholo-
» gique. »

Ainsi Cl. Bernard croyait, comme BERTHELOT,
que dans la fermentation alcoolique, il y a d'abord
interversion du sucre de canne par un ferment
soluble (invertine, zythozymase, etc.) puis production d'alcool et acide carbonique sous l'influence
d'un autre ferment soluble non encore isolé.

Si ce savant a bien considéré les phénomènes
du verjus et du raisin pourri, il n'en a pas su
donner l'explication, et personne après lui, car il
émettait l'idée fausse que la vie est absente ou
éteinte dans ces conditions. Quand je m'occuperai
de l'évolution histogénique, je donnerai la démonstration complète de ces faits.

*
* *

Aussitôt lecture de ce document, PASTEUR, furieux, monte à la tribune de l'Académie des
Sciences, et avec l'aménité et la douceur de son
caractère, qui fit tant souffrir les élèves de l'Ecole

8

Normale lorsqu'il la dirigeait, avec la politesse qui caractérise ses polémiques avec ses contradicteurs, il attaque violemment Berthelot ; puis il demande du répit pour avoir le temps d'étudier le mémoire et d'y répondre ; sa réponse fut tout à fait à côté de la question, comme toujours, il fit son panégyrique, rappela ses travaux anciens et sa théorie.

Berthelot (C. R. Acad. d. Sc., 1er sem., 1879, p. 18) démontre que la levure n'agit que par absorption d'oxygène, mais exerce plutôt une réduction. Pasteur répond (*loc. cit.* p. 59) que l'hypothèse de Berthelot, que l'être agit à la façon d'une diastase, est une conjecture gratuite (ceci est encore à retenir). Ce n'est que l'affinité pour l'oxygène qui fait l'action de la fermentation. Trecul (id., p. 57) vient au secours de Berthelot, il signale les contradictions de Pasteur qui, ayant d'abord catégoriquement divisé les êtres en deux classes, celle des aérobies et celle des anaérobies a été obigé d'en inventer une mixte. Il conclut : « 1° les » ferments organisés ne sont que des états particuliers d'espèces plus ou moins compliquées, » qui se modifient suivant les milieux dans lesquels ils se trouvent ; 2° au lieu d'établir trois » classes d'êtres inférieurs, comme le veut aujourd'hui M. Pasteur, il en faut reconnaître une » seule, chaque espèce pouvant présenter à la fois » un ou plusieurs états aérobiens et un ou plusieurs états anaérobiens. »

Berthelot répond (*loc. cit.*, p. 105 et suiv.) qu'il ne lui paraît pas non plus établi que les fermentations proprement dites aient pour condition absolue la présence d'êtres microscopiques. « Il me » paraît cependant permis d'affirmer qu'en général

» la vie sans air n'est pas la fermentation, pas
» plus que la fermentation en général n'est la vie
» sans air. Il n'existe pas de corrélation chimique
» nécessaire entre ces deux ordres de phénomènes.
» Cl. Bernard le déclarait et je partage son opi-
» nion. »

Ainsi, le 3 février 1879, Berthelot démontre :
« C'est donc une assertion gratuite que de sup-
» poser en général que le *premier principe d'ac-*
» *tion de l'organisme microscopique sur la matière*
» *fermentescible* doive *résider dans son affinité pour*
» *l'oxygène. A priori*, on peut imaginer qu'il y a
» des cas de ce genre ; on peut imaginer encore des
» cas contraires, aussi bien que des cas étrangers
» à cette double vue systématique, mais rien n'est
» prouvé à cet égard. »
Ce savant affirme ainsi que la fermentation dans
l'organisme produit aussi bien des phénomènes de
réduction que d'oxydation, de dédoublement que
d'hydratation, ou autres, ce qui est admis aujour-
d'hui, loin de la conception de Pasteur.
Il conclut des données thermo-chimiques : « Il
» n'est donc pas probable que le développement
» vital de la levure aux dépens du sucre exige
» l'intervention d'une énergie étrangère, emprun-
» tée à la métamorphose simultanée d'une autre
» portion de sucre en alcool et acide carbonique. »
« Ainsi nous n'avons affaire qu'à de pures ima-
» ginations dans toute cette Physiologie nouvelle,
» que M. Pasteur déclare aujourd'hui avoir inau-
» gurée (C. R., t. LXXXVIII, p. 135 au milieu ;
» 27 janvier 1879) après avoir assuré avec plus de
» vérité, il y a quelques semaines (C. R., t. LXXXVII,

» p. 1055 en bas ; 30 décembre 1878) qu'il ne la
» connaissait nullement. »

Je ne relate pas la suite de la discussion, où Pasteur se dérobait toujours à des questions précises, et terminait en faisant l'apologie de ses travaux antérieurs. Le mot véritable de la situation a été donné par Trecul (C. R., 10 janvier 1879) : « Il y
» a là bon nombre d'exemples des contradictions
» de notre confrère, qui a presque toujours sur
» chaque question, deux opinions opposées qu'il
» invoque suivant les circonstances. »

Le 28 avril 1879, Béchamp intervient dans la discussion, par une note : « Il y a donc intérêt majeur
» à résoudre les questions suivantes :
» 1° L'eau de la levure, comme la levure elle-
» même est incapable d'intervertir le sucre de
» canne. La substance intervertissante préexiste-
» t-elle dans la levure, ou bien est-elle le fruit
» d'une sorte de décomposition de la levure (d'une
» altération comme le disait Liebig) ?
» 2° Les matériaux solubles de la levure (si elle
» en contient) sont-ils la cause immédiate de la
» transformation du sucre en alcool, acide carbo-
» nique, etc. ?
» 3° Les matériaux solides et insolubles de la
» levure, en tant qu'organisés, ne seraient-ils pas
» seuls capables d'opérer cette transformation, et
» dans cette hypothèse quels sont ces matériaux ?
» 4° Si, comme cela est démontré, la levure
» absorbe l'oxygène, sont-ce les matériaux solu-
» bles (si elle en contient) qui absorbent ce gaz ?

» ou bien est-ce là un phénomène physiologique
» dépendant de la fonction des matériaux solides
» et insolubles ? »

Béchamp indique alors un mode original d'extraction des matériaux solubles que peut contenir la cellule sans tuer celle-ci.

La question ne peut être véritablement résolue avec certitude que depuis les travaux de Büchner, fin 1896. Ch. BLONDEAU, dans le *Moniteur scientifique* de Quesneville soutint habilement les idées de Cl. Bernard et Berthelot, qui furent généralement admises en Allemagne. Beaunis, dans son *Traité de physiologie*, penche en faveur de cette doctrine.

*
* *

Pendant ce temps, les ferments solubles étaient mieux étudiés; en 1873, Cl. BERNARD découvrait l'invertine dans divers organes de l'économie animale. En 1875, KOSSMANN faisait une brillante étude sur les ferments solubles contenus dans les plantes. En 1876, MUSCULUS découvre l'uréase dans l'urine. En 1878, KUHNE les étudie et leur donne le nom *d'enzymes*, qui n'a aucun avantage sur celui de *zymases*, mais qui fut employé parce que d'origine étrangère.

En 1879, WURTZ et BOUCHUT découvrent dans le suc du Carica papaya, un ferment soluble végétal, la *papaïne*, analogue à la trypsine animale, et ils en font une étude magistrale qui eut une grande influence sur les travaux ultérieurs.

Ce n'est guère que vers 1880, que les élèves de Pasteur apportèrent de l'attention aux ferments

8.

solubles dont ils méconnurent toujours le grand rôle. DAVAINE avait pressenti le rôle des diastases microbiennes, mais ce furent ROUX et YERSIN qui, de 1888 à 1890, en étudiant le poison diphtérique, lancèrent les expérimentateurs dans cette voie.

Parmi les auteurs qui se sont signalés dans l'étude des ferments solubles, nous devons citer en première ligne, BOURQUELOT, GREEN et GUIGNARD. De 1880 à notre époque, les mémoires abondent, et il faudrait tout un volume pour les relater.

En 1894 et 1895, se produisent les remarquables travaux de Gabriel BERTRAND, qui découvre la classe des ferments oxydants entrevue par Schoënbein. Traube et quelques autres auteurs. C'est toute une révolution dans la manière d'envisager les phénomènes qui se passent dans l'intimité de la cellule et qui avaient été assez bien aperçus par A. GAUTIER qui avait repris les idées de BÉCHAMP, en les modifiant, comme nous le verrons dans la seconde partie.

E. BUCHNER. (Alkoolische Gahrung ohne Hefezellen. *Ber. deutsch. chem. Ges.* XXX. 117, 123 et 1110-1112, puis 2668-2678) porte le coup mortel aux idées de Pasteur, en démontrant qu'il est possible d'extraire de la levure de bière, par expression, un suc dépourvu d'éléments figurés et capable de faire fermenter directement les matières sucrées, de dégager directement de l'acide carbonique et de fournir de l'alcool. C'est un mélange de *zymases*. Comme l'action se produit encore après la filtration avec une bougie Chamberland, on ne peut donc faire intervenir l'action d'aucun élément figuré. Mais il faut aussi faire remarquer que l'effet est considérablement diminué, énormément affaibli

après ce passage à travers la porcelaine. Cela tient
à deux causes, d'abord les zymases sont toujours
en majeure partie retenues dans ces filtrations sur
porcelaine, ensuite, d'après la description du procédé opératoire de Büchner, il n'est pas possible
d'éliminer les mycrozymas de la levure de bière,
et les procédés de recherche de coloration et de
culture actuellement employés sont impuissants à
les dévoiler, tandis qu'un examen direct avec les
combinaisons de lumière les mettrait facilement en
relief, ce sont eux qui agissent surtout dans le
liquide avant filtration, tandis qu'après, une fois
éliminés, la faible quantité des zymases abandonnées par eux, continue l'action qui est ralentie. Mais
il n'en résulte pas moins que la levure n'est un
ferment que parce qu'elle produit des zymases,
qui seules doivent porter véritablement le nom de
ferments.

C'est la plus belle démonstration des idées antagonistes de celles de Pasteur, de la fonction *zymasique* soutenue par BÉCHAMP, BERTHELOT, HOPPE-
SEYLER, etc. Seulement, il faut ajouter que certains
auteurs ont une tendance à ne plus considérer la
fermentation que comme un acte purement chimique et, de là, déduire que la vie n'est que la
production de phénomènes de ce genre. N'oublions
pas, que *toute zymase*, comme l'ont dit BÉCHAMP et
ESTOR, ne peut provenir que d'un produit figuré
(c'est l'état actuel de nos connaissances) et que
dans la cellule de levure de bière, si ce n'est pas la
cellule entière que l'on peut considérer comme ferment, ce sont ses molécules vitales, ses *microzymas*
qui produisent le ferment chimique.

A. GAUTIER, dans son livre sur les *Toxines*, va

plus loin ; il prétend que l'organisation n'est pas fatalement figurée, et que les zymases sont des organismes vivants quoique non figurés, car elles seraient capables de se multiplier. Les faits qu'il cite comme pseudo-démonstration ne sont pas assez nets pour élucider la question ; il s'agit là d'une communication de propriété par orientation moléculaire et non d'une reproduction.

J'admets la zymase comme premier degré d'organisation mais non comme être autonome, c'est l'atome vital et non la molécule vitale. La vie n'est pas le résultat d'une action chimique, dont elle est la cause, c'est une manifestation organisatrice.

Ainsi, à l'aube du XXe siècle, nous nous trouvons en pleine évolution vers une théorie bien différente de celles émises par Pasteur ; ce n'est que la continuation de l'évolution séculaire qui recule sans cesse les limites de la perception des phénomènes.

IIe Partie. — Les productions de l'Organisme

Le XIXe siècle commence sous les idées de de Bordeu plus ou moins modifiées par les progrès de la Chimie et les découvertes de Lavoisier.

Legallois (*Le sang est-il identique dans tous les vaisseaux qu'il parcourt ?* Diss. inaug. 1801) s'exprime ainsi : « Le triomphe de la Chimie animale » serait de trouver des rapports entre le sang arté- » riel, la matière de telle sécrétion et le sang vei- » neux correspondant, tant dans l'état sain que » dans l'état pathologique des divers animaux ; de » trouver des différences entre les divers sangs vei-

» neux, de trouver enfin ces différences proportion-
» nelles à celles des sécrétions correspondantes ».

BICHAT se sépare de la Chimie pure, et ne peut admettre, comme de BORDEU, que la matière vivante soit analysable par les Chimistes ; ce qu'il y a de vivant pour lui, ce sont les organes, les tissus qui donnent des unités anatomiques. « Non seulement » l'action générale de la vie organique est liée à » l'action particulière du cœur, mais encore chaque » fonction s'enchaîne isolément à toutes les autres : » sans sécrétion, point de digestion ; sans exhala- » tion, nulle absorption ; sans digestion, défaut de » nutrition. (*Rech. physiol. sur la vie et la mort.* » Paris, 1805). » Pour lui, en raison de sa sensibi- lité organique, chaque glande distingue dans la masse du sang, les matériaux qui conviennent à sa sécrétion.

FOURCROY (*Philosophie chimique*, 1806), s'exprime de cette façon : « Il n'y a que le tissu des végétaux » vivants, il n'y a que leurs organes végétants, » qui puissent former les matières qu'on en » extrait, et aucun instrument de l'art ne peut » imiter les compositions qui se font dans les » machines organisées des plantes. »

Ce sera l'opinion générale jusqu'au moment des belles synthèses de BERTHELOT, après lesquelles il y aura exagération en sens inverse.

Pour TREVIRANUS, (inventeur de la biologie) « chaque organe eu égard à sa nutrition, est, » relativement au reste du corps, dans les condi- » tions d'une substance excrétée. »

BURDACH comprenait sous le titre de sécrétion, des phénomènes de formation et d'accroissement des tissus organiques (*Physiol.*, t. VII).

Pour Cuvier. (*Leçons d'anat. comp.*, ann. VIII.,
t. v., p. 202) « toutes les fonctions des corps
» vivants, étant produites, en dernier ressort, par
» des combinaisons et des décompositions variées
» des parties solides ou fluides qui forment les
» organes, elles peuvent être considérées comme
» autant de sécrétions... »

Cependant Fodora, au commencement du XIXᵉ
siècle, considérait encore la sécrétion comme une
transsudation.

** * **

Adelon (*Physiol.* 1823) est complètement dans
la doctrine de de Bordeu. La sécrétion ne peut être
ni une filtration, ni une transsudation, ni une précipitation, ni une action physique quelconque,
mais une action organique vitale. Il rejette la
théorie des ferments aussi bien pour la digestion
que pour la sécrétion ou le travail intra-molécu-
laire. L'action de sécrétion est une action d'élaboration, par laquelle les organes sécréteurs fabriquent, avec le sang, les diverses humeurs sécrétées. Les *sécrétions récrémentitielles* donnent des
produits qui sont repris par l'absorption interne et
rentrent dans le torrent de la circulation ; parmi
celles-ci, il cite, l'exhalation séreuse du tissu cellulaire, la sécrétion des sucs des séreuses, celle
de la graisse dans le tissu adipeux, les exhalations
aréolaires qui se font, ou dans l'intérieur de quelques organes des sens, ou dans l'intimité d'organes parenchymateux (ganglions lymphatiques,
thymus, thyroïde, capsules surrénales, rate). Certains physiologistes, dit-il, avaient même prétendu

que les surfaces internes des vaisseaux artériels,
veineux ou lymphatiques, étaient douées d'une
perspiration lubréfiante et protectrice. Les
humeurs ainsi sécrétées remplissent des usages
très divers, tantôt servent à la formation des
fluides (chyle, lymphe, sang veineux, sang artériel ou nutritif), tantôt effectuent la décomposition, quelquefois la génération (des organes et
des éléments), dans certains cas ne font qu'assurer
l'intégrité physique des parties.

Ainsi, nous voilà encore en présence d'une idée
nette sur les sécrétions internes.

KEIL supposait dans le sang l'existence de deux
forces attractives inverses l'une de l'autre, l'une
tendant à conserver au sang sa composition propre, l'autre lui faisant former l'humeur nouvelle
qui résulte de la sécrétion.

EVRARD HOME (1809), WOLLASTON, WILSON PHI-
LIP, PURKINJE, PAPENHEIM, MATTEUCI, invoquaient
un fluide nerveux ou galvanique présidant aux
sécrétions. Pour BERZELIUS, elles sont dues à une
force électrique ; pour DUMAS et PREVOST, chaque
particule de sang est une paire galvanique en état
de tension avec les vaisseaux sanguins, ce qui établit le courant voltaïque, la surface circulante de
chaque organe sécréteur étant douée d'une polarité
constante qui forme les humeurs sécrétées.

D'après LONGET, la sécrétion est la fonction par
laquelle les corps vivants séparent de l'organisme
des substancces destinées à être rejetées hors de
lui ou bien à y rester pour servir à des actes phy-

siques ou chimiques. Milne Edwards considérait avec raison, les vésicules adipeuses comme des instruments de sécrétion. J. Muller (*Manuel de Physiologie*, tr. fr., 1850) ne se compromettait pas : « La sécrétion n'est qu'un mode particulier de la » métamorphose que le sang subit en circulant » à travers les organes », mais émettait une idée compréhensive, vaste et intelligente.

Broussais s'exprimait ainsi : « Pendant que les » fluides se meuvent dans le tissu des glandes, » il s'y opère, outre la nutrition, des changements » dans la forme des fluides qui ne sont pas em- » ployés à cette fonction, tels que chaque glande » fournit le sien avec des caractères particuliers ; » ces changements appartiennent à la chimie » vivante. »

***

C'est à l'aurore du XIXe siècle que se forment les grands travaux révolutionnaires d'Étienne Geoffroy-Saint-Hilaire qui donne la doctrine de l'équivalence fonctionnelle et morphologique des organes, de de Lamarck sur l'influence des fonctions sur les organes, de Cuvier sur la subordination des organes et des fonctions, de H. Milne Edwards sur la division du travail physiologique. Nous avons vu dans la première partie de ce chapitre les idées de Dumas sur la fermentation et sur le rôle des animaux et végétaux, qui eurent une grande influence sur ses élèves Pasteur et Béchamp.

Il faut aussi signaler l'opinion d'Oken (*Philos. de la nature*) : « Le corps animal n'est qu'un édifice

» de monades.... la putréfaction n'est autre chose
» que la désagrégation des monades, le retour
» à l'état premier du règne animal. »

Puis vient la théorie cellulaire dont le père, pour le règne végétal est TURPIN, et pour le règne animal RASPAIL. En 1834, DUTROCHET proclama que la cellule est l'organe sécréteur par excellence. RASPAIL a fait le premier essai de physiologie cellulaire avec des phénomènes de combustion et de cristallisation, mais il n'en a pas moins développé l'idée de cette unité morpho-physiologique. Puis les travaux de SCHWANN, SCHLEIDEN, DUJARDIN, etc, qui édifièrent la théorie que WIRCHOW devait développer à fond, tandis qu'Hugo MOHL proclamait celle du protoplasma.

Enfin le protoplasma fut considéré comme la seule matière vivante et la cellule représenta l'unité vitale par excellence. Un animal n'était plus qu'un assemblage d'unités morphologiques.

ROBIN. (*Des fermentations*. Thèse de concours, 1847, p. 25) met en relief l'importance des fermentations dans les phénomènes intimes de l'organisme. « Les matières azotées par un phénomène
» de fermentation préparatoire (fermentation diges-
» tive) pénètrent dans l'organisme pour y être sou-
» mises aux forces assimilatrices, et à une combus-
» tion lente dont le résultat est l'urée. Ce corps
» tend déjà à se rapprocher du règne minéral ;
» c'est une fermentation continuatrice qui fera ren-
» trer ses éléments dans celui des deux règnes
» d'où il était sorti. »

* *
*

Un peu plus tard, Claude BERNARD qui découvre
la fonction glycogénique du foie, parle des sécrétions internes. « On s'est fait, pendant longtemps
» une très fausse idée de ce qu'est un organe sécré-
» teur. On pensait que toute sécrétion devait être
» versée sur une surface interne ou externe, et que
» tout organe sécrétoire devait être nécessairement
» pourvu d'un conduit excréteur, destiné à porter
» au dehors les produits de la secrétion. L'histoire
» du foie établit maintenant d'une manière très
» nette qu'il y a des sécrétions internes, c'est-à-
» dire des sécrétions dont le produit, au lieu d'être
» déversé à l'extérieur, est transmis directement
» dans le sang... (*Leçons de physiol. exp.* t. 1.
» Paris 1855. p. 96). »

Plus tard (*Rapport sur les progrès et la marche de
la physiol. gén. en France.* Paris 1867, p. 73 et 84),
il poursuivra la même idée : « J'ai appelé sécrétions
» externes celles qui s'écoulent au dehors. et sécre-
» tions internes celles qui sont versées dans le mi-
» lieu organique intérieur..... Cependant, selon
» moi, elles (sécrét. int.) ne sauraient être dou-
» teuses, car je pense que le sang. ou autrement
» dit le milieu intérieur organique, doit être re-
» gardé comme un produit de sécrétion des glan-
» des vasculaires internes ».

Le même auteur va nous donner aussi une idée
des notions qui régnaient à l'époque sous l'influence de la théorie cellulaire : (*Revue des deux
Mondes,* 1er sept. 1863, t. LIII, p. 174) :

« Les éléments anatomiques sont de véritables

» organismes élémentaires, et ce sont ces organis-
» mes élémentaires qui, par leur réunion et leurs
» groupements, sont ensuite appelés à constituer
» un organisme total, d'autant plus complexe et
» d'autant plus élevé dans l'organisation, que la
» variété physiologique de ses éléments se montre
» plus grande. Nous pouvons donc considérer que
» notre corps est composé par des millions de
» milliards de petits êtres ou individus vivants et
» d'espèce différente. Il en est qui sont libres
» comme les globules du sang ; mais la plupart
» sont unis et soudés. Ils s'unissent et restent dis-
» tincts comme des hommes qui se donneraient la
» main ; chaque espèce d'éléments représente ainsi
» une véritable espèce d'individus qui dépend d'un
» tout auquel il est associé, mais qui a toujours
» son indépendance et sa vie propres, qui a sa ma-
» nière particulière de se nourrir et d'être excité,
» qui a ses poisons spéciaux et sa manière de mou-
» rir ».

BERTHELOT, par ses admirables synthèses, avait
prouvé que les matières organiques que l'on
croyait jusqu'alors être seules l'œuvre de la vie, ne
différaient pas de la matière inorganique et pouvaient être fabriquées de toutes pièces. Il s'exprimait ainsi en 1860 (*Chimie fondée sur la synthèse*,
t. II, p. 572) : « parmi les phénomènes qui tou-
» chent aux transformations de la matière conte-
» nue dans tous les êtres vivants, soit pendant leur
» vie, soit après leur mort, il en est peu qui ne
» participent plus ou moins aux fermentations ».
Or, comme nous l'avons vu, il considérait la fermentation comme un phénomène purement chimique, où il n'y était pas besoin d'organisation, ce

qui fait qu'il y eût une école pour laquelle (à l'instar des successeurs de Sylvius Deleboë) le corps humain n'était plus qu'un vaste laboratoire compliqué.

A la même époque, il y eût une réaction vers le vitalisme pur, qui ne put durer, comme toutes les conceptions trop absolues, et l'on en revint vers un matérialisme chimique mitigé.

* *

En 1864, nous entrons dans une nouvelle phase.

BÉCHAMP a nettement démontré que la fermentation est un acte de nutrition cellulaire, sa conception fait sensation en Allemagne, et à l'Université de Montpellier, le professeur A. ESTOR met en relief les conséquences de ces travaux : « Il est » facile de deviner les tendances de M. BÉCHAMP : » chaque cellule vit à la manière d'un globule de » levure ; chaque cellule doit modifier pour son » usage les matériaux de nutrition qui l'environ- » nent, et l'histoire générale des phénomènes de » nutrition nous enseigne que ces modifications » sont dues à des ferments. On sait quelle émotion » a accueilli les admirables travaux de VIRCHOW, » sur la pathologie cellulaire ; dans les remar- » quables recherches du professeur de Montpel- » lier, on ne découvre rien moins que les fonde- » ments d'une physiologie cellulaire (Montpellier, » Le *Messager du Midi*, 1865). »

C'est alors que les deux professeurs de Montpellier allient leurs travaux, et aidés de quelques élèves, édifient cette superbe *théorie des microzymas* où l'unité vitale est enlevée à la cellule qui

ne devient plus qu'un agrégat d'unités plus petites,
d'atomes vitaux, à vie indépendante, capables après
la désintégration de l'association cellulaire d'évoluer en des formes différentes comme vibrions ou
bactéries, pour revenir ensuite à la forme unitaire,
le microzyma (petit ferment), qui, sous sa forme de
liberté individuelle, sera nommé micrococcus par
les Allemands et microbe par les partisans de
Pasteur. Ces microzymas se retrouvent partout
(dans l'air, dans l'eau, dans le sol, dans les sédi-
ments géologiques) où il y a eu des êtres vivants,
et ils perpétuent la vie à travers les siècles, attendant le milieu propice qui leur permettra de s'associer en êtres unicellulaires ou polycellulaires. L'individu malade se désagrège aussi en éléments, mais
ceux-ci, au lieu d'être des ferments ordinaires, sont
des ferments morbides qui peuvent propager le mode
de décomposition à un individu placé dans de mauvaises conditions de milieu ou antihygiéniques. Les
microzymas sont morbiphores et non morbigènes,
ils ne doivent leur malignité (laquelle s'éteint bientôt dans les milieux extérieurs) qu'à l'individu qui
les a produits en devenant spontanément malade.
Les ferments morbides ne sont pas des parasites
spéciaux, nés en dehors de l'animalité, ce ne sont
pas des êtres créés originellement et exclusivement
pour nuire aux autres, mais des produits de l'individu anormal : on ne les rencontre jamais là où le
malade n'a pas été, ou tout au moins ses excreta.

Cette doctrine parfaitement établie en 1870, alors
que celles de Pasteur n'existaient pas, fut affirmée
en 1876, à nouveau, et développée dans toutes ses
conséquences. La théorie microbienne de beaucoup
postérieure et qui ne diffère que par la manière

d'envisager l'origine du nécrophore, dont elle fait un nécrogène, ce qui change les conclusions, est une contrefaçon désastreuse, néfaste, antiphysiologique et antiphilosophique de la théorie du microzyma ; elle ne doit sa prépondérance qu'à des influences politiques et à des intérêts d'école. Les idées de BÉCHAMP combattues d'abord avec mauvaise foi, furent étouffées ensuite par la conspiration du silence, et les faits qu'il avait mis en relief, accaparés sans vergogne.

Dans ce beau pays de France, qui prétend incarner la liberté, les partisans de cette théorie furent en butte à tous les outrages, tandis que l'on a vu honorer en Allemagne, des savants tels qu'ALTMANN (pour lequel la base morphologique est le granule ou microsome) et ses élèves qui deviennent chaque jour plus nombreux, dont les idées, ne sont qu'une adoption (peu heureuse) de celles de BÉCHAMP.

La théorie du microzyma ne mérite pas l'indifférence à laquelle on l'a vouée, car la démonstration de la granulation moléculaire vivante est supérieure aux unités physiologiques de SPENCER, aux gemmules de DARWIN, aux idioblastes d'HERTWIG, aux biophores de WEISMANN, aux pangènes de DE VRIES, aux biogènes de VERWORN, aux bioblastes d'ALTMANN, etc., qui ne sont que de simples spéculations de l'esprit.

C'est une question qui nous occupera surtout dans l'Evolution histogénique, car elle marque les tendances du siècle prochain.

***

De 1870 à 1880, beaucoup de chimistes et de physiologistes adoptaient une doctrine de ferments chimiques autogènes.

Fremy, resté fidèle aux doctrines hétérogénistes, disait : « Ce sont les ferments qui donnent de la » mobilité aux molécules organiques, qui les modi- » fient et qui déterminent, avec le concours de » l'air, leur décomposition finale (*Sur la génération* » *des ferments*, Paris, 1875, p. 2).

Mialhe, le 23 mars 1875, disait à l'Académie de Médecine : « Je suis panphysiologiste, c'est-à- » dire que je crois que tous les phénomènes qui » s'accomplissent dans les êtres organisés, même » ceux qui ont pour effet d'amener leur destruc- » tion, ne sont que des actes physiologiques pro- » duits sous l'influence de la vie par les organes » élémentaires qui composent les tissus. »

Ch. Blondeau (*Monit. scientif. de Quesneville*, 1875, p. 284) soutient des idées analogues : « Quand » l'organisme fonctionne d'une manière régulière, » les cellules qui entrent dans sa composition, » sécrètent des ferments qui, en agissant sur les » matières avec lesquelles elles se trouvent en rap- » port, les transforment en substances propres à » l'entretien de la vie ; mais quand la vitalité tend » à disparaître dans un organe, les sécrétions » changent de nature et les cellules émettent alors » des ferments dont le rôle est de déterminer la » putréfaction et par suite la mort complète de » l'organe. »

Ces notions seraient supérieures si elles avaient été jointes à l'analyse microzymienne.

Béchamp, comme Mialhe et Blondeau n'était ni panspermiste, ni hétérogéniste, mais panphysiologiste. C'est à mon avis la doctrine de l'avenir.

Heitzmann a soutenu une doctrine analogue à celle de Béchamp.

****

A. Gautier, en 1892, dans sa *Chimie biologique*, et plus tard, dans la *Chimie de la cellule vivante*, à cheval à la fois sur la théorie microbienne et sur celle du microzyma dont il est manifestement inspiré, accorde dans la cellule, le rôle prépondérant aux granulations moléculaires ; il forme une doctrine plastidulaire, qui diffère de celle de Béchamp d'abord par la partie philosophique, ensuite en ce qu'il n'admet pas l'autonomie complète de l'unité morphologique dans ou en dehors de l'association et qu'il n'établit pas la relation nécessaire et évidente (que j'affirmerai encore par des faits nouveaux dans le prochain volume) entre elle et les micro-organismes dits parasitaires : « Ces granulations « (du protoplasma) ou *plastides* sont donc les agents » spécifiques de la cellule, mélangés dans celle de » l'embryon, séparés et homogènes dans les cellu- » les entièrement spécialisées. Elles sont chargées » de produire, chacune suivant son espèce, des » êtres chimiques nouveaux, quelquefois de véri- » tables organismes spécifiques, comme le globule » sanguin, la fibre contractile, la fibrille connec- » tive, le cylinder-axis, etc. » De la théorie microzymienne, il accepte la synthèse histologique, mais supprime l'analyse.

D'ailleurs, M. Gautier est en pleine évolution. Lui, qui en 1886, dans une discussion à l'Académie de médecine, disait ne pas penser que les maladies infectieuses et contagieuses puissent s'expliquer autrement que par un germe venu du dehors, en 1896 (*Toxines animales et microbiennes*), entrevoit que nombre de ces maladies pourraient bien avoir un substratum d'organisation autre que ceux que nous connaissons comme figurés, microbes ou granulations moléculaires. Dans ses différents ouvrages, il indique le rôle des ferments solubles, mais il ne généralise pas suffisamment leur fonction et ne leur donne pas une place assez marquée.

*
* *

Nous devons maintenant retourner en arrière et examiner l'évolution de l'idée parasitaire. Ceux qui voudront en connaître l'historique, jusque Pasteur, n'auront qu'à consulter un article de moi, paru le 17 novembre 1899 dans la *France médicale*. (La théorie parasitaire et la phtisie pulmonaire au XVIIIe siècle)

Dès l'époque de BICHAT, on parlait couramment de germes des maladies, principes étrangers funestes aux humeurs, qui en s'y introduisant, y déterminent des réactions irrégulières et font de celles-là le véhicule de la matière morbifique

Pour BICHAT, une triple porte était ouverte aux germes, principes étrangers aux constituants naturels de l'air et des aliments, savoir le tube digestif, la peau et le poumon, sans parler du cas accidentel des plaies. (*Anat. gén.*, t. ı. Consid. gén. § ıv).

Avant la doctrine microbienne, on appelait *miasme* un poison contenu dans le milieu extérieur, sol, air ou eau, susceptible de se multiplier et de se reproduire indéfiniment. Le mot *infection* impliquait l'idée d'un poison particulier, différent des poisons ordinaires en ce qu'il pouvait. placé dans des circonstances favorables, se reproduire d'une façon illimitée. Le *miasme* différait du *contage* en ce que ce dernier pouvait, quelle que fut son origine première. naître, se reproduire et se multiplier dans l'organisme. Une maladie pouvait être miasmatique et non contagieuse, tel le paludisme ; elle pouvait être miasmatique et contagieuse, comme le choléra ; enfin elle pouvait être non miasmatique et contagieuse ainsi que la syphilis. Le miasme pouvait devenir contage et inversement.

Quand le contage pouvait être recueilli directement sur l'organisme, incorporé à du pus. du sang. de la sérosité ou à un tissu solide comme une couenne diphtérique, et transporté sur un autre organisme, il était dit *virus*. et la maladie qu'il reproduisait considérée comme inoculable.

**

SchŒnbein, Gruber. Remack. Meissner, Virchow, etc.. avaient trouvé des champignons comme cause de certaines affections cutanées. cependant ce dernier avec Magendie, Gaspard. Stich, et la plupart des auteurs attribuaient la putréfaction à un principe chimique.

En 1845, Lebert (*Physiolog. pathol.*, atlas, pl. ıı,

fig. 7) signale dans le pus, des petits vibrions qui s'y rencontrent souvent et n'ont, dit-il, aucun caractère spécifique ; il indique même un point brillant ou tête à une extrémité. Pollender, en 1849, trouva dans le sang des animaux charbonneux un nombre infini de corpuscules en forme de bâtonnets, ressemblant beaucoup d'aspect aux vibrions, mais ayant les caractères microscopiques et microchimiques des végétaux. Il ne publia sa découverte qu'en 1855. Brauell les retrouva en 1857. Delafond les considère comme une variété de leptothrix, en 1860.

La même année à l'Académie des Sciences, Lemaire (loc. cit.) remet une note où il considère les vibrions et bactéries comme cause des fermentations alors qu'ils n'en étaient considérés que comme produits, par la plupart des auteurs, malgré les travaux de Béchamp et Pasteur.

En 1863, Davaine (C. R. Acad. d. Sc.) considère les filaments trouvés dans le sang de rate, comme des bactéries, comme Rayer l'avait fait en 1850 (Mém. de la soc. biol., p. 141), mais ce ne fut qu'en 1865 qu'il expliqua bien leur rôle étiologique, qui fut complètement établi par Koch en 1875. Hallier, professeur de botanique à Iéna, regardait alors les bactéries comme des germes de champignons, plus tard il les considéra dans le pus variolique comme des formes organiques de la variole.

Sous ces influences, Lemaire, en 1868 (C. R. Acad. d. Sc., lxv, p. 432-637), admet que le corps de l'homme en santé fournit des miasmes nombreux. Il a pu les recueillir et il y a trouvé une grande quantité de vibrioniens toujours plus nombreux, dans les casemates, les casernes, etc., en général dans les milieux confinés. Il en tire la nécessité de l'aération.

En 1864, Ch. de Vauréal, dans une thèse bien faite (loc. cit.) disait que les levures dérivent d'espèces végétales par métamorphose, qu'elles et un grand nombre de ferments pouvaient se multiplier par des corpuscules organiques ou cytoblastions, que les miasmes et virus devaient se reproduire le plus ordinairement par cytoblastions qui pouvaient se propager par migration à travers les tissus. Les agents zymotiques étaient capables de produire des états différents et de se transformer avec les espèces qu'ils contaminaient.

* * *

Nous avons vu que c'est Béchamp qui, le premier, distingua, en 1865 et 1866, etc., le rôle des granulations que l'on considérait jusqu'alors comme amorphes, et leur rapport avec les bactéries et les vibrions qui étaient les seules formes connues. Libres dans les divers milieux, elles sont ce que l'on appela plus tard microcoques, il les retrouvait dans les dépôts anciens de craie (microzyma cretœ), où elles étaient les témoins vivants de la résolution des foraminifères des temps géologiques, et la preuve de la transmission de la vie à travers les siècles. On fit des gorges chaudes sur ces microzymas de la craie et les autres variétés géologiques que Béchamp découvrit, et plus tard en 1879 Joubert et Chamberland poussés par Pasteur, prétendirent infirmer ces résultats, alors qu'ils admettaient parfaitement la note de Van Tieghem sur le Bacillus amylobacter à l'époque de la houille, note présentée, il est vrai par Pasteur, à l'Académie des Sciences. On y reconnaît une fois de plus les procédés du grand savant, dit National. Quant aux microbes géologiques, ils sont aujourd'hui de notion courante.

Pendant longtemps encore ces formes rondes, si petites, furent inconnues, méconnues faudrait-il plutôt dire, malgré les efforts de BÉCHAMP et des botanistes, malgré la note de DAVAINE, de 1868 (C. R. Acad. d. Sc., t. LXVI, p. 499) qui reconnaissait la transformation du bactérium termo : « Les cor-
» puscules les plus petits, qui sont de simples gra-
» nulations et n'ont pas les caractères morpholo-
» giques des bactéries, possèdent une vitalité qui
» n'est pas moindre que celle des filaments les
» plus longs. Les propriétés virulentes de ces
» corps persistent à l'état sec, et cela pendant un
» an et peut-être beaucoup plus. Ces corpuscules
» réduits à l'état de poussière ou de granulations
» constituent des germes dépourvus de tout carac-
» tère morphologique qui puisse les faire recon-
» naître, à l'examen microscopique, pour des êtres
» organisés ».

Après avoir nié la transformation des microzymas en bactéries et vibrions, les microbiologistes la confirmèrent par l'étude de ce qu'ils appelèrent les spores de ces êtres inférieurs, mais se gardèrent bien d'en attribuer le mérite à qui de droit.

C'est BÉCHAMP qui a le premier bien étudié le microbe de la flacherie des vers à soie et lui a donné le nom de *microzyma bombycis* (1867) que l'on a transformé en micrococcus bombycis. Il est vrai que pour ridiculiser sa théorie on lui prêta faussement la confusion, sous le nom de micro-

zyma, de toutes les granulations protéiques, pigmentaires, graisseuses, etc.

*
* *

En 1868, CHAUVEAU, après BÉCHAMP et ESTOR,
reconnaît que la partie active des virus réside dans
les granulations moléculaires. De 1867 à 1876, les
Allemands étudient les bactéries avec KEBER,
HALLIER et ZURN, COHN, WEIGERT, BUHL, HUETER,
OERTEL, EBERTH, etc., dans les divers liquides
organiques et posent la théorie du parasitisme,
appuyée en France par COZE et FELTZ, puis SEDILLOT
qui invente le mot *microbe*, qui fit fortune parce
qu'indéfini et vague.

On peut dire que PASTEUR, chimiste et non
médecin, a été lancé dans la théorie microbienne
par l'influence des idées allemandes, plutôt que de
reconnaître le mérite d'un rival français. KLEBS et
TIEGEL, distinguent les premiers le microzyma
septique, qu'ils nomment *microsporon septicum* et
BERGMANN montre que le poison septique est une
sécrétion du microsporon et non un produit de
dédoublement des matières albuminoïdes en contact.

J. DUVAL (*Sur la genèse des ferments figurés*,
1878) appelle poussières biogéniques, les granulations moléculaires et les microzymas que l'on trouve
dans l'air ; mais PASTEUR fut très longtemps avant
d'apercevoir les micrococci ; ce n'est seulement que
le 29 janvier 1877, que dans une note en commun
avec Joubert, au sujet des germes de l'atmosphère,
il les désigne sous ce nom et reconnaît qu'ils peuvent passer à travers les filtres, encore ses affirma-

tions sont-elles timides. Cependant ces micro-organismes connus et décrits par tous les Allemands, BILLROTH, TIEGEL, KLEBS, dans les tissus animaux, à la suite des travaux de BÉCHAMP et ESTOR, avaient été revus et confirmés par NENCKI (*Ueber die Zersetzung der Gelatine und des Eiweisses bei der Fœulniss mit Pancreas*, Berne, 1876) et la découverte dûment attribuée à Béchamp.

Une preuve que Pasteur n'était pas très habile dans l'usage du microscope, se trouve dans un rapport à l'Académie des Sciences, du 11 janvier 1875, sur le travail d'A. GUÉRIN, intitulé : *Du rôle pathogénique des ferments dans les maladies chirurgicales*. Sous les pansements ouatés. dans le pus des plaies, GOSSELIN découvre des bactéries et des micrococoques que n'ont pû voir GUÉRIN et PASTEUR, d'où il conclut que le bon effet de ces pansements tient non pas à l'arrêt des germes de l'air mais aux effets mécaniques de la compression douce et égale.

D'ailleurs le même jour, BOULOUMIÉ déposait un travail dont voici les conclusions : 1° des micro-organismes peuvent exister dans les suppurations sans empêcher les cicatrisations et altérer la santé du blessé ; 2° les micro-organismes envahissent les parties voisines et donnent lieu à des abcès de voisinage ; 3° les micro-organismes envahissent par le système lymphatique ou veineux. un organisme sain sans provoquer autre chose qu'une réaction et des déjections éliminatrices ; 4° les micro-organismes envahissent un organisme déjà profondément affecté et y développent la septicémie par leur action toxique d'abord, puis par l'action virulente des éléments désorganisés par eux.

***

Ces idées de parasitisme ne furent pas admises par les vrais cliniciens et par certains botanistes comme Baillon, des physiologistes tels que Colin, des histologistes comme Ch. Robin (*H^re N^elle des végétaux parasites de l'homme...* 1853) : « La mul- » tiplication des végétaux microscopiques n'est » qu'un épiphénomène et non la cause détermi- » nante et spécifique. » Œrstedt avait conclu que l'apparition en masse de bactéries dans le sang et dans les tissus d'individus malades, n'est qu'un accident secondaire, et que l'on ne doit pas consi- dérer comme la cause de la maladie.

En 1880, R. Lewis (*Les microphytes du sang dans leurs relations avec les maladies,* trad. fr.) dit : « Il est de toute évidence que ces microphytes ne » sont que des épiphénomènes, que le change- » ment spécifique des liquides du corps se fait » avant qu'on puisse découvrir la moindre trace » de leur présence ; que la virulence des substan- » ces septiques ne dépend pas de la vie végétale. »

Cependant sous les efforts et travaux de Koch, de Pasteur et de leurs élèves, la théorie micro- bienne prit de plus en plus d'extension et accapara toute l'opinion.

Ce n'est pas ici le lieu pour relater les causes de la fortune de cette doctrine, le rôle de la poli- tique et de la presse, les intérêts pécuniaires et les coteries d'école, l'évolution des chapelles scienti- fiques, je renverrai aux polémiques de l'époque, et l'on verra que de même que dans la question des générations spontanées où Pouchet, Joly,

Musset, V. Meunier, se retirèrent de la lutte non vaincus, de même à l'Institut et à l'Académie de Médecine, les adversaires navrés du ton des discussions, abandonnèrent le combat, mais comme Messaline (*lassata sed non satiata*).

Je ne veux pas faire de diatribe ici, je rends à chacun son bien, et je suis le premier à reconnaître l'importance des travaux de Pasteur et de son école, leur influence sur la pratique chirurgicale, et la multitude de faits nouveaux acquis à la science. J'ai voulu montrer que l'engouement qui fait tout attribuer à Pasteur est exagéré, et loin de contribuer à augmenter sa renommée devant la postérité, l'amoindrira, parce qu'au lieu d'ajouter, il y aura à retrancher. Le tort de cette nouvelle école est d'avoir fait table rase, en médecine, de tout ce qu'avaient accumulé nos ancêtres, ce qui est une grosse faute que l'étude attentive de l'histoire de la médecine ne permet pas, car elle nous montre que, plus les théories s'éloignent des traditions, plus elles sont éphémères malgré leur plus brillant éclat. La fin de ce chapitre va nous montrer le bien fondé de cette opinion et mettre en relief le retour à la tradition qui continuera son évolution graduelle. C'est le but que je me suis proposé.

*
* *

Au début de l'Ecole Pastorienne, c'était la panspermie atmosphérique pure qui était en cause pour apporter les spores des micro-organismes ; un tissu sain, animal ou végétal, pris avec de minutieuses précautions contre l'accès de l'air, puisé dans les profondeurs de l'organisme devait rester stérile. Devant les expériences de plus en plus rigoureuses des hétérogénistes, elle en vint à incriminer successivement des germes invisibles dans l'eau, le sol, puis à la surface des vases non flambés. Enfin devant les expériences de Béchamp et Estor qui montrent que tout tissu vivant donne lieu à la production de microzymas, bactéries ou vibrions, faits confirmés par Servel, Nencki et Giacosa (v. *Bulletin de la Société Chimique de Paris*, 5 décembre 1880, t. xxxiv, p. 663), en éliminant de la façon la plus rigoureuse les sources de contamination, la panspermie étend son domaine ; ces faits permettaient aux hétérogénistes de dire : les expériences de M. Pasteur sont vraies, les nôtres aussi, mais comment voulez-vous qu'il fasse apparaître la vie dans ses bouillons où elle peut à peine s'y transmettre lorsqu'on l'y transporte ? Plus tard, Richet trouve les tissus de nombreux poissons vivants farcis de microbes, et Galippe en développe par la culture de tous les tissus animaux ; alors on est obligé d'en arriver à la panspermie absolue dans la matière vivante, comme dans les milieux divers.

En effet, en se mettant rigoureusement à l'abri des germes extérieurs, de la souillure des objets employés, par des méthodes aussi rigoureuses que celles de Pasteur, mais en modifiant les milieux et les conditions extérieures, on obtient des évolutions d'organismes inférieurs, avec tous les tissus vivants normaux ou pathologiques.

La conclusion logique, d'après la théorie microbienne, c'est que nous sommes farcis de microbes, jusqu'au tréfond de notre corps. Que nous sommes loin du point de départ !

BÉCHAMP peut alors répliquer : l'examen direct de nos tissus ne vous permet pas de démontrer la présence de ces prétendus germes au milieu des éléments anatomiques, et les développements que nous obtenons ne sont dus qu'à l'évolution et au changement de fonction des microzymas normaux, constituants de l'organisation.

*
* *

Si nous abordons de même l'étude intrinsèque des organismes inférieurs, nous y trouvons un enseignement nouveau. Je dois rappeler que HAL-LIER, vers 1865, considérait les bactéries comme des formes inférieures d'évolution des champignons. J'ai montré que BÉCHAMP regardait le microzyma (microcoque des bactériologistes) libre, comme la forme primordiale des bactéries et vibrions, ce qui lui valut encore des sarcasmes. BREFELD, en 1874, considérait tous les microbes comme des formes simplifiées de quelques espèces plus élevées en organisation.

Le microbe fut dès l'abord, considéré comme un être spécifique, morphologiquement et physiologiquement, malgré les efforts de certains botanistes ; il fallut bientôt varier sous l'accumulation des faits, et le polymorphisme prit de plus en plus d'extension ; si bien, qu'aujourd'hui, nous voyons le bacille de Koch, qui semblait un des plus stablement établis, évoluer sous forme mycélienne ; on peut le faire passer de la forme microzymienne à l'état de bacille rameux. Nous assistons aussi à ce fait, que la fièvre typhoïde serait produite par des eaux contaminées, non pas par son bacille spécifique, mais par un bacille vulgaire, le bactérium coli. Nous voyons des auteurs trouver des formes protozoaires ou mycéliennes par la culture de tissus pathologiques, qui seraient pour eux des parasites d'origine externe, tandis que ce ne sont que des formes évolutives simples ou associées, des microzymas dégénérés.

Ce sont justement ces faits, que j'ai fréquemment reproduits depuis plusieurs années, avec des tissus pathologiques, qui m'ont dévoilé les contradictions et les impossibilités auxquelles venait se heurter la théorie microbienne et m'ont fait chercher à côté. De bactériologue convaincu, je suis devenu panphysiologiste acharné, et l'exercice de la pratique de la médecine, m'a montré que la clinique conduisait fatalement aux mêmes conclusions.

Une fois le microbe inventé comme agent morbifique, on lui donna pour mode d'action une pullulation extrêmement rapide dans tout l'organisme, lui permettant de former des embolies organisées détruisant les tissus où elles se formaient. Tout au début, RAVITSCH avait cependant insisté sur ce fait que les bactéries bacculiformes qui apparaissent lors de la putréfaction, peuvent être injectées, même en grande quantité, dans le sang des animaux vivants, et qu'elles disparaissent au lieu de se multiplier ; mais après la mort de l'animal elles réapparaissent au bout de quelques heures, quand par l'effet du virus putride, le sang a été modifié

au point de cristalliser très vite et très complètement.

L'action mécanique ne pouvant être mise en
cause, PASTEUR considéra le résultat acquis par
une désoxygénation du sang ; les bactéries avides
d'oxygène produisaient une sorte d'asphyxie ; on
en vint ensuite à l'action chimique, produite par
les poisons microbiens dont nous allons esquisser
l'histoire.

GERHARDT avait dit : « Un miasme n'est autre
» chose qu'une matière organique putride, un véri-
» table ferment en suspension dans l'air et qui
» s'introduit dans le sang par les voies pulmo-
» naires. Le sang, une fois altéré par les mias-
» mes, devient ferment à son tour. »

EMMERT (Charles-Frédéric) s'était ainsi exprimé :
« Semblables aux matières contagieuses avec les-
» quelles les poisons, en général, ont plus de
» rapport qu'on ne le pense, les poisons animaux
» et végétaux résistent souvent aux réactifs les
» plus énergiques ». (*Ueber Gille aus einen Briefe-
Medi. Chir. Zeitung*, 1813. t. III, n° 61, p. 162).

En 1822, GASPARD et STICK signalaient la
toxicité des extraits cadavériques : ce dernier et
TIERSCH l'attribuaient à des produits extractifs,
indéterminés, vénéneux ; PERSOZ et DUMAS pen-
saient qu'il se formait des cyanhydrates, d'ARCET
des ferments.

Le Dr PHILOUZE (*Gaz. hebd.*, t. VIII. p. 82) disait
que le venin des abeilles agit à la manière d'un
ferment et produit des gaz dans le cœur droit. En
1852, CLOEZ signale un alcaloïde dans le venin du
crapaud.

En 1855, PANUM conclut de longues expériences ;

1° le poison putride est stable, fixe, non volatil ; 2° il n'est décomposé ni par l'ébullition, ni par l'évaporation à siccité ; 3° il est insoluble dans l'alcool absolu, soluble dans l'eau ; 4° les substances albuminoïdes que l'on trouve dans les liquides en putréfaction ne sont vénéneuses que parce qu'elles s'imprègnent de poison septique, mais que le lavage à grande eau peut leur rendre leur inocuité ; 5° au point de vue de l'énergie, le poison putride n'a de comparable que le venin des serpents, le curare et les alcaloïdes végétaux.

En 1856, BENCE JONES et DUPRÉ extraient des principes de certains organes, et FORDOS, en 1859, la pyocyanine du pus bleu.

En 1866, ZALEWSKY retire la salamandrine du venin de la salamandre. HEMMER (Mémoire de Munich. 1860) arrive aux résultats suivants : 1° le poison putride peut être considéré comme un corps albumineux en voie de décomposition ; 2° il n'est ni liquide, ni gazeux, ni volatil ; 3° il agit en quantité infinitésimale et peut être comparé sous le rapport de l'énergie aux poisons les plus actifs ; 4° il est insoluble dans l'alcool, soluble dans l'eau ; 5° il résiste à la température de 100° ; 6° il agit comme ferment et détermine la putréfaction du sang. Dans les maladies infectieuses, les matières morbides sont des poisons putrides. SCHWEINIGER confirme ces données.

En 1868, KLEBS montra que le pus frais donne, par la teinture de gaïac, une vive couleur bleue, qui est la réaction de l'ozone. Il conclut de là que l'ozone est le principe pyrogène du pus.

La même année, BERGMANN et O. SCHMIEDEBERG isolent de la levure de bière putréfiée, un poison ;

pour eux, l'action des substances organiques putréfiées n'est pas occasionnée par des animaux ou
des organismes inférieurs ; le principe délétère des
produits de la putréfaction ne réside pas dans les
parties moléculaires et insolubles, mais dans les
parties liquides et solubles ; ce principe azoté n'est
pas volatil et n'est pas un corps simple ; il le nomme
sepsine (sulfate de sepsine).

En 1869, SCHMIDT et PETERSEN extraient la sepsine du sang putréfié ; ZUELZER et SONNENSCHEIM
découvrent un nouvel alcaloïde septique dans la
viande putréfiée (Berlin. Klin. Woch.) ; WEIDEL
découvre la carnine ; LIEBREICH isole la bétaïne
dans les urines normales ; RORSCH et FASSBENDER
en 1871, au cours d'une expertise médico-légale,
font des observations analogues.

**

En 1870 et 1871, SELMI, dans des analyses mé-
dico-légales, isole des alcaloïdes, puis il continue
ses recherches, et, en 1874, annonce qu'il se produit durant la putréfaction de véritables alcaloïdes
organiques, toxiques, analogues aux alcaloïdes végétaux.

Vers la même époque, A. GAUTIER émit des conclusions analogues, et, en 1879, il entreprit avec
ETARD de grandes expériences d'ensemble qui
ouvrirent une voie nouvelle, par l'étude des ptomaïnes cardavériques et microbiennes. Nous devons encore citer : BROUARDEL et BOUTMY, OTTO,
MORRIGIA et BATTISTINI ; NENCKI, SALKOWSKY,
GUARESCHI et MOSSO, G. POUCHET, OEschner de
CONINCK et surtout BRIEGER.

GAUTIER en vint alors à étudier parallélement les alcaloïdes dérivés du corps en fonctionnement normal, les compara aux ptomaïnes et, pour les distinguer, leur décerna le nom de *leucomaïnes*. Il envisagea le milieu organique intérieur comme un corps réducteur, vivant d'une vie anaérobie, comme le ferait une colonie de vibrions anaérobies, et produisant des composés analogues à ceux des microbes.

Ces idées eurent un grand retentissement, et sous leur influence, BOUCHARD étudiant la toxicité des produits normaux et morbides de l'organisme, considérant leurs variations, fonda au point de vue clinique la doctrine des *auto-intoxications*, si bien développée et augmentée par son élève CHARRIN, doctrine qui eût l'avantage d'arrêter en partie l'envahissement microbien, de forcer un peu l'attention des médecins sur le rôle propre de l'organisme dans la genèse de nombreuses maladies, et de maintenir légèrement la tradition de l'ancienne clinique.

LAUTENBACH (*Union pharmaceutique*, juin 1879, p. 177) avait fait une importante découverte : après ligature de la veine porte chez un animal, celui-ci tombait dans un engourdissement à la suite duquel survenait la mort ; l'injection de son sang à un autre animal produisait des désastres. Il avait aussi remarqué que le foie détruisait la nicotine et l'hyoscyamine. Il concluait : 1° parmi les fonctions du foie, il en est une qui consiste à détruire certains poisons organiques ; 2° l'organisme de chaque animal est constamment le siège de la formation d'un poison qui est détruit par le foie à mesure qu'il se produit.

Conclusions que devaient étendre plus tard les élèves de Bouchard et surtout H. Roger.

***

Toussaint (C. R. Acad. d. Sc., 1878, t. LXXXVI, p. 835) s'exprimait ainsi : « Les effets locaux dûs » aux bactéries paraissent résulter de la présence » d'une matière soluble sécrétée ou excrétée par » les parasites (diastase) qui jouit à un haut degré » de propriétés phlogogènes ».

En 1879, Chauveau faisait une hypothèse analogue, mais ce n'est qu'après 1880, que Pasteur et ses disciples émirent leurs idées sur l'origine alcaloïdique des effets microbiens, et plus tard sur la fonction zymasique (v. plus haut). La démonstration fut donnée en 1887, par Charrin avec les cultures du bacille pyocyanique. Enfin en 1888, Roussy montra que l'invertine extraite de la levure de bière, injectée dans les veines d'un animal, lui procure la *fièvre*, ouvrant la voie à de nouvelles hypothèses sur l'origine de ce phénomène.

Depuis, un nombre colossal de faits et de travaux s'est accumulé sur ces idées et il est impossible de les passer rapidement en revue ou de les signaler sans monotonie.

Les bactériologues se trouvent donc en présence de ce fait : l'action microbienne est due aux principes toxiques, aux poisons sécrétés par le microbe et ce sont ceux-ci qui produisent tous les désordres.

Il fallut encore bientôt introduire une variation, car la spécificité se trouvait de plus en plus compromise par la présence de nombreuses espèces dans des cas semblables, était de plus ébranlée par ce fait que, suivant les espèces animales, suivant les animaux d'une même espèce, d'âges égaux ou différents, on trouvait dans l'expérimentation des différences extraordinaires, et des résultats souvent nuls. De plus, il faut bien l'avouer, en raisonnant les faits d'expérience, on est forcé de convenir que les maladies expérimentales, diffèrent considérablement des spontanées et de celles que la clinique nous permet d'étudier.

***

Actuellement donc, entraînés par la microbiologie d'un côté, et l'école BOUCHARD-CHARRIN, de l'autre, la plupart des auteurs considèrent la maladie comme une lutte entre la cellule normale et le microbe, dont les produits s'influencent réciproquement, il y a guérison ou mort suivant que l'un ou l'autre l'emporte. Les médecins (et je pourrais citer nombre de chefs de clinique et même de professeurs) peu au courant des phénomènes physico-physiologiques, ignorants de la chimie, et par cela même plus enthousiastes que les autres, se passionnent pour cette lutte, ils ne rêvent que milieux de culture, terrains propices ou non, toxines, dont les mots vagues leur suffisent et revêtent un caractère séduisant de simplicité ; ils confondent l'expérience médicale avec l'expérimentation qui, rigoureuse pour les sciences physiques et chimiques pures, n'est qu'un appoint pour les sciences biologiques et souvent un trompe-l'œil.

J. GUÉRIN, BOUILLAUD, COLIN, etc., dans leurs discussions avec PASTEUR, à l'Académie de Méde-

cine, avaient pourtant bien fait ressortir la différence qui doit exister entre les méthodes naturelles
et celles des sciences exactes, mais en vain, la folie
du laboratoire fut une épidémie, d'autant plus dangereuse qu'elle atteignit ceux qui étaient le moins
préparés à cet exercice.

Combien, parmi ceux qui jouent de ce mot, *toxines*, qui pour eux résume tout, englobe les zymases,
les albuminoïdes divers, les alcaloïdes et les déchets, pourraient donner une idée exacte du fonctionnement normal de la cellule ? Pour eux, diastases, leucomaïnes et ptomaïnes ont la même
valeur, et c'est leur parler hébreux que de vouloir
leur en faire distinguer l'énorme différence ; ce
sont des toxines, c'est tout ! J'ai plusieurs fois joui
de l'étonnement, je dirai même de l'ahurissement,
de ces expérimentateurs d'occasion, qui auraient
mieux fait de s'occuper de clinique pure, lorsque je
leur disais que confondre les zymases avec les leucomaïnes, cela revenait au même que de prendre
les ferments digestifs pour les matières fécales. Ils
ne comprenaient point.

Quelle différence colossale entre le point de
départ de la théorie microbienne, si simpliste au
début (un microbe, une maladie), et l'accumulation
actuelle de ses problèmes sur l'infection et l'immunité, problèmes si complexes en effet, que tout est
bouleversé et rien n'est résolu. Tout reste dans le
vague de la question de *terrain*, encore un mot qui
satisfait l'esprit des médecins et, qui sera la perte
de la bactériologie. Car enfin, on en arrive à dire
que le microbe n'agit que si le terrain est favorable,
en attendant que l'on affirme, ce qui est notre thèse,
que l'individu prime tout et que le microbe n'est

qu'un épiphénomène. Il n'y a pas deux physiolo-
gies, celle du microbe et celle de l'animal, il n'y en
qu'une seule, l'une provenant de l'autre ; la morbidité n'est que la déviation de l'état normal.

***

Médecins, praticiens, méditez ces paroles de Charrin, resté à mon avis, trop bactériologiste : « En
» présence de ces données, on demeure surpris de
» voir de nombreux médecins, en toute circons-
» tance, ne songer sans cesse qu'aux bactéries !
» Certes, nul plus que moi ne proclame l'immense
» importance de la bactériologie ou celle plus
» modeste des réactions nerveuses, des distrophies
» élémentaires autonomes. Néanmoins il y a autre
» chose ; il y a, en particulier, cette capitale doc-
» trine des auto-intoxications, qui s'édifie parallè-
» lement à la bactériologie, puis à côté d'elle, les
» sécrétions internes ! » (*Les poisons des tissus*).

Qui peut mieux donner l'explication de tous ces
phénomènes que la belle théorie du microzyma,
édifiée par le génie de Béchamp !

Je ne désespère pas de voir M. Charrin y venir
un jour où l'autre, car enfin, dans le même livre, à
la page 171, il penche à ne plus voir dans le microbe
qu'un nécrophore par imprégnation, et non plus un
morbigène : « Peut-être même *est-on en droit* de
« se demander si, placés au contact d'un principe
» diastasique, des microbes ne pourraient pas pour
» ainsi dire, s'incorporer ce principe, existant là
» désormais par adhérence, par greffe, à la façon
» d'un parasite comme la fibrine dans l'expérience
« de Wurtz, s'empare de la papaïne qui demeure

» fixée sur elle ; dès lors ce filament de fibrine agit
» comme ce ferment. »

Pesez ces paroles, et voyez comme nous sommes loin de la théorie de Pasteur : rapprochez-en les idées de Gautier sur l'organisation des zymases agents pathogènes, et vous aurez la vision que je voulais faire naître, l'évolution des idées vers une une conception autre que la théorie microbienne ; conception qui n'est que la coalescence de celles de nos ancêtres que j'ai mises en relief.

Les nôtres ne vous paraîtront plus alors, comme une réaction de peu de valeur, digne de l'indifférence, car enfin, du moment où vous admettez qu'un globule blanc issu de l'organisme (et c'est un assemblage complexe et fragile) peut vivre un certain temps en dehors de lui, à la façon d'une amibe, vous concevrez facilement que la molécule vitale, le microzyma, puisse après la désorganisation de l'assemblage cellulaire, vivre à part comme un ferment propre. Vous repasserez alors en revue les travaux des hétérogénistes, (ce que nous ferons dans l'Evolution histogénique), vous les expliquerez à la faveur des théories de Béchamp, et les faits trouvés par l'Ecole Pastorienne vous paraîtront beaucoup plus faciles à interpréter et gros de conséquences contraires aux déductions qui en ont été faites.

*
* *

La théorie des sécrétions internes, mise en valeur par Brown-Sequard, et dont j'ai montré l'idée continuée à travers les siècles, comme la véritable tradition, est peut-être celle qui a le plus enrayé la vogue croissante de la bactériologie en détournant les physiologistes, du microbe.

Elle nous est encore un sujet d'amères réflexions sur la valeur de l'esprit humain, car alors que le monde scientifique emballé sur le produit homicide de Koch (la tuberculine), chantait gloire à Pasteur, le promoteur de ces travaux, il raillait, insultait même la conception d'un physiologiste de premier ordre qui couronnait dignement sa carrière ; on le traita presque de vieux polisson, et on catalogua son travail comme un produit de sénile passion.

Quels horizons a cependant dévoilés la démonstration de cette idée !

Le 1ᵉʳ juin 1889, Brown-Sequard, présentait à la Société de Biologie, un mémoire sur les propriétés du suc testiculaire, auquel il reconnaissait une puissance dynamogénique considérable. Jusqu'en 1894 (année de sa mort) il développa son œuvre qui, après la période d'incrédulité, fut continuée par de nombreux chercheurs, et aujourd'hui, prend une importance de plus en plus considérable.

C'est le rôle manifeste de ces actions organiques et la mise en relief et en valeur de la fonction zymasique qui formeront le principal intérêt de ce livre.

CHAPITRE III

L'ÉVOLUTION PHYSIOLOGIQUE DE LA VIE ANIMALE

> « On demeure plus que surpris de voir
> « certains médecins en présence d'un acci-
> « dent morbide, s'enquérir invariablement
> « du microbe, sans songer aux cellules, aux
> « organes, aux appareils ; ces médecins res-
> « semblent à ce botaniste qui, voyant un
> « chêne malade, rechercherait uniquement
> « les parasites qui ont pu pousser sur son
> « tronc, sans s'occuper de l'arbre lui-même,
> « et encore ce botaniste aurait plus de
> « chance que ces médecins de se rappro-
> « cher de la vérité. » (CHARRIN : *Les poisons
> *des tissus*).

Nous avons vu que la science a établi que la fermentation est un phénomène physiologique, et que MIALHE disait que la vie était une fermentation universelle ; je crois qu'il serait plus juste de dire que la vie se propage par une série de fermentations.

La partie vivante figurée, si loin qu'on pousse l'analyse, possède un fonctionnement analogue à celui de l'animal entier ; elle sécrète des zymases qui solubilisent et préparent la matière alimentaire, celle-ci passe dans la circulation au moyen des courants liquides de l'organisme et imprègne la trame, là d'autres zymases la dédoublent, l'hydratent, l'oxydent, forment des synthèses qui augmentent ou maintiennent le substratum ou des réductions qui préparent la place au renouvellement et servent à l'épuration, les résidus sont ensuite expulsés.

L'animal est une association glandulaire, tous les organes sont des glandes complexes, formées de cellules qui sont elles-mêmes des glandes, lesquelles se subdivisent encore en des glandes plus minimes qui représentent l'unité glandulaire et vitale, les microzymas.

C'est RANVIER qui a le plus solidement établi cette notion que la cellule est une glande : c'est lui qui a montré que le globule blanc est la glande universelle possédant tous les ferments solubles ; le leucocyte est la glande ambulatoire, chargée d'aider, de remplacer même les tissus souffrants. Mais la théorie cellulaire est une erreur, la cellule n'est pas la glande minima, c'est le microzyma ; en somme que l'on envisage le microzyma, la cellule, l'organe, l'individu, le plan physiologique est le même. Lorsque nous étudierons la physiologie du microzyma ou du microbe qui est le résultat de l'évolution du premier, les données s'appliqueront à la cellule, à l'organe, à l'animal.

*
* *

J'ai dit que la théorie cellulaire était une erreur. C'est une notion qui se dessine chez certains biologistes, tels que SEDGWICK, WHITMANN, DELAGE, LABBÈ, et qui a été bien établie par BÉCHAMP et ESTOR comme nous l'avons vu. Bien que la démonstration fasse partie de l'histologie, je dois donner

déjà quelques preuves. HEITZMANN a dit : « La théo-
» rie cellulaire est une erreur et n'est pas d'accord
» avec les plus simples faits d'histologie, tels que
» le montre un morceau de tissu cornéen... Il
» n'existe aucune cellule dans la cornée, ce qu'on
» appelle les cellules de la cornée ne sont que des
» travées continues de protoplasma avec des épais-
» sissements à leurs points d'intersection, dans
» lesquels les noyaux sont enfouis... Il n'y a ni
» commencement, ni fin aux travées protoplasmi-
» ques, car elles sont continues aussi bien par leurs
» prolongements larges, que par leurs prolonge-
» ments minces. »

Consultez le beau traité d'histologie, du digne
élève de RANVIER, J. RENAUT de Lyon, et lisez ses
développements sur le tissu conjonctif, vous y verrez que les cellules ne sont pas isolées, mais com-
municantes. D'ailleurs, plus les travaux d'histologie s'accumulent, plus se généralise cette idée,
que les diverses cellules des tissus sont en communication les unes avec les autres par des travées
protoplasmiques ; des files de granulations protoplasmiques les mettent en relation.

Il faut toujours avoir présente à l'idée cette opinion de SCHULTZE disant à RANVIER : ce qui est
granuleux c'est du protoplasma, le reste n'en est
pas. Dans une cellule glandulaire, ce qui forme la
glande, ce sont les granulations vivantes qu'il faut
distinguer des corps résiduels, pigmentaires ou
autres qui sont inertes ; c'est un fait admis par tous
les histologistes.

Ainsi donc, la peau avec son réseau malpighien,
le tissu conjonctif avec son plexus protoplasmique,
les organes, etc., ne sont que de vastes champs de

granulations protoplasmiques actives, dont chacune représente une glande, et dans lesquels se marquent des associations nodales que réunissent des ponts protoplasmiques plus ou moins multipliés et volumineux ; le corps n'est qu'un réseau de microzymas, d'unités morphologiques vitales, dont les assemblages nodaux simulent des cellules ; nos procédés d'études histologiques nous font souvent méconnaître cette vérité, car la fragilité des communications grêles est fréquemment la cause de ruptures qui donnent ensuite l'apparence de cellules fixes ou mobiles.

Physiologiquement, la séparation peut se faire, et elle s'accentue souvent sous l'influence de causes morbides ; ainsi nous avons l'explication des cellules conjonctives ou plasmatiques de divers ordres, des globules blancs, des clasmatocytes ; le phénomène de diapédèse, non discutable, est très restreint, il n'a pas l'importance qu'on lui attribue, et presque tous les lymphocytes se forment au moyen du réseau granuleux ; il y a longtemps que Balthus élève de Béchamp, a directement démontré le fait ; les globules de pus se forment aussi sur place et sont des synthèses avortées de lymphocytes.

Ainsi, il y a action glandulaire, non seulement partout où il y a cellule, mais partout où se trouvent les granulations vivantes associées en clasmatocytes ou en cellules libres comme dans les sérosités ou dans la lymphe et le sang, voire même le pus. Ainsi les glandes les plus vastes et peut-être les plus actives au point de vue général, sont, après la lymphe et le sang (1), le tissu conjonctif, le tissu

---

(1) Voir : *Le sang et son troisième élément anatomique.* A. Béchamp, Paris 1899.

réticulé, les séreuses, le réseau malpighien de la peau, etc.

Ces considérations que je ne sache pas avoir été aussi largement développées, nous donneront une interprétation facile et logique des phénomènes normaux et morbides ; en attendant, ils nous expliquent la puissance des troubles apportés par le mauvais fonctionnement de la peau et des séreuses.

Après avoir mis en relief l'association générale des éléments primordiaux de la vie, des molécules vitales, des microzymas qui agissent chacun pour leur compte, s'accroissent, se multiplient à la façon des leucites des cellules végétales, il faut examiner l'action de leurs produits, les ferments solubles ou *zymases*.

Les *zymases* appelées encore *enzymes* et étudiées à l'étranger aussi bien sous ce nom que sous l'autre, sont connues en France, sous le nom impropre de *diastases* qui a été propagé par l'Ecole Pastorienne pour laisser dans l'ombre les travaux de BÉCHAMP.

Les *zymases* sont des corps dont la composition chimique et la structure moléculaire sont inconnues, elles se rapprochent des matières albuminoïdes et doivent probablement leur activité spéciale outre à leur instabilité moléculaire, à un état de division extrême. On n'a pas pu les isoler à l'état de pureté, de sorte qu'on peut se demander si l'albuminoïde n'est que le support d'un produit inconnu, mais il est plus logique d'admettre que l'état moléculaire spécial des matières protéiques communique les propriétés caractéristiques.

Récemment, en faveur de cette manière de voir, BREDIG et von BERNECK (*Ueber Platinkatalyse und die chemische Dynamik des Wasserstoffsuperoxyds: Zeitschrift f. phys. Chem.*, t. XXXI, p. 258-353) ont montré que le platine amené à l'état colloïdal par l'arc électrique, acquérait une action catalytique se rapprochant de celle des ferments solubles.

Les *zymases* sont très fragiles, difficilement dialysables (beaucoup ne traversent pas les filtres Chamberland ou analogues), et n'agissent qu'entre des limites de température restreintes au-delà desquelles leur action diminue rapidement pour disparaître tout entière. Les agents physiques et chimiques les altèrent ou les détruisent aisément, car elles sont encore beaucoup plus délicates que les organismes vivants d'où elles proviennent ; la chaleur tue la zymase avant le ferment figuré. L'eau oxygénée, les antiseptiques forts à dose coagulante, le permanganate de potasse, le chlorure d'or et le sublimé, sont des agents qui les détruisent efficacement et ce sont les seuls véritables antiseptiques.

A côté de cela, leur action continue en présence de l'éther, du chloroforme et des gaz anesthésiques qui ralentissent cependant la vie figurée.

Si l'on peut obtenir assez facilement des produits plus ou moins complexes, contenant les zymases qui peuvent être abandonnées par leurs producteurs plongés dans certains milieux, il n'en est plus de même quand il s'agit des ferments solubles formant partie intime de la structure. Plus on veut purifier le mixte, plus on tend à isoler un produit défini, plus on va contre le but, on obtient un mélange d'activité sans cesse décroissante. La vie zymasique disparaît en progression des manipulations.

Les zymases, d'après ce qu'on vient de voir, ne peuvent donc former une classe chimique définie. Y a-t-il un radical zymasique accolé à diverses catégories de matières albuminoïdes ou protéiques ? Mystère ! Mais on peut les diviser en groupes, suivant leurs fonctions chimiques.

Le *caractère général* est celui qui résulte de leur grande puissance transformatrice ; de très faibles quantités. de ces agents modificateurs produisent des changements chimiques dans de grandes masses de corps fermentescibles, et la zymase après l'opération subsiste avec toutes ses propriétés ; elle semble n'agir que par action de présence. On a comparé le phénomène. dans son ensemble, à celui qui se passe dans la fabrication de l'éther éthylique.

*
* *

Le groupe le plus connu est celui des *ferments hydratants* ; nous pouvons citer d'abord les ferments des hydrates de carbone, qui dédoublent des sucres de réserve non assimilables en sucres fermentescibles, parmi lesquels :

L'*invertine*, ou zythozymase (Béchamp), sucrase (Duclaux), qui transforme le saccharose en glucose et lévulose, existe dans la levure de bière et chez quelques plantes ; elle est surtout sécrétée dans le règne animal par les cellules épithéliales de l'intestin et de ses glandules. D'après Lépine, Seegen, Kratschner, le pouvoir saccharifiant s'étend à tous les organes. J'ai trouvé moi-même, un ferment intervertissant dans le poumon. A ce propos, je ferai remarquer un fait qui n'a pas encore été fermement affirmé, c'est que pour extraire plus facilement un ferment soluble à action déterminée, il faut mettre l'organe en présence du corps sur lequel agit ce ferment.

La *tréhalase* qui se rencontre surtout chez les champignons sert à la mobilisation du tréhalose. sucre de réserve nutritive.

La *maltase* qui dédouble le maltose (sucre provenant de l'action de la diastase sur l'amidon) en glucose, se trouve dans les moisissures, la levure de bière (transitoirement), dans le sang et l'urine.

La *lactase* qui agit sur le sucre de lait, le lactose, a été trouvée dans une levure. On croit qu'elle existe dans les sucs digestifs des animaux supérieurs, mais on n'a pu le démontrer. Béchamp a découvert la *galactozymase* dans le lait des animaux.

La *diastase* liquéfie l'empois d'amidon et le transforme en une première variété de dextrine et en maltose ; la première variété de dextrine est ensuite dédoublée en une seconde variété et en maltose, et ainsi de suite jusqu'à une n^{me} variété de dextrine, de manière à ce qu'il n'y ait plus qu'une partie de dextrine pour quatre de maltose formé. La *diastase* se trouve chez les végétaux ; on en a signalé de deux sortes, la diastase de sécrétion et la diastase de déplacement. On trouve aussi chez les animaux une diastase salivaire ou ptyaline, une diastase dans le foie. le pancréas, etc.

Il ne faut pas oublier que c'est Béchamp qui, le premier, démontra qu'il existe dans les tissus animaux, des microzymas qui sécrètent des ferments solubles intervertissants ou transformateurs de l'empois d'amidon à des degrés divers.

L'*inulase* qui se trouve dans les tubercules de topinambour en germination, transforme l'inuline en lévulose.

La *pectase* qui transforme le pectose (espèce de cellulose qui se trouve dans les fruits verts, les carottes, navets, etc.) en un produit gélatineux, insoluble dans l'eau.

***

Viennent ensuite les ferments *cyto-hydrolitiques* qui possèdent la propriété de dissoudre les parois cellulaires des plantes en germination. On les rencontre surtout dans les champignons parasites qui s'en servent pour attaquer les parois épaisses des plantes sur lesquelles ils végètent.

On pourrait en rapprocher les *ferments saponifiants* comme la *lipase* découverte dans le sang par HANRIOT, et qui dédouble les graisses en acides gras et glycérine.

BOURQUELOT et GLEY ont confirmé la présence, dans le sérum sanguin, d'une diastase hydrolysante du glycogène.

Après, se présentent les *ferments des glucosides*, tels que l'*émulsine* qui se rencontre dans les amandes amères. Elle transforme un grand nombre de glucosides (salicine, hélicine, esculine, arbutine, coniférine) et surtout l'amygdaline, en glucose essence d'amandes amères et acide cyanhydrique. La *myrosine* contenue dans la graine de moutarde noire transforme la sinigrine ou myronate de potasse en glucose, essence de moutarde et bisulfate de potasse. Comme la myrosine, de même que tous les ferments solubles, est détruite par l'eau bouillante, ce qu'il importe d'apprendre à nombre de praticiens qui font préparer les cataplasmes sinapisés en délayant la farine de moutarde dans l'eau bouillante ou en la mêlant à la bouillie de farine de lin brûlante, il faut préparer ce révulsif à l'eau froide ou à peine tiède, ou laisser descendre vers 60 degrés centigrades la température du cataplasme de farine de lin avant d'y mettre la farine de moutarde ; sinon en risque de voir agir comme brûlure et non comme sinapisation, si l'effet n'est pas nul.

*
* *

Ensuite viennent les *ferments protéo-hydrolytiques* parmi lesquels on trouve :

La *pepsine* du suc gastrique des animaux, qui se trouve encore dans les organes glandulaires des plantes carnivores, dans certains champignons, et a pour effet de transformer les matières protéiques en propeptones puis en peptones ; elle agit dans un milieu acide.

J'ai vu beaucoup de praticiens ordonner la pepsine mélangée à du bicarbonate de soude, c'est un non-sens grossier.

La *trypsine* exerce son action sur les matières albuminoïdes, surtout dans un milieu neutre ou alcalin ; elle donne aussi des peptones et des produits secondaires. Elle est sécrétée par le pancréas.

La *papaïne* retirée par Wurtz et Bouchut du suc du Carica papaya est une trypsine d'origine végétale.

La *présûre* est un *ferment coagulant* qui se rencontre dans les glandes gastriques des animaux et détermine la coagulation du lait. Il y a aussi une présûre végétale dans le caille-lait (galium verum).

On a signalé la *plasmase* ou *fibrin-ferment*, encore un ferment coagulant qui provient des globules blancs et des microzymas du sang. C'est à un autre ferment qu'est dû le phénomène d'agglutination des microbes.

A côté des ferments coagulants, il y a des ferments dialysants ou *dissociants*, comme dans le sang de la sangsue, et beaucoup d'organes animaux; j'en ai trouvé un dans le poumon qui semble en être l'organe principal de fabrication ; il y en a d'ailleurs en minime quantité dans toutes les cellules. Les *lysines* qui dissocient les tissus et les bacilles pour les ramener à l'état granuleux, (phénomène de Pfeffer) rentrent dans cette classe.

A. Béchamp et J. Béchamp ont montré, il y a longtemps, que dans l'organisme, les liquides normaux ou pathologiques, sécrétés ou épanchés, contiennent, à côté d'albuminoïdes déterminées, des *zymases* sous l'influence desquelles ils ont été produits. Ce sont des ferments dialysants.

Puis viennent les ferments solubles, connus spécialement sous le nom de *toxalbumines* ou *venins*, produits normalement par certains êtres et virus pour d'autres, ou produits de l'évolution morbide des microzymas malades et déviés de leur rôle normal, virus pour l'organisme producteur et les êtres différents, ce sont alors les ferments solubles pathogènes. Les uns agissent en milieux acides, les autres préfèrent les alcalins ou les neutres.

Il y a d'autres ferments solubles, qui sont simplement des agents de dédoublement, d'autres des réducteurs, d'autres enfin qui jouent un rôle synthétique. L'étude de ces ferments formera l'avenir de l'Évolution biologique.

Enfin, pour terminer, vient le groupe des *ferments oxydants*, le plus récent de tous. JACQUET (Soc. de biol. 18 mars 1892) avait montré que les tissus des animaux possèdent une action oxydante énergique, puis après lui ROHMANN et SPITZER étudient cette action chez les plantes et les animaux, et tous attribuent l'action à un ferment oxydant qu'ABELOUS et BIARNÈS (Soc. biol. 1892) disent plus abondant chez les animaux jeunes et qu'on trouve le plus souvent dans le poumon, les reins, le foie, le testicule, la rate ; en moindre proportion dans la thyroïde, le thymus, les capsules surrénales, moins encore dans les muscles, et qui n'existerait pas dans le cerveau et le pancréas.

L'étude des ferments oxydants a reçu une forte impulsion des travaux de Gabriel BERTRAND, (depuis 1895), qui leur a donné le nom d'*oxydases*. Ils fixent l'oxygène sur certains corps pour donner des produits d'oxydation variés ; leur importance est considérable, malheureusement ils sont encore peu connus ; d'après les travaux de Bertrand il semblerait qu'ils fussent des combinaisons d'albuminoïdes avec des corps convoyeurs d'oxygène comme les sels de manganèse.

On pourrait alors se demander, si ce ne sont pas ces faibles quantités de matières minérales que l'on trouve à l'analyse des produits zymasiques, qui se trouveraient à un état colloïde spécial dans la molécule protéique (comme le platine dans l'expérience relatée ci-dessus), qui détermineraient le pouvoir zymasique ? Si j'étais outillé à cet effet, je voltaïserais divers métaux, manganèse, calcium, fer, mercure, or, argent, ou métalloïdes, phosphore et arsenic, dans des solutions albuminoïdes, pour voir si elles acquèreraient le pouvoir zymasique. Il y a peut-être là toute une source de belles découvertes ? Nous aurions la clef du passage de la matière à l'organisation.

*
* *

Nous voyons par ce rapide aperçu, l'importance des ferments solubles. A. GAUTIER, après BÉCHAMP, a bien mis leur action en relief, mais il ne leur a pas assez rapporté toutes les actions vitales. DUCLAUX récemment, s'est occupé des diastases dans son second volume de microbiologie, mais malgré l'évolution évidente qui se manifeste à l'Institut Pasteur, il est encore loin de se douter du grand rôle de ces zymases qui tiennent toute la physiologie et la pathologie sous leur dépendance ; son travail qui est une forte récapitulation des travaux, n'a pas d'originalité parce qu'il ne voit pas la relation évidente, le microbe accapare toujours tout ; il y a de plus une foule de faits laissés dans l'ombre en cet ouvrage qui est assez bien écrit et utile comme document, PHISALIX, auteur de nombreux travaux sur les venins, dans une courte étude publiée dans l'*Année biologique* de 1895, a mieux vu que lui.

Ainsi les ferments solubles sont les agents de la

digestion, de la nutrition, de l'assimilation et de la désassimilation ; ils construisent et détruisent continuellement, forment des matériaux de réserve qui seront mobilisés plus tard et transformés au fur et à mesure des besoins ; ils réduisent ou oxydent, hydratent ou dédoublent, ou provoquent même de simples changements moléculaires, ils ont une fonction antitoxique ou trophique ; en un mot ce sont les vrais agents de l'activité vitale. Il font corps avec la partie figurée et leur action est tellement multiple et importante, qu'il est de toute nécessité de poursuivre assidûment leur étude, de se rendre compte des conditions qui favorisent ou retardent leur production, de celles qui entravent leur fonctionnement, car à ces variations correspondent des changements dans l'évolution des êtres vivants : c'est la plus belle page de la biologie, tout entière à écrire, c'est le problème de l'avenir.

Le microzyma, soit dans les tissus, soit libre dans un liquide de l'économie comme la lymphe ou le sang, soit évolué en microbe ou bactérie, sécrète donc les ferments solubles, les *zymases* nécessaires à sa vie, appartenant aux différents groupes ; la sécrétion est externe ou reste interne ; anciennement on n'admettait pas qu'une sécrétion put renfermer plusieurs ferments solubles distincts, aujourd'hui, le fait est hors de doute, plusieurs zymases peuvent agir simultanément côte à côte. D'autre part, les zymases peuvent se détruire mutuellement, certains ferments solubles animaux détruisent les ferments pathogènes ou ceux produits dans un autre organe ; ceux du foie et de diverses autres glandes forment une action anti-toxique protectrice. *Les antitoxines sont des zymases naturelles.*

Il semble y avoir là, action contradictoire, la destruction réciproque ne pouvant s'allier à l'action commune, mais il est un fait qui prime tout : c'est la variation sécrétoire. La spécificité organisée, n'existe pas dans la nature, elle est restreinte au milieu et valable seulement dans certaines limites ; c'est cette spécificité des ferments figurés qui a été le but constant de Pasteur et la base de la microbiologie qui disparaît sous les faits et force à aiguiller les idées sur une autre direction ; la vie de l'élément est une évolution perpétuelle.

J'ai dit plus haut que le meilleur moyen d'extraire une zymase déterminée, était de mettre l'organisme en présence du milieu modifiable par ce ferment soluble ; c'est qu'en effet, les éléments figurés sécrètent tantôt une zymase, tantôt une autre suivant les conditions dans lesquelles ils se trouvent, suivant les variations de leur nourriture et de leur milieu. C'est là, comme nous le verrons plus loin, toute la clef de la pathologie. La *zymase*, jusqu'ici semble avoir son individualité propre, ne produisant que des réactions spécifiques qui ont conduit Fischer à admettre que, ferment et matière fermentescible ont une construction moléculaire géométrique semblable, et qu'ils doivent s'ajuster l'un à l'autre comme clef et serrure, pour exercer l'action chimique.

Le plus bizarre, c'est que de Duclaux vient une des plus belles expériences contre la spécificité, ce qui prouve bien l'influence des idées préconçues

11.

dans les déductions générales. Lorsqu'on cultive le *penicillum glaucum* sur une solution de lactate de chaux, le liquide de culture acquiert seulement la propriété d'intervertir le sucre de canne. Sur l'amidon ce liquide intervertit le sucre de canne et saccharifie l'amidon, mais il n'acquiert aucune action protéolytique. Enfin, lorsque la moisissure se développe sur le lait, on voit celui-ci se coaguler d'abord, puis le coagulum se dissoudre. Donc le champignon sécrète de l'invertine dans le premier cas, de l'invertine et de la diastase dans le second, de la présûre et de la trypsine dans le troisième.

*
* *

Nous voilà en présence d'éléments suffisants pour esquisser la chimie biologique en général. La molécule vitale, le microzyma va particulièrement nous intéresser, puis ensuite l'assemblage cellulaire et enfin l'organisme.

Pasteur, toujours sous l'influence de la spécificité, avait d'abord admis, comme nous l'avons vu, deux classes de ferments, les anaérobies et les aérobies, les uns agissent à l'abri de l'oxygène, les autres en sa présence ; puis devant les faits et l'opposition de Trecul et Berthelot, il avait ajouté une classe mixte. Tout organisme figuré, peut passer d'une classe à l'autre par transition insensible, mais la division n'a pas été inutile en ce sens qu'elle a permis de bien délimiter deux ordres de réactions qui se passent dans la vie cellulaire au sein des organes.

Suivant que le microzyma se trouve en présence de l'oxygène libre ou qu'il en est éloigné, il y a prédominance ou absence de certains produits : dans le premier cas, il s'empare des matériaux nutritifs, assimile, s'accroît et se reproduit abondamment, sa consommation est abondante, et il rejette des déchets très oxydés et comburés tels que l'urée, l'eau et l'acide carbonique ; au contraire si sa provision d'oxygène est insuffisante, il croît peu, brûle moins ses produits de désassimilation qui sont plus nombreux, complexes et toxiques, et où prédominent les poisons comme les leucomaïnes ; il peut même se détruire partiellement en vivant à ses dépens, puis devenir morbide et abandonner des ptomaïnes puissantes.

* * *

Si nous envisageons maintenant la cellule ou assemblage microzymien, les éléments de la surface sont dans d'autres conditions que ceux de la profondeur. Les premiers au contact du sang, réserve d'oxygène entretenue par les globules sanguins, fabriquent et construisent de nouveaux microzymas qui s'accroissent, c'est la synthèse du tissu ; les matières albuminoïdes sont formées et les réserves accumulées. Au contraire les microzymas du centre n'ont pas l'oxygène en abondance, ils ne s'accroissent pas, mais se désorganisent, transforment les réserves, combinent les éléments de désassimilation et donnent des produits de destruction, des déchets, tels que alcool, acides de la série grasse, acide urique et urée, leucomaïnes en abondance. Les deux phénomènes sont simultanés, en somme la cellule assimile à la surface et désassimile en la profondeur. Il y a les *zymases* de superficie, les plus facilement dialysables qui préparent l'absorption, les *zymases* intermédiaires facilitent la modification des aliments et leur absorption, la synthèse, enfin des *zymases* de profondeur produisant la désassimilation.

Les produits de la superficie, zymases dialysables, eau, acide carbonique, urée, etc. passent facilement dans le sang ; ceux de la profondeur, acide urique et uréide, leucomaïnes, une partie des zymases non utilisées sur place ou préparées pour agir dans un autre endroit de l'organisme, et divers autres déchets, sont peu rejetés dans le sang, mais surtout dans le système lymphatique. Les zymases non employées sur place, forment en grande partie la *sécrétion interne* des cellules.

Ce schéma rend assez bien compte des faits.

Si l'oxygène est insuffisant même à la superficie, ou si la nourriture n'est pas assez abondante, les microzymas vivent à leurs dépens, la vie superficielle est diminuée, la vie interne prédomine, d'où décomposition plus rapide, fabrique plus abondante de déchets, de produits toxiques qui entravent encore plus le fonctionnement vital. Le microzyma peut se dissocier de l'assemblage, par le processus que nous verrons plus loin, et évoluer à part en formant le microbe ou la bactérie. C'est la vie pathologique.

*
* *

Ainsi les zymases hydrolisantes préparent les aliments, transforment les albuminoïdes en peptones ou radicaux moléculaires par phénomènes d'hydratation ; les graisses sont dédoublées et saponiﬁées, ramenées aux principes constituants, les hydrates de carbone changés en sucres assimilables, etc. ; dans une seconde phase, il y a les changements par dédoublements, ou combinaisons, ou simples variations moléculaires ; dans une troisième phase qui peut se produire par déshydratation ou oxydation, il y a reconstitution des albuminoïdes, graisses, hydrates de carbone, etc., en rapport avec le nouvel organisme. Tout cela forme la période d'assimilation par oxydation directe ou indirecte (hydratation).

Dans la période de réduction ou de désassimilation, il y a transformation ou mobilisation des réserves, formation des sécrétions utilisables à d'autres buts (sécrétion interne) et élimination des déchets résiduels, toxiques ou non.

Les *oxydations* ont été expliquées de diverses manières. On a supposé que l'oxygène entrait en action à l'état d'ozone : GORUP-BESANEZ, HOPPE-SEYLER le supposaient à l'état indifférent, mais acquérant, en présence de l'hydrogène à l'état naissant, d'énergiques propriétés oxydantes ; TRAUBE supposait qu'il se formait de l'eau oxygénée ; aujourd'hui nous avons constaté la présence des ferments oxydants, des *oxydases*. Les acides gras de la série acétique donnent ainsi de l'eau et de l'acide carbonique, les hydrocarbonés et les substances albuminoïdes arrivent à donner de l'acide lactique qui, lui aussi, repasse à l'état d'eau et d'acide carbonique, les dernières donnent diverses uréides. La dose d'urée suit les variations des oxydations intra-organiques. On a la preuve directe de ces oxydations internes par la transformation des nitrites en azotates, des sulfites en hyposulfites et sulfates, des sels d'acides organiques en carbonates, etc.

Les *dédoublements de l'organisme*, d'après les recherches de Schmiedeberg (1881) et Minkowski (1883) sont probablement déterminés par un ferment soluble contenu dans certains organes.

Les *synthèses* qui anciennement, étaient considérées comme restreintes dans l'organisme animal, prennent une importance de plus en plus grande, et sont aussi fréquentes que dans les végétaux, puisque l'animal n'assimile pas directement les aliments et les dissocie auparavant. On a vu le sucre de raisin donner du glycogène ; la graisse, l'hémoglobine et les diverses albuminoïdes se former de toutes pièces. Nasse avait constaté, en 1884 et 1885, que certaines synthèses se produisent sous l'influence des ferments de l'organisme. W. Kochs en 1879, avait vu la synthèse des acides sulfoconjugués se faire en mettant certaines substances (résorcine, etc.) à digérer avec des tissus vivants (rein, foie) finement hachés.

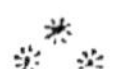

Les *réductions* se montrent simultanément avec les oxydations. J. de Rey-Pailhade dont nous examinerons les idées plus loin, a démontré, en 1895, que dans les graines qui renferment à la fois du *philothion* (principe réducteur) et de la *laccase* (oxydase), le premier est détruit par le ferment oxydant durant les premiers jours de la germination. La question est donc complexe.

Pfluger et après lui Loew, ont émis l'idée que l'albumine vivante était différente, physiquement et chimiquement, de l'albumine telle qu'on la trouve dans les aliments ou dans les tissus après leur mort, ce qui est exact. Cela prouve une fois de plus qu'il n'est pas toujours prudent de conclure, des expériences *in vitro*, à la réaction de la vie. De même Cl. GRAM, avec une grande probabilité, considérait les ptomaïnes comme produites par les opérations chimiques employées pour les préparer, ce qui vient à l'appui de ma thèse que la chimie n'est qu'une anatomie grossière pour la biologie ; on pourrait en dire autant de la plupart des leucomaïnes isolées, il n'y a qu'une analyse immédiate par des moyens purement physico-mécaniques qui puisse nous donner une certitude. Loin de moi, cependant, l'idée que ces recherches sont fausses et inutiles.

LOEW considérait comme caractéristique de l'albumine vivante, active, la propriété de réduire les solutions alcalines des sels d'argent ; il disait que les termes ultimes de l'albumine vivante sont l'acide urique et l'urée, ceux de l'albumine morte, l'acide carbonique et l'ammoniaque.

La puissance réductrice des plasmas vivants est due à des groupements aldéhydiques et amidés qu'ils contiendraient durant leur vie et qui passeraient après la mort à l'état de groupements isomériques alcooliques et amidés.

BOKORNY a démontré que le principe réducteur de la cellule est fixé dans le protoplasma vivant, qu'il est colloïde, non dialysable, alcalin, probablement de nature albuminoïde et qu'il se détruit en présence des acides étendus.

De REY-PAILHADE, étudie depuis longtemps, un corps qu'il nomme *philothion* qui se trouve dans les tissus des animaux jeunes et des végétaux, et qu'il obtient en le solubilisant dans l'alcool étendu et précipitant ensuite par l'alcool absolu. C'est un corps réducteur, très avide d'oxygène ; broyé avec du soufre en poudre, il dégage de l'hydrogène sulfuré. (C. R. Acad. des Sc., t. CVI, p. 1683 : t. CVII, p. 43 ; t. CVIII, p. 356). D'après les formules suivantes, il serait un agent indirect d'oxydation ;

$$2PiH^2 + O^2 = 2Pi + 2H^2O \; ; \; Pi + H^2O = PiH^2 + O$$

*
* *

POEHL qui a vanté la *spermine* comme un agent tonique et nervin efficace, et qui donne à son produit la formule $C^{10}H^{28}Az^4$, la considère comme un agent d'oxydation indirecte, répandu dans tous les organes, mais surtout dans les testicules et ovaires, dans les glandes vasculaires sanguines (thymus, thyroïde et capsules surrénales) et dans les globules blancs. Elle détruirait les produits toxiques, et d'après lui, ce serait elle qui agirait dans les extraits animaux.

Dès 1885, HOPPE-SEYLER avait indiqué que l'hydrogène est un agent indirect d'oxydation. A l'état naissant en l'absence de l'air, il est réducteur, en présence d'une molécule d'oxygène O^2, il donne H^2O et un atome d'O naissant qui oxyde énergiquement ; d'après lui, c'est l'H qui se produirait dans l'état anaérobie, qui formerait l'action réductrice.

En appliquant ces données à la cellule, on pourrait dire que près de la surface où l'oxygène abonde, il y a oxydation, et que dans la profondeur se fait une réduction.

Nous avons vu que Jacquet, Salkowsky et autres, avaient démontré que les tissus produisaient des actions oxydantes, lorsqu'ils étaient vivants, si l'on faisait passer des substances oxydables avec le sang, dans le système circulatoire.

Erlich et A. Gautier se sont évertués, au contraire, à démontrer que les tissus vivants sont réducteurs, et ce dernier qui admet que la vie cellulaire est anaérobie (extension trop forte), a multiplié les expériences que nous allons relater, et nous ferons voir comment cette idée n'est pas en contradiction avec celle des oxydases ; et que là, comme souvent dans les discussions théoriques en biologie, les auteurs se placent sur des terrains différents.

Le premier faisait des injections intra-veineuses de sels de soude, de diverses matières colorantes, tels que les bleus d'alizarine ou de céruléine ; les organes où la réduction avait lieu étaient décolorés, les autres restaient teints en bleu. Il a ainsi trouvé que : restent bleus, le sérum, la lymphe, la synovie et les synoviales, la substance grise cérébrale ; sont décolorés, la partie blanche du cerveau, les muscles, les cartilages, les os (en partie).

A. Gautier (*Archiv. physiol. de Brown-Séquard,* janvier 1893) reprend les expériences et après avoir lavé les vaisseaux, afin d'enlever toute trace de sang, injecte des solutions de sulfo-fuchsine, de vert malachite, de bleu de méthylène. Il obtient les résultats suivants :

$$
\textit{Décoloration} \begin{cases} \text{Poumons} \\ \text{Foie (sauf gros vaisseaux)} \\ \text{Rein (sauf hile)} \\ \text{Capsules surrénales} \\ \text{Rate} \\ \text{Cerveau et cervelet (sauf ventri-cules)} \\ \text{Muscles (par places)} \\ \text{Testicules \quad (id.)} \\ \text{Cœur} \\ \text{Tissu adipeux (partiel)} \\ \text{Cartilages et tendons} \\ \text{Peau et aponévroses} \end{cases}
$$

$$
\textit{Coloration} \begin{cases} \text{Estomac} \\ \text{Intestins} \\ \text{Vessie} \\ \text{Os (par places)} \\ \text{Urines.} \\ \text{Glandes salivaires} \end{cases}
$$

Il en conclut donc que les tissus sont des réducteurs, et il remarque que le pouvoir réducteur augmente après la mort. Les parties centrales des tissus sont réductrices ; les tissus préparés en pulpe, en contact avec une atmosphère d'acide carbonique, sont réducteurs et réduisent l'acide sulfindigotique, les bromates et iodates de potassium.

Les expériences prouvent nettement la réduction en l'absence d'oxygène ; mais en présence de cet agent, il doit y avoir oxydation. D'ailleurs en prenant des oxydases pour que les réactions caractéristiques aient lieu, il faut opérer soit en présence d'eau oxygénée, soit dans une atmosphère d'oxygène.

Tous ces faits sont donc en faveur du fonctionnement développé plus haut pour le schema de la cellule, où les microzymas de la surface vivent aérobiquemeut et ceux de la profondeur anaérobiquement.

Maintenant que nous avons étudié le fonctionnement de l'assemblage qui forme la cellule, il nous faut examiner celui qui régit l'association générale, c'est-à-dire l'individu dans sa physiologie générale.

Les aliments nécessaires à un animal sont les matières protéiques, les hydrates de carbone dans lesquels rentrent les graisses, et un peu de matière minérale à part l'eau et l'oxygène qui prédominent. Quoique faisant partie de certaines classes chimiques particulières, dont les fonctions sont plus ou moins bien explorées, les matières alimentaires de même nom, diffèrent suivant les corps producteurs (espèces animales et végétales) d'où elles ont été tirées, soit par leur place dans la série, soit tout au plus par isomérie ou polymérie. Il est donc évident que leur absorption ne peut se faire en nature et que l'organisme doit auparavant leur faire subir une préparation qui est le but de la digestion.

Nous savons qu'un élément vital fonctionne différemment suivant les milieux dans lesquels il est placé ; dans l'individu vivant, le rôle de la subordination de la fonction au milieu est encore plus évident ; les cellules ne sont pas spécifiques, mais elles se spécialisent suivant la fonction à remplir et l'on peut dire que c'est le milieu qui fait la fonction.

La grande loi de l'évolution et de la formation typique des assemblages cellulaires, est tout entière régie par l'adaptation au milieu ; c'est ce qui ressortira nettement du second volume, sur l'Evolution histogénique.

C'est ainsi que nous trouverons sur tout le parcours du bol alimentaire, une couche continue d'éléments cellulaires, différenciés pour amener la dissolution des matières nutritives et les réduire à l'état de radicaux qui se recombineront dans l'intérieur sous l'influence d'autres éléments *ad hoc*.

Je mettrai en relief, dans cette revue rapide, certains faits importants, laissés dans l'ombre jusqu'ici.

*
* *

Chez l'homme, la masse, mécaniquement broyée déjà dans la bouche, se trouve en contact avec des ferments chimiques et figurés, issus de toutes les glandes buccales et salivaires, de l'épithélium de revêtement qui, non seulement préparent une masse molle et facile à ingurgiter, mais dissolvent certains éléments, les hydrocarbonés de préférence, au moyen de la diastase salivaire.

Comme preuve de la loi d'adaptation, nous voyons les produits glandulaires varier avec le genre de nourriture et l'espèce animale qui en fait usage ; le cheval et le chien donnent des liquides salivaires de composition très différente.

Mais l'action est bien plus complexe, et elle a été mise en évidence en 1867, par BÉCHAMP, ESTOR et SAINTPIERRE. (*Du rôle des organismes microscopiques de la bouche, dans la digestion en général.*

Acad. de Sc. 2 avril). Concurremment aux ferments solubles des glandes, il y a fermentation due à ceux des microzymas buccaux ou autres organismes qui composent la flore buccale.

Ce sont des microbes qui viennent de l'air et des aliments antérieurs, diront les bactériologistes. Je répondrai que cette origine est de minime importance, et que la principale a lieu sur place : ces micro-organismes viennent de l'épithélium glandulaire ou de la dissociation microzymienne des éléments cellulaires desquamés du revêtement buccal ; ce sont des produits de l'organisme. Ils dérivent en majeure partie des microzymas élaborés par les amygdales, soit à l'état libre, soit en association globulaire, soit en amas leucocytaires.

Ces organes lymphoïdes, auxquels la microbiologie attribue le rôle défenseur par la production de *phagocytes* (physiologie toute idéale créée par l'interprétation à outrance de faits mal observés), ont tout simplement un rôle important dans la digestion, en produisant des agents ferments qui accompagnent le bol alimentaire jusque dans l'estomac et aident à sa modification.

Les amygdales ne servent donc pas à la protection de l'individu contre les micro-organismes, puisqu'elles en produisent, et lorsqu'elles deviennent malades sous l'influence de changement de milieu (*intus et extra*), elles en produisent une plus grande abondance, mais avec une fonction chimique différente, loin de les recevoir du dehors.

D'ailleurs la théorie de la phagocytose devrait tomber sous le raisonnement suivant : d'après l'abondance formatrice de leucocytes devrait augmenter le rôle protecteur, plus il y aurait de défenseurs, plus l'attaque devrait être facilement repoussée, par conséquent, chez les individus où les organes lymphoïdes sont très développés, la résistance aux maladies devrait être énorme ; c'est justement l'inverse qui a lieu, les adénoïdiens et les lymphatiques sont les sujets les plus facilement atteints et les moins résistants ; de par leur pléthore leucocytaire, ils ont des suppurations interminables sous l'influence de faibles causes, faits non explicables par la théorie qui donne au globule blanc le rôle de paladin.

Le globule blanc n'est qu'un organisme transitoire, facilement disloqué en microzymas, et le globule de pus est un *essai infructueux* (dû au changement de milieu) de reconstitution de globule blanc au moyen des éléments libérés. Chez les adénoïdiens et les lymphatiques, la dislocation se fait facilement au moindre changement des conditions organiques, et la reconstitution est souvent infructueuse, d'où suppuration aisée, abondante et infection facile. Chez eux, la digestion est perturbée par un apport exagéré de microzymas déviés de leur fonction naturelle, devenus presque morbides.

*
* *

Ces déductions pathologiques, qui seront démontrées et développées ultérieurement, nous ont écarté de notre physiologie. Les aliments plus ou moins solubilisés, sont précipités avec le reste de la masse alimentaire dans l'estomac, où se produit une autre transformation simultanément avec la première qui continue.

Les cellules de la muqueuse gastrique sécrètent une zymase, la *pepsine* qui n'agit que dans un milieu acide formé par des chlorhydrates d'albuminoïdes, et transforme les matières protéiques en peptones ou mieux en albuminoses (Mialhe).

A. Béchamp (Acad. d. Méd. 1882) a montré que les cellules des glandes gastriques expulsaient leurs granulations en même temps que de la pepsine, lesquelles granulations continuaient leur rôle de producteurs de la même zymase dans l'estomac et arrivaient même à être digérées dans leurs produits solubles. J. Béchamp a même mis en évidence qu'elles produisaient en plus des ptomaïnes. Ces faits ont été démontrés histologiquement depuis. Les granulations qui portent le nom de granulations de Langley pendant l'activité de la glande, augmentent de volume, se modifient morphologiquement, se gonflent et sont ensuite expulsées. A. Gautier (Acad. d. Méd., 1882) les nomme grains de pepsine (propepsine pour Contejean) insoluble (pourquoi ?), les Allemands les ont ensuite surnommées pepsinogènes. Ce sont les microzymas en activité et isolément détachés de la glande, ce sont les générateurs du ferment soluble. Les microzymas grastriques sécrètent encore une autre zymase, la présûre qui coagule le lait.

Si l'on examine le contenu stomacal. on y rencontre une foule de microzymas, dont les microbiologistes ont cultivé certaines espèces évoluant ou non en bactéries et vibrions, qui reconnaissent pour origine les muqueuses buccale et gastrique et ceux qui sont introduits avec les aliments ou qui proviennent de ces aliments non suffisamment modifiés par les préparations culinaires. Les microzymas étrangers sont rapidement digérés par les ferments gastriques, dans ce milieu acide qui restreint leur vitalité et a même la puissance de dissoudre ses éléments figurés originaux, de sorte qu'au bout de peu de temps, il reste peu de micro-organismes vivaces.

Si la muqueuse est malade, languissante, produisant des microzymas anormaux ou peu actifs, presque pas d'acide chlorydrique, les microzymas étrangers pullulent et prédominent facilement dans le milieu moins acide, d'où fermentations anormales qui produisent de violentes ptomaïnes amenant l'intoxication. L'antisepsie stomacale qui est un mythe, n'a qu'un léger effet palliatif, elle ne fait que combattre un symptôme secondaire et ne rend pas l'activité à la muqueuse, pour qu'elle fut suffisante à arrêter complétement ces fermentations morbides, il faudrait l'exagérer, et alors l'effet serait nuisible, car l'action normale serait entravée en même temps.

Les lavages à l'eau bicarbonatée (souveraine contre les suppurations, les atonies des tissus dans les plaies), et non l'absorption de cette eau par routine, les amers en solution aqueuse et l'électricité statique, sont beaucoup plus efficaces ; on peut y ajouter la faradisation du grand sympathique.

Les bactériologistes, avec leurs idées préconçues, ont mal expliqué la présence des micro-organismes dans l'estomac, cause pour eux de tous les troubles ; d'autres, et Duclaux est du nombre, ont pondu des âneries à cet égard, en interprétant en sens inverse et attribuant toute la digestion à ces micro-organismes, fait exact en partie comme nous l'avons expliqué, mais idiotie si l'on considère leur origine comme étrangère à l'homme. DUCLAUX a prétendu qu'on pourrait tenter l'étude de la digestion, en prenant des albuminoïdes et hydrates de carbone purs et stérilisés, et en y ajoutant telles ou telles espèces microbiennes qui agiraient ensuite dans l'estomac, qui dans ce cas ne serait plus qu'une cornue ou mieux une étuve à température constante.

Monstruosité physiologique qui montre bien jusqu'où vont les déductions d'une théorie fausse, qui admettrait un pouvoir digestif à un être inférieur spécifique, et la mettrait en doute dans un être supérieurement organisé ; le microbe pourrait digérer seul, l'homme ne le pourrait pas.

Après sa modification dans l'estomac, le résidu alimentaire ou chyme passe dans le duodénum, où la bile, déchet encore utilisable, par ses propriétés stimulantes sur la muqueuse intestinale et son action neutralisante, va préparer la masse à recevoir une nouvelle modification. Le suc pancréatique versé dans le duodénum, contient plusieurs ferments solubles, produits par les granulations des cellules de la glande qui sont aussi libérées en partie, sous le nom de granulations zymogènes. Mais, dans les canaux excréteurs de la sécrétion pancréatique, les granulations expulsées ont rapidement à subir l'action dissolvante du milieu qu'elles ont contribué à former, et se digèrent facilement, de sorte qu'elles arrivent en petit nombre dans l'intestin.

Les zymases pancréatiques sont beaucoup plus

dissolvantes que la pepsine, mais elles n'agissent que dans un milieu neutre, alcalin ou légèrement acide qui a été préparé par la bile.

Il y a d'abord la *trypsine* (KUHNE, LOEW) qui peptonise facilement les albuminoïdes ; puis un *ferment diastasique*, qui solubilise les fécules ; un ferment *saponificateur* qui émulsionne les corps gras (en partie déjà émulsionnés par la bile) et les dédouble ensuite en glycérine et acides gras libres, lesquels se combinent aux sels de soude de la bile et précipitent les acides biliaires (CL. BERNARD BERTHELOT, BÉCHAMP) ; on a même signalé un quatrième ferment, la *chymosine* (W. ROBERTS) qui coagulerait le lait.

Ainsi dans l'intestin sont solubilisées toutes les matières, albuminoïdes, grasses ou féculentes. Les cellules de la muqueuse intestinale contribuent aussi à cette œuvre, elles sécrètent des ferments solubles analogues, aidant à la digestion. Elles possèdent en outre une propriété spéciale, celle d'intervertir le sucre de canne, comme les cellules de la levure de bière, et de le dédoubler en sucres assimilables, dextrose et lévulose ; le *ferment inversif* est un produit caractéristique de l'intestin et de ses glandes tubulaires.

Nous avons vu que dans l'estomac disparaissaient presque tous les microzymas et que le suc pancréatique achevait leur dissolution ; rares dans le duodénum, les microzymas reviennent fréquents dans l'intestin, produits par la désagrégation des cellules épithéliales, il fournissent une flore d'évolution différente de celle de l'estomac, le milieu étant différent. S'ils étaient des ferments spécifiques d'origine étrangère, ils devraient être les mêmes dans toute la longueur du tube digestif, ce qui n'est pas.

Les microzymas intestinaux évoluent facilement sous forme de bactérium coli commune, ferment vulgaire en temps normal, mais qui devient morbide dans la diarrhée dont il est un produit et non un producteur ; dans un état pathologique plus aigu et grave, ils se transforment facilement en vibrions (choléra). — Ce sont les microzymas intestinaux qui parachèvent la disolution des matériaux alimentaires.

***

Les liquides de cette solubilisation continue. absorbés comme nous le verrons plus loin, que reste-t-il ? De faibles parties celluleuses ou minéralisées, lentes à solubiliser, des déchets d'origine biliaire plus ou moins modifiés par leur combinaison avec certaines parties issues des aliments ou précipitées par les réactions digestives ; quelques microzymas intestinaux plus ou moins évolués en bactéries, des zymases diverses intestinales. C'est-à-dire une faible masse.

Pourquoi la matière fécale est-elle si considérable ? C'est qu'elle contient pour la plus grande partie des déchets de la sécrétion de l'épithélium intestinal, dont la desquammation est très active et la rénovation rapide. Cette partie physiologique entrevue par de BORDEU, n'est connue que depuis peu, et démontrée expérimentalement ; les matières fécales ne sont composées qu'en très minime partie par les résidus directs de la digestion.

HERMANN (v. *Rev. Gén. des Sc. pures et appliquées.*

1890, p. 643) pratique sur le chien l'expérience
suivante : « Un bout d'intestin d'une certaine lon-
» gueur, est isolé au moyen de deux sections trans-
» versales, mais les connexions vasculaires et
» nerveuses sont respectées. Ce bout d'intestin
» vidé et lavé convenablement, est transformé en
» un anneau creux, par des points de suture, ratta-
» chant l'une à l'autre ses deux extrémités. On
» réunit également les deux surfaces de section du
» reste du tube digestif, de manière à supprimer
» toute solution de continuité et à rétablir le cours
» normal des matières alimentaires. On remet les
» organes en place et l'on referme la plaie abdo-
» minale. L'animal peut se remettre complètement
» des suites de l'opération. Au bout de quelques
» jours, on trouve l'anneau intestinal rempli d'une
» masse molle, de couleur brunâtre ; si l'on attend
» plusieurs semaines, on y rencontre de véritables
» boudins gris verdâtres, en tout semblables à des
» matières fécales. Ces matières fécales se sont
» donc formées indépendamment de toute partici-
» pation de bile ou d'aliments. »

Cette expérience vraiment ingénieuse et instruc-
tive, nous montre que dans toute maladie où la
diète rigoureuse est prolongée, il ne faut pas négliger
d'évacuer le contenu de l'intestin et ne pas se baser
sur le manque d'aliments pour expliquer la rareté
de la défécation. Elle nous prouve aussi la puissance de la fonction éliminatrice de l'intestin,
tout aussi grande que sa faculté absorbante et
assimilatrice, et le rôle important que doit avoir la
muqueuse gastro-intestinale dans la production des
maladies, fait qui fut la base de la doctrine de
Broussais.

* *

Les aliments solubilisés sont absorbés de deux façons ou par les veines et les vaisseaux lymphatiques, ou par les chylifères ; dans le premier cas, ils subissent dans la circulation où ils passent, des modifications assimilatrices ou transformatrices dues aux cellules endothéliales de ces vaisseaux et aux nombreux microzymas libres ou associés en leucocytes que contiennent le sang et la lymphe ; nous rentrons alors dans le cas de la vie cellullaire ou de l'unité vitale ; nous en reparlerons à la circulation générale.

Le tube digestif, outre ses nombreuses glandes spécialisées, est doublé d'une autre glande. qui l'enveloppe dans toute sa longueur et joue un rôle extrêmement important. Cette nappe glandulaire est formée par le tissu réticulé qui se condense en certains endroits sous la forme de follicules clos ou de plaques de PEYER ; c'est une glande à sécrétion interne ; c'est elle qui forme le chyle et l'amène à un état propre à se mélanger au sang pour sa rénovation.

Les cellules de l'intestin, cylindriques à plateau strié, absorbent les liquides nutritifs et les modifient intérieurement ; même, d'après RANVIER, elles reforment les graisses qu'elles livrent aux éléments du tissu réticulé sous-jacent, cellules migratrices, endothélium des chylifères, cellules fixes, qui les transforment à nouveau. Elles desquament facilement et ce sont leurs débris qui, avec ceux des globules migrateurs passés dans la cavité intestinale, donnent les micro-organismes de l'intestin, et en grande partie les matières fécales.

Entre les cellules cylindriques se trouvent de nombreuses cellules migratrices, qui abondent surtout au niveau des follicules clos, séparent et aplatissent les pieds des éléments épithéliaux ; on en a même signalé perforant les cellules cylindriques, ou même incluses complètement dedans, traversant le plateau strié, pour aller comme pêcher, dit-on, les particules solides ou les gouttelettes graisseuses et liquides. L'abondance de ces éléments me semble plutôt en faveur d'une différenciation produite sur place, par les microzymas des cellules devenus trop nombreux sous l'influence de l'abondante nourriture ; les cellules migratrices se formeraient donc sur place et passeraient de là dans le tissu réticulé puis dans les chylifères, où elles pourraient se résoudre à nouveau en microzymas ou se modifier. Il doit y avoir aussi un mouvement inverse d'élimination ou de rénovation.

Toujours est-il que c'est là que se forment les modifications les plus importantes et que leur perturbation occasionne un état général inquiétant, comme on le voit dans les affections intestinales aiguës ou chroniques. Les produits de la circulation chylifère destinés à passer dans le sang, proche du cœur, nous induisent à penser que, soit l'épithélium, soit le tissu réticulé, certainement les deux, jouent le rôle de destructeurs de produits toxiques, de glandes protectrices.

***

Les produits absorbés directement par les veines et lancés dans la circulation porte, ne peuvent guère être modifiés que par les microzymas du sang et des cellules endothélio-vasculaires ; cette modification insuffisante laisserait subsister des éléments toxiques, aussi le sang est-il obligé d'aller se préparer dans un organe important, le foie, avant de passer dans le cœur.

Le *foie*, cette glande dont le rôle parut si considérable aux anciens, subit une éclipse sous les sarcasmes des modernes, à la suite de la découverte de la circulation. Aujourd'hui, malgré l'épitaphe de BARTHOLIN, une importance primordiale lui revient de par les travaux de Claude BERNARD et de nombreux auteurs, parmi lesquels nous devons particulièrement citer H. ROGER.

Le foie envisagé comme organe de sécrétion de la bile, résidu d'un travail cellulaire sur les matériaux apportés par la veine porte, a longtemps aussi été considéré comme un organe hématopoïétique, mais cette fonction peut-être avérée chez le fœtus, n'existe pas chez l'adulte où elle est plutôt inverse. L'activité cellulaire de cette glande vasculaire sanguine, est mise en relief par la forte quantité d'urée qu'elle fabrique. C'est Claude BERNARD qui, en 1857, en même temps que HANSEN, découvrit la fonction glycogénique du foie ; l'organe sert de réserve pour les hydrates de carbone qui sont transformés en une substance analogue à la fécule soluble, que l'on appelle *glyco-*

gène ; ce glycogène, sous l'influence d'un ferment soluble se transforme en sucre, lequel sert suivant les besoins de l'économie, et surtout dans le travail musculaire. La glycosurie peut donc avoir lieu, soit par suractivité glandulaire, soit par insuffisance hépatique, la glande n'arrêtant plus les éléments hydrates de carbone pour les transformer en réserve, et les laissant passer directement dans le sang.

FANO, CONTEJEAN, GLEY, DELEZENNE, DASTRE, ont localisé dans le foie la production d'une substance anti-coagulante, tandis que GILBERT et CARNOT, MAIRET et VIRES ont surtout trouvé une action coagulante ; en tout cas, cette dernière prédomine sur l'autre comme le prouve l'organothérapie.

Enfin les travaux de SCHIFF, HEGAR et ROGER ont mis en relief l'action antitoxique du foie ; cet organe détruit les substances toxiques introduites dans la circulation, provenant soit des fermentations digestives, soit des phénomènes de désassimilation ; aussi l'insuffisance hépatique est-elle plus dangereuse que l'insuffisance rénale. Les zymases toxiques sont généralement détruites par les zymases naturelles des cellules hépatiques ; cependant COURMONT et DOYON, GUINARD, prétendent que certains poisons diastasiques sont aggravés par leur passage à travers le foie ; il s'agirait de savoir dans ces cas, si la cellule hépatique n'était pas lésée et rendue impuissante.

⁎⁎

Du foie, le sang passe au cœur, après avoir reçu le chyle, et le mélange est soumis à l'action du *poumon*. L'action glandulaire de cet organe est de notion toute récente, quoique les anciens supposaient qu'il abandonnait à l'air des fuliginosités dont il débarrassait le sang ; au début du siècle (v. *physiologie d'Adelon*, 1823), on admettait très bien que le poumon, outre l'exhalation d'acide carbonique et de vapeur d'eau, dégageait une sérosité animale, pour purifier le liquide sanguin. Les Allemands et MANDL se basant sur la structure de cet organe, le considéraient comme une glande, fait qui fut très bien développé plus tard, contre les idées courantes, par FORT (*Anat. et physiol. du poumon considéré comme organe de sécrétion*. Paris 1867), qui se basait sur l'embryologie, l'anatomie et l'histologie.

D'après BROWN-SEQUARD et d'ARSONVAL le poumon élimine des poisons volatils. Y a t-il des zymases volatiles qui conduiraient à une contagion spéciale ?

C'est Ch. BOHR (1892) qui, par ses dosages et ses expériences physiologiques, montra que le poumon n'agit pas comme un simple dialyseur, mais comme une glande ; bien mieux, l'année suivante avec LUKJANOW, il prouva que le poumon annihile la fonction productrice de fibrine qui existe dans le sang, fait confirmé par L. FREDERICQ.

Sous l'influence des essais organothérapiques, F. BRUNET (*Le suc pulmonaire*, Paris 1897) dénonça encore cette considération glandulaire (v. *Ch. spécial*), que depuis 1897, j'ai essayé à plusieurs reprises de mettre en relief. Depuis (expériences inédites) en faisant des recherches sur les *zymases pulmonaires*, j'ai pu déceler la présence d'une zymase invertissante, d'une autre diastasique, et enfin d'une troisième anticoagulante ou dissociante. L'organothérapie confirme ces données par les beaux résultats que j'ai obtenus.

Ainsi le poumon sécréterait surtout les zymases dialysantes, tandis que le foie fabriquerait les coagulantes.

Je m'arrête un instant ici, pour faire remarquer la triple sympathie qui existe entre ces trois organes, le tube digestif, le foie et le poumon ; sympathie déduite de cet aperçu physiologique et des faits pathologiques. Ne voyons-nous pas toutes les affections de l'intestin retentir sur le foie lorsqu'elles se prolongent ; ne savons-nous pas d'autre part combien souvent la tuberculose pulmonaire s'installe à la suite de troubles digestifs chroniques ; n'avons-nous pas remarqué combien est puissant le retentissement des affections pulmonaires sur le foie et *vice versa*, la pneumonie est souvent en relation avec l'insuffisance hépatique ; enfin, chez les enfants ne suivons-nous pas la tuberculose de l'intestin au foie et au poumon. Les sympathies organiques, si chères aux modernes, reposent sur des faits physiologiques et pathologiques.

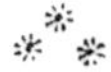

Le sang revenu du poumon au cœur, va être lancé dans tout l'organisme pour y porter la nourriture et l'oxygène, il sera modifié dans chaque organe, dans certains il se débarrassera en outre de déchets, dans d'autres la sécrétion interne lui fournira des produits utilisables dans un territoire différent ; dans d'autres enfin, il ne subira que des modifications nutritives. De sorte que comme le disait si bien de Bordeu, le sang, cette chair coulante, est chargé de particules enlevées à tous les recoins de l'organisme : il contient des produits de tous les éléments, ramasse dans certaines glandes des zymases qui ne seront utilisées que dans d'autres et éliminées ensuite dans de différents.

Le sang possède des ferments diastasiques, glycolytiques, intervertissants, des coagulants et des anticoagulants suivant les espèces animales, des lipasiques, des pepto-saccharifiants, des oxydants, etc. De là le danger des transfusions sanguines d'animal à animal, surtout d'une autre espèce, ou des injections de sérum, qui toutes déterminent des troubles graves et des élévations thermiques. La vénénosité des sangs de vipère et de couleuvre, de ceux de divers autres animaux, ne tient qu'à des zymases de ce genre ou analogues.

Le *rein* ne sert pas seulement à la séparation des déchets et poisons urinaires, il produit aussi diverses zymases que les auteurs appellent *histozymes* et qui devraient conserver le nom de *néphrozymases* que leur a donné Béchamp qui les a découvertes (1865). Ces ferments dédoublent l'acide hippurique en benzoïque, produisent des élévations thermiques, régularisent la circulation sanguine et la sécrétion urinaire, etc.

Le *testicule* outre sa fonction spermatogénique, en possède une interne qui est dynmoagénique (Brown-Sequard, d'Arsonval, Vitto Cipriati), qui augmente la formation de l'oxyhémoglobine (Henocque) ou l'urée (Chabrié) et diminue l'élimination des phosphates.

L'*ovaire* a une action analogue, plus prononcée (Curatulo et Tarulli ; Charrin et Nittis).

La *substance grise nerveuse* outre sa fonction spéciale, encore si obscure, mais d'une importance principale, secrète une substance tonique. Elle présente une sympathie très grande avec le tube digestif, bien mise en relief par Van Helmont, de Bordeu, Cabanis, etc. et une foule de modernes, qui mettaient la mélancolie et nombre d'affections nerveuses sous la dépendance de troubles des viscères abdominaux ; idée reprise aujourd'hui.

La propriété la plus bizarre de cette substance grise, est la fixation énergique des zymases ; elle retient les zymases diverses, normales ou toxiques à la façon des filaments de fibrine vis-à-vis de la pepsine, et joue ainsi le rôle d'un modificateur constant, ce qui explique la ténacité des troubles produits, leur continuité et leur difficulté de traitement, elle nous engage aussi à la prudence dans l'emploi des sérums soi-disant thérapeutiques et qui sont simplement toxiques par les zymases dangereuses qu'ils contiennent.

Les terminaisons des tubes nerveux, se font toujours dans des amas granuleux très nettement différenciés, qui se trouvent en relation avec les granulations vivantes des différents tissus dans lesquels ils se rendent, soit à effet moteur ou sensitif ou trophique ; de la sorte les microzymas nerveux sont en relation directe avec les microzymas tissulaires ; la voie sanguine forme une autre relation, mais indirecte et purement chimique.

La *rate*, les *capsules surrénales*, la *glande thyroïde*, le *thymus*, etc., abandonnent aussi au sang des produits trophiques, probablement de nature zymasique ; de même le *pancréas* qui, outre sa sécrétion externe, en possède une interne dans laquelle prédomine un ferment glycolitique.

Le sang ainsi chargé de principes nutritifs, sursaturé d'oxygène, porte ces éléments au contact des cellules de l'organisme ; mais l'intimité n'est directe que pour un certain nombre de cellules, elle est indirecte pour la plupart. La diffusion nutritive se fait à travers les parois vasculaires et les principes réparateurs viennent imbiber dans le *tissu conjonctif*, (qui compose la voie nourricière et éliminatoire des différenciations tissulaires), le réseau granuleux, microzymien, signalé plus haut. Les microzymas se nourrissent, s'accroissent, se reproduisent, forment soit des cellules plasmatiques, soit plutôt des cellules lymphatiques ou migratrices qui se détachent de l'ensemble et vont avec les déchets dans la circulation lymphatique et de là dans le sang, après avoir formé un sérum spécial, des globules blancs et des microzymas de la lymphe qui iront se modifier dans la circulation générale et les organes qui élimineront les résidus, amenant ainsi une rénovation perpétuelle.

L'anatomie comparée nous indique que la circulation lymphatique est la véritable circulation générale, la sanguine ne lui a été surajoutée que pour augmenter la facilité et la rapidité des échanges. De là l'importance du système lymphatique et de sa prédominance dans les troubles morbides.

Le rôle du tissu conjonctif sous-cutané est mis en relief par l'abondance du réseau veineux d'une part, mais surtout par la délicatesse du réseau lymphatique si bien en relation avec le réseau microzymien développé à son maximum. Le *derme* est la glande générale éliminatrice dont l'importance ne cède en rien à celle du poumon, la *peau* élimine de nombreux produits solides, liquides ou volatils par la desquamation, la sueur et la perspiration insensible, et ce n'est pas en vain qu'on l'a surnommée le poumon cutané. D'après Gaube (Congrès de Marseille, 1891) la sueur de l'homme et des animaux contient des ferments diatasiques qu'il appelle *hydrozymases*. Il en a trouvé trois chez l'homme, une amylase, une pepsine et une émulsine douteuse.

Pour la peau, de même que pour le poumon, organes qui sécrétent des produits volatils, on peut se demander s'il n'existe pas des zymases volatiles, encore inconnues. Je pencherais facilement vers cette idée.

Le poumon, la peau, l'intestin et le rein, forment les quatre grandes voies éliminatoires, c'est assez indiquer les sympathies de ces fonctions. Les troubles digestifs amènent des éruptions cutanées ou des bronchites et à la longue les tubercules pulmonaires ; des affections de la peau émonctoires guéris trop rapidement provoquent des troubles digestifs ou pulmonaires ; ces vérités, démontrées par les anciens, sont, il est vrai, traitées de fables par les bactériologues ; mais entre les déductions de ceux-ci et les observations de nos pères, il n'y a pas à hésiter, suivons nos ancêtres.

S'il est vrai que l'individu ne puisse vivre que par la sympathie constante de tous ses éléments constituants, il n'en est pas moins exact qu'il est des sympathies plus accentuées entre divers organes.

Nous voyons, par cette rapide revue, que le schema de l'individu est le même que celui de la cellule, lequel est copié sur celui de l'élément primordial, le microzyma, qui représente l'unité vitale.

Habitués, que vous êtes actuellement, à n'entendre parler que de toxines, ptomaïnes, leucomaïnes, engendrant les intoxications et les auto-intoxications, vous pourriez croire en m'y voyant apporter une importance secondaire, que je les confond avec les zymases. Ce serait une erreur colossale, une méconnaissance de la physiologie, qui m'a été présentée plusieurs fois par des confrères à qui j'exprimais mes idées :

Je répéterai donc que les leucomaïnes et la plupart des poisons cellulaires ou des substances toxiques à des degrés variables, sont, vis-à-vis des zymases, et pour la cellule, comme la pepsine et la pancréatine sont à l'égard de la sueur, de l'urine et des excréments, chez l'animal ; d'un côté, matières fécales, déchets, de l'autre ferments digestifs. Personne ne niera que ces derniers sont tout, vis-à-vis des premiers, c'est pourquoi je n'attache qu'une importance relative aux produits toxiques et alcaloïdiques, qui n'agissent que momentanément, sont éliminés et ne deviennent dangereux que lorsque les voies d'élimination sont lésées ; tandis que les zymases sont fixées à la partie figurée, elles agissent toujours, ne peuvent pas s'éliminer, et tiennent les toxines sous leur dépendance lorsqu'elles ne sont pas elles-mêmes ces violents modificateurs ; le fabricant passe avant l'objet de sa fabrication qu'il renouvelle lorsqu'il est détruit.

Il est étonnant de voir des auteurs, comme A. GAUTIER, BOUCHARD, CHARRIN, qui ont bien étudié les actions cellulaires, donner une importance primordiale aux déchets et n'accorder qu'une mince mention aux ferments producteurs. C'est là l'effet de l'influence de l'idée microbienne, et puis, on trouve toujours ses enfants supérieurs à ceux des autres.

C'est pour réagir aussi contre cette manière de voir, que j'ai fait cet ouvrage, car l'évolution scientifique passera forcément dans cette voie prépondérante de l'action zymasique qui est la base de la doctrine de la fermentation vitale.

Nous allons voir d'ailleurs que pour le schema pathologique, cette voie est beaucoup plus féconde encore, et que la doctrine des auto-intoxications telle qu'elle est actuellement professée, n'est qu'une minime partie de la vérité.

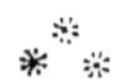

La mort (prise comme synonyme de désagrégation) est la terminaison naturelle de la vie et provient d'un changement du milieu interne. Si celui-ci est lent, graduel, pour ainsi dire en dehors des traumatismes chimiques ou mécaniques, externes ou internes, elle arrive par sénilité ; si au contraire le changement de milieu est brusque, sous des influences spéciales, elle arrive à la suite de maladie, c'est la mort pathologique.

Nous allons donc envisager le problème de la

vieillesse en quelques lignes seulement, car il fait surtout partie de l'histologie. L'unité vitale est immortelle pour ainsi dire, elle ne peut être détruite que par les agents chimiques ou physiques violents ou longtemps actifs.

Weissmann a cru démontrer la même immortalité pour certains organismes unicellulaires, mais elle est bien plus limitée que pour le microzyma, lequel vit encore dans les terrains sédimentaires formés depuis des milliers de siècles, où il se trouve pour ainsi dire à l'abri des vicissitudes extérieures, tandis qu'on n'y rencontre pas de protozoaires qui ont été ramenés à l'état de microzymas.

Le microzyma ne devient pas sénile, car il se régénère continuellement ; lorsque sous l'influence de la nutrition, il a acquis un certain volume, l'équilibre est rompu entre sa capacité respiratoire superficielle qui ne croît que comme le carré de la dimension et sa capacité absorbante, le volume, qui croît comme le cube ; la masse totale, pour maintenir la proportion, se divise en deux masses plus petites, qui forment chacune un nouveau microzyma indépendant. Il n'y a jamais destruction de l'élément, mais rénovation continuelle.

Cependant il y a la mort du microzyma, c'est-à-dire l'abolition de son rôle spécial, sa destruction sous l'influence de certains agents physiques ou chimiques qui le ramènent à l'état minéral ; l'immortalité n'est que pour certains milieux, tandis que l'animal est mortel dans son milieu naturel.

***

La constitution de la cellule, où les microzymas centraux sont obligés de vivre tout autrement que les superficiels, nous fait entrevoir qu'avec l'accroissement du nombre des unités constituantes, le volume augmentant plus vite que la surface, les échanges respiratoires et éliminatoires sont perturbés ; l'absorption étant insuffisante, la vitalité est diminuée au centre, et l'élimination étant réduite, il y a en ce même endroit accumulation de déchets, et surtout de déchets toxiques, deuxième cause d'affaiblissement de la vie microzymienne interne ; cette diminution irait jusqu'à l'extinction de la vie, si l'assemblage n'y remédiait aussi par une scission, destinée à conserver l'équilibre dans certaines limites, entre le volume et la surface.

Il se forme alors deux cellules, lesquelles, si elles vivent séparées comme les bactéries, levures et organismes unicellulaires, représentent une certaine relation d'immortalité, mais beaucoup moins accentuée que celle du microzyma.

Au contraire, si les cellules restent en contact intime et donnent un organisme d'un certain volume, comme dans les êtres polycellulaires ou simplement dans les organes de ces êtres, les cellules centrales jouent, par rapport à celles de la superficie, le rôle des microzymas du centre de la cellule par rapport à ceux de la surface ; comme par suite des milieux différents produits par la position de la cellule, celles-ci se sont spécialisées, la scission ne peut plus être reproductrice, mais amène la désagrégation.

Cette dislocation est d'autant plus facile que l'organisation est plus élevée ; chez les organismes inférieurs, infusoires, polypes, etc., on peut voir la section mécanique cause de reproduction et de multiplication ; les cellules peu spécialisées revenant facilement au type général et primitif, chaque morceau donne un être nouveau ; chez les êtres supérieurs, il n'en est plus de même.

***

Cependant, il y a un autre fait à envisager et qui nous conduira à la fonction de reproduction autrement que par scissiparité. Lorsqu'on coupe un protozoaire (expériences de mérotomie de Balbiani), on obtient seulement un nouvel être ou plusieurs, suivant la façon dont est faite la section : si on enlève la patte ou la queue de certains animaux, la portion principale du corps régénère la partie manquante ; si l'on ampute le bras d'un homme, il y a simplement cicatrisation. Pourquoi ces résultats si différents ?

Cela tient simplement à la spécialisation dans la cellule et ensuite à celle de la cellule. La spécialisation la plus remarquable est celle qui forme le *noyau*, agglomération de microzymas plus intime, plus résistante que le reste du corps cellulaire, qui tient sous sa dépendance la force reproductrice ; lorsqu'on histolyse les associations organiques par différents procédés chimiques ou physiologiques, le noyau reste encore sous sa forme, alors que depuis longtemps le reste de la cellule a disparu ; le corps nucléaire se dissocie le dernier, sa résolution microzymienne est plus difficile ; cependant dans la cellule qui subit des transformations pathologiques, souvent il se modifie le premier.

Dans les expériences de mérotomie, toutes les portions de l'infusoire qui contiennent une partie du noyau, reproduisent un infusoire vivant, tandis que celles qui n'en renferment point subissent immédiatement la dissolution en microzymas. Certains auteurs, et en particulier LE DANTEC qui veut expliquer la vie par des actions de pure physique moléculaire, assimilent faussement le phénomène à celui de la régénération d'un cristal brisé dans une solution saline ; lorsqu'on fragmente un cristal et qu'on abandonne ses morceaux dans la solution mère, tous les fragments reproduisent chacun un cristal, ce qui écarte l'analogie avec les résultats de la mérotomie.

Les microzymas du noyau, tout en vivant de la vie commune, se sont donc spécialisés en fonction de la reproduction : lorsqu'une cellule se divise en deux, chaque nouvelle fille contient moitié des microzymas nucléaires et protoplasmiques ; une division inégale fournirait des cellules à caractères différents, ce qui serait un autre genre de spécialisation et ce qui doit avoir lieu souvent. Lorsqu'une *spore* se forme dans une cellule, c'est par suite de l'isolement d'un certain nombre de microzymas nucléaires, c'est une sorte de noyau plus fortement spécialisé.

⁂

A côté de cette fonction, il y a encore dans la cellule des spécialisations microzymiennes végétatives ; les procédés de coloration nous en donnent la preuve. Si l'on ne doit ajouter qu'une foi restreinte aux valeurs électives des matières tinctoriales usitées en histologie, car elles peuvent se fixer aussi bien et de la même façon sur des produits inertes que sur des granulations vivantes, et des parties colorées différemment peuvent avoir plus de similitude que d'autres teintes de même manière, elles sont cependant instructives, à condition toutefois de n'en point faire la base d'un système.

Ça été la cause de l'échec de la théorie bioblastique d'Altmann, mauvaise interprétation histologique de la théorie microzymienne, laquelle est surtout basée sur la physiologie ; les colorations électives des méthodes du savant Allemand, donnaient plus de valeur à certains déchets qu'à la partie active, d'où critique facile.

Les adversaires de la théorie de Béchamp, intéressés à tuer une idée en la faussant, se sont servis de faits analogues pour imputer à l'auteur la confusion des granulations vivantes avec les pigmentaires ou autres produits de dégénérescence ou de réserve, ce qui est méconnaître la base physiologique des travaux de ce maître.

Les microzymas cellulaires peuvent donner naissance aux différentes formations histologiques de la cellule, comme nous le démontrerons ultérieurement, soit fibrilles musculaires, conjonctives, tubes nerveux, etc. ; ils y perdent en partie leur action zymasique par suite de la spécialisation forcée, et reviennent aussi plus difficilement à l'état de microzymas normaux ; leur stabilité nouvelle est en raison de la différenciation du tissu ; c'est une mort partielle, ils ne peuvent se nourrir et remplir leur rôle que par l'aide des microzymas ordinaires, c'est pourquoi les dissociations histologiques nous montrent des réseaux granulaires extrêmement délicats, expansions des cellules conjonctives, entourant, accompagnant ces formations secondaires. Les tissus hautement différenciés ne sont plus aptes à la reproduction directe, de même que les cellules spécialisées à un but particulier.

Plus l'organisme se complique, plus les milieux changent suivant les positions occupées, et plus l'adaptation produit la spécialisation. Le nombre des cellules indifférentes diminue avec l'évolution ascendante, et seules, quelques-unes conservent la spécialisation reproductrice. Ce sont ces données qui nous expliquent la différence des modes de régénération. Chez les animaux qui peuvent reproduire un membre amputé, c'est qu'il y a chez eux nombre de cellules en voie d'orientation vers une spécialisation donnée, tandis que chez ceux qui cicatrisent simplement leurs plaies, les cellules moins indifférentes ne sont plus orientées que vers la formation du tissu fibreux..

L'évolution devant se continuer, il y aurait plus tard des êtres qui ne cicatriseraient rien, dont la vie serait si délicate, que le moindre traumatisme extérieur amènerait la désagrégation totale ; l'évolution se limiterait ainsi d'elle-même, elle le serait encore par ce fait que les êtres devenus de plus en plus substance nerveuse, de plus en plus intellectuels aux dépens du physique (de plus en plus spirituels, pourrait-on dire si ce mot ne forçait à une doctrine) que la faculté génératrice s'éteindrait progressivement. Dans une sphère moins élevée, ne voyons-nous pas souvent l'instinct et la faculté génésiques, tués par le génie ?

Il y a encore dans la cellule un autre mode d'extinction. Le microzyma qui produit un granule d'amidon, un cristalloïde, une gouttelette de graisse, un pigment, un alcaloïde, une zymase destinée à agir en dehors de la cellule, se fabrique un milieu tel que, si l'élimination ou l'utilisation du produit fabriqué tarde, sa vitalité est diminuée, compromise ou même éteinte, il peut même se dissoudre dans son propre excrément, telle la granulation zymogène dans le suc pancréatique ; la dégénérescence graisseuse, l'hypersarcie sont des genres de mort ou d'évolution sénile prématurée.

***

L'atrophie sénile réunit ces différentes causes qui provoquent la sclérose des organes d'un côté, et l'extinction microzymienne dans la cellule épithéliale, d'autre part.

De même que nous avons vu l'accroissement de la cellule limité par raison physiologique, de même l'organe ne peut croître indéfiniment le nombre de ses cellules, et l'individu arrivé à parfait développement possède le volume maximum de ses cellules et de ses appareils fonctionnels. Il lui reste cependant toujours une certaine tendance à l'accroissement qui se manifeste parfois localement et avec énergie dans les néoplasies épithéliales, qui se montrent de plus en plus fréquemment à partir de cet âge.

C'est cette tendance qui est la cause de la

déchéance. Un arbre peut croître presque indéfiniment, limité seulement par les moyens de subsistance qui s'épuisent sur place, parce qu'il ne porte sa vie qu'à la périphérie, abandonnant au centre son squelette résiduel, il est en perpétuelle rénovation ; tandis qu'un animal vit dans toute sa masse, il expulse ses résidus, il est vrai, mais cette expulsion devient de plus en plus difficile avec la croissance et lorsqu'elle est incomplète, il s'encrasse ; c'est ainsi que l'homme devient goutteux, ankylosé.

Lorsque le volume de la cellule tend à croître, nous avons vu que ses microzymas centraux souffrent par suite de la pénurie alimentaire et de la difficulté éliminatoire, ils peuvent même périr et se dissoudre, ce qui augmente encore le déchet ; les microzymas superficiels restés dans de bonnes conditions, continuent à se multiplier et une partie est fatalement poussée vers le centre pour remplacer ceux qui sont détruits, mais ils sont à leur tour dans de mauvaises conditions et les résidus s'accumulent de plus en plus. Les microzymas nucléaires qui tiennent généralement le centre, sont les premiers atteints, d'où les atrophies nucléaires des parenchymes âgés ou malades.

Dans certains cas, la destruction gagne la périphérie qui résiste jusqu'à ce qu'il y ait insuffisance déterminant la mort (une cause minime peut précipiter le dénouement), après laquelle il y a liquéfaction cellulaire, auto-digestion sur place et libération des microzymas restés vivants.

***

Ranvier nous a montré que le premier acte de la mort d'un leucocyte, est une auto-digestion qui rend plus visibles ses granulations qui augmentent de volume.

Il en est de même pour toute cellule, ses microzymas dissociés par leurs propres zymases, se libèrent et évoluent différemment pour donner naissance aux microbes et bactéries que l'on croit à tort venus du dehors. L'évolution bactérienne des tissus est activée par la présence de l'acide carbonique, la vie devient anaérobie par suite de l'asphyxie consécutive à l'arrêt de la circulation.

Besredka a démontré que des liquides surchargés d'acide carbonique provoquaient, dans le péritoine de l'animal vivant, une abondante diapédèse. Nous savons déjà que les leucocytes se forment sur place, dans ce cas, il y a d'abord histolyse des cellules endothéliales ou de celles du tissu sous-jacent, puis lorsque le gaz a été résorbé dans la circulation, la vie redevient plus normale et les microzymas libérés s'associent en cellules ambulatoires ou en clasmatocytes.

En 1875, Signol, (*Sur l'état virulent du sang des chevaux sains, morts par assommement ou asphyxie*), C. R. Acad. de Sc. t. 81, p. 1116) démontre que l'asphyxie produit dans le sang des animaux sains des bactéridies semblables à celles du charbon. Ce liquide est inoculable et mortel par virulence, alors qu'il ne présente aucun signe de putridité ou autre altération quelconque. De 6 h. 1/2 à 9 h. 1/2 après la mort, celui des veines profondes tue les moutons et les chèvres par inoculation à la dose de 80 gouttes, alors que celui des veines sous-cutanées est inoffensif. Les animaux meurent avec les symptômes du charbon, mais les bactéries sont moins nombreuses que dans le sang de rate.

Voilà une de ces nombreuses expériences caractéristiques que les bactériologues ne peuvent que passer sous silence.

Mais revenons à la vieillesse.

Nous avons vu que c'est le tissu conjonctif qui est l'agent intermédiaire le plus actif pour la nutrition des tissus, c'est donc lui qui profitera du surcroit de nourriture que les cellules ne pourront plus absorber ; il multipliera ses microzymas, fabriquera un grand nombre de cellules plasmatiques ou lymphatiques tout d'abord, puis organisant ses fibres conjonctives en continuant son évolution par la spécialisation de ses microzymas surabondants, il formera une accumulation dense de fibrilles qui donneront lieu au tissu cicatriciel, lequel étouffera les cellules des parenchymes ; ce sera la cirrhose.

Chez d'autres, les microzymas fabriqueront de la graisse qui transformera les cellules en vésicules adipeuses, ou se développant entre les fibrilles musculaires des muscles ou du cœur comprimera ces éléments et amènera une vieillesse souvent prématurée.

.Enfin, la sénilité peut encore être précoce chez les grands mangeurs, par sclérose d'hypernutrition qui s'explique facilement par ce que nous avons dit.

Donc les conseils d'anciens hygiénistes, tels que Cornaro, qui prétendaient mener à une longue et bonne vieillesse, soit par un régime sobre, soit par des laxatifs périodiques, ne sont pas dénués d'a-propos.

La sénilité est une évolution progressive.

La mort sénile qui est rare, devrait cependant être la règle, si les hommes voulaient suivre une hygiène rationnelle, basée sur l'expérience des médecins qui rejetteraient toute intervention théorique dans l'établissement des lois hygiéniques. Mais, à part les accidents, l'homme meurt le plus souvent à la suite de maladie.

* * * * *

Qu'est-ce donc que la maladie ?

C'est la rupture d'une harmonie disaient les primitifs ; c'est le manque d'équilibre entre les humeurs du corps écrivaient Hippocrate, Galien et avec lui les dogmatiques. Plus tard on en fit un être spécial (van Helmont), et la tendance fut très marquée pour les entités morbides. Les nosographes comme Pinel, Sauvages, etc., ne firent qu'accentuer la note, ce qui provoqua Broussais à s'élever violemment contre cette ontologie. L'étude des localisations organiques ramena aux entités et la doctrine microbienne ancra la spécificité.

Pidoux disait (*Union médicale* avril et mai 1865) : « Il est une chose que la vieille école organicienne » ne peut comprendre, c'est la transformation des » maladies, ce que j'appelle les substitutions

» regressives, séparées par des intervalles de temps
» plus ou moins longs, des années et le plus sou-
» vent même, ne s'opérant que d'une génération à
» l'autre... »

Pour lui, c'est dans l'organogénésie que réside
la cause des maladies (je dirai maintenant dans
l'histogénésie) lesquelles dépendent de rapports
blastiques : « N'est-ce pas au blas primitif, germe
» essentiellement animé, qu'appartient cette puis-
» sance formatrice continue ? Connaît-on une autre
» force vitale que celle-là ? »

Je crois que Pidoux a trouvé la meilleure cause
de la maladie, qui n'est pour lui qu'une évolution
anormale de l'organe ou du tissu, et pour nous,
poussant plus loin l'analyse, une évolution anormale (dans le temps) du microzyma. *La maladie
est une déviation physiologique.*

Il conduit son analyse d'une façon encore plus
saisissante : « Les maladies aiguës sont imperson-
» nelles et non héréditaires, ce sont les maladies
» des populations.... Or, les maladies aiguës sont
» des empoisonnements de l'homme par lui-même,
» des *autotoxies.* »

On voit que le problème est bien posé, j'ajoute-
terai que, bien que l'hérédité soit en dehors des
maladies aiguës, elle peut cependant agir pour
influencer la localisation apparente qui, dans l'état
général, représente la partie la plus atteinte.

Ainsi des enfants de bronchitiques présentent
presque toujours le maximum des désordres dans
l'appareil broncho pulmonaire : une affection générale passe ainsi faussement pour locale.

Il y a plus, Pidoux a ajouté : « Les maladies ai-
» guës sont éliminatoires de leur propre cause ».

On l'a traité de brillant utopiste, soit, mais il n'en est pas moins un des meilleurs intuitifs.

*
* *

Comme il y a dans l'organisme une superposition de couches histologiques. « Si je peux m'expri- » mer ainsi, ses terrains primitifs, secondaires, » tertiaires, etc., » il y a des puissances diverses de maladies, ainsi la bronchite, la congestion pulmonaire, la pneumonie, sont des puissances diverses d'une même maladie, il n'y a pas de spécificité. Mais puissance n'est pas synonyme d'intensité, une bronchite toxique n'est pas une puissance d'une bronchite légère. « On ne peut pas plus faire » passer une maladie d'une puissance à une autre » en centuplant l'intensité de ses symptômes, » qu'on ne peut élever une espèce naturelle à une » espèce supérieure, en exagérant par la pen- » sée, tous ses caractères. En exagérant l'angine » tonsillaire à sécrétion purement sébacée on » n'obtiendrait pas l'angine couenneuse. Celle- » ci est pourtant la même maladie portée à deux » ou trois puissances de plus, selon sa malignité ». Pidoux ne formule pas une doctrine évolutive, mais elle est implicitement comprise dans son travail.

Ce n'est pas tout, voilà le rôle du sol organique nettement établi, mais comme le sol terrestre, il peut se modifier par l'action des agents extérieurs ou des courants internes ; il y a « ses terrains » d'alluvions ou accidentels apportés par la nutri- » tion et par tous les éléments que nous fournit le » monde extérieur. »

« Les maladies chroniques sont les maladies des
» individus. » C'est pour elles surtout qu'il admet
un transformisme, mais rétrograde « substitutions
regressives », tandis que nous disons *progres-
sives*. Cela tient aux idées histologiques de
l'époque ; mais les tissus ou les cellules ne reviennent pas à l'état embryonnaire, comme on le croyait,
leur disparition a lieu par modifications évolutives
lentes. Ch. ROBIN l'avait bien vu et disait que la
cessation de la vie était le dernier point de la
courbe de l'évolution.

Voici la division des maladies chroniques établie
par Pidoux :

1° *Maladies chroniques capitales ou initiales*	Arthritisme (rhumatisme et goutte). Scrofule (Ecrouelles, strumes, lymphatisme). Syphilis.
2° *Mal. chr. mixtes ou intermédiaires (her-pétisme)*	Phlegmasies chroniques de la peau et des muqueuses. Névralgies. Névroses pures ou associées, etc.
3° *Mal. chron. ultimes ou organiques*	Tubercules. Cancers. Affections désorganisa-trices du { Cœur. Cerveau. Reins, etc. Névroses graves.

Ces deux dernières classes procèdent toujours
de la première.

Qu'ajouterai-je à ce tableau magistral ? Qu'il est inutile d'annoncer que c'est cette doctrine qui s'appliquera le mieux à celle du microzyma, dans sa généralité.

*
* *

Si nous allons plus loin, nous remarquerons d'abord que dans les maladies générales, les localisations se font de préférence sur les tissus qui sont en voie d'accroissement intensif, suivant l'âge de l'individu ; l'évolution d'un système anatomique prédispose à son atteinte.

L. O. Cadiat (*Traité d'anatomie générale*) pose les deux lois suivantes :

1º Toutes les maladies spontanées, toutes celles qui ne sont pas engendrées par une action extérieure violente, sont des maladies de systèmes ;

2º Dans les maladies générales, constitutionnelles, les déterminations locales ne se produisent pas sur tous les systèmes simultanément. Elles les envahissent successivement et dans un ordre marqué par la période de la maladie.

Le même auteur s'élève aussi contre les entités morbides. « L'étude des conditions extérieures nui-
» sibles aux éléments et aux liquides de l'orga-
» nisme devrait donc appeler toute la sollicitude du
» médecin (*loc. cit.*, p. 42). »

« Mais la médecine n'en est pas encore venue à
» professer comme vérités démontrées, que la
» plupart des lésions d'organes ont comme causes
» primitives des maladies générales (totius subs-
» tantiœ), que ces états généraux morbides peuvent
» être déterminés dans leurs manifestations, qu'ils

» ont leur loi de développement et d'évolution ».
« Cependant, pour quiconque a pénétré tant
» soit peu dans l'étude de la vie unicellulaire ; qui
» a vu tant d'états différents, tant de manifesta-
» tions diverses de la vie sur la matière organisée,
» sous la même forme extérieure ; qui s'est bien
» pénétré de cette idée que là où existaient les
» maladies virulentes les plus manifestes, l'ana-
» lyse microscopique des éléments poussée aussi
» loin que possible les montrait toujours avec les
» mêmes caractères morphologiques ; s'impose
» comme vérité incontestable la notion des états
» moléculaires et des changements d'états isomé-
» riques, comme cause des altérations de toute la
» substance des organismes vivants, et la maladie
» générale n'est plus une entité ».

Il me faut encore citer, parmi ceux qui se sont
élevés contre la notion des entités, le Dr H. Bou-
CHER (*Études sur les entités morbides*, Paris, 1895).

*
*

Non, la maladie n'est pas produite par la lutte
de deux organismes antagonistes, par le *struggle
for life* ; le parasitisme très restreint qui s'observe
dans la nature et qu'à une certaine époque on nommait le parasitisme vrai, ne produit jamais de phénomènes comparables aux maladies qu'actuellement on qualifie faussement de microbiennes.

La lutte pour la vie, n'est pas une loi naturelle,
mais une loi artificielle de Société ; les espèces ne
s'éteignent pas par la concurrence vitale, elles disparaissent d'elles-mêmes par suite du changement
de milieu ; il est vrai que la prédominance d'une

espèce due à l'action d'un milieu déterminé peut contribuer à son altération ultérieure et à la disparition d'une autre espèce, mais la lutte n'est pas directe. Au pied d'un arbre touffu ne poussent pas les fleurs, parce que la nourriture est insuffisante en partie, mais surtout parce que l'ombrage change le milieu nécessaire aux échanges ; l'homme n'anéantit pas tant les animaux sauvages ou nuisibles qui sont assez prolifiques, par l'extermination d'une lutte implacable, que par le défrichement des lieux incultes et la disparition des forêts.

A l'état naturel idéal, l'antagonisme n'existe point et tout concourt vers le bonheur suprême par l'évolution continue ; les individus (microzymas) se groupent fraternellement (cellules) ou restent libres en dehors de l'association, les groupes peuvent vivre indépendants formant des organismes spéciaux autonomes ou s'assembler en colonies ; un individu (microzyma) libre ou détaché d'un groupe peut aller dans un autre groupe pour l'accroître ou faire un remplacement, tandis que le groupe d'où il sort est diminué mais n'en vit pas moins ; enfin d'après les conditions extérieures, les besoins, les groupes peuvent se dissocier amicalement en unités qui se reformeront en espèces différentes ; dans les groupements complexes, il y aura des portions qui se spécialiseront, de même que pourront le faire les individus dans le groupe. C'est l'évolution dans toute sa splendeur ; la dissociation des groupes n'est que le prélude de l'évolution d'adaptation pour le progrès et le bien-être général des individus, pour la rénovation. Point de parasitisme, point de lutte, la *Société Anarchique* représente la vie évolutive idéale de l'univers animé.

Au contraire, dans la Société actuelle qui a développé cette fausse notion du *struggle for life*, tout est lutte, tout est antagonisme ; ici le producteur épuisé par son travail, se trouve facilement dépouillé par le parasite qui vit de sa substance ; prolétariat et capitalisme, terrain et microbe. La doctrine parasitaire copiée sur l'organisation sociale actuelle, est tout aussi défectueuse et fausse qu'elle, et s'éloigne tout autant de l'état naturel des choses, elle est contraire à l'évolution normale et continue.

***

Ecoutez Ch. Robin *(Traité des humeurs)* :
« Faute d'une éducation expérimentale physique
» et chimique, les médecins accueillent avec em-
» pressement toutes les théories qui consistent à
» attribuer les maladies miasmiatiques et virulentes
» à l'introduction dans l'organisme d'animaux ou
» de végétaux invisibles, mais doués d'une action
» d'une merveilleuse énergie, à regarder comme
» cause primitive et essentielle des phénomènes
» observés les êtres de cet ordre, dont le dévelop-
» pement n'est qu'un épiphénomène de l'altération
» primordiale. Ces vues sont séduisantes, mais
» malheureusement elles suppriment la nécessité
» de connaître les faits relatifs à la constitution de
» la substance organisée, de sa naissance, de son
» évolution, de ses propriétés spéciales et de ses
» altérations. Il n'y a plus, en effet, à se préoccu-
» per de ces questions, puisque la matière organi-
» sée est alors considérée comme passive devant
» les attaques des corps étrangers qui s'y implan-

» tent, et comme n'ayant pu se modifier par le fait
» de ses actions propres et de ses relations molécu-
» laires avec les milieux ambiants. »

*
* *

Nous allons donc passer rapidement en revue le
schema de la maladie d'après la théorie microzymienne. Elle peut être spontanée ou provoquée, en
un mot naître par autogénie ou par contagion, ce
dernier mode dérivant forcément du premier.

La *maladie spontanée aiguë*, comme le disait si
bien Pidoux est une *autotoxie*, mais due à un changement du milieu intérieur, qui se ramène toujours
à une cause physiologique due aux influences suivantes :

Modifications du milieu intérieur
{
Causes externes {
Variations cosmiques.
— météorologiques.
Traumatismes divers.

Causes internes {
Intoxications alimentaires.
Troubles nutritifs.
Troubles nerveux.
}

Les causes externes ont de tous temps été admises comme des plus manifestes et l'on se demande par quelle aberration, les bactériologues
ont pu arriver à ne les considérer que comme accessoires, en dehors du microbe. Nous reparlerons
des variations cosmiques au chapitre suivant en
traitant des épidémies. Que ces causes soient ou
cosmiques, ou thermiques (froid ou chaleur) ou
hygrométriques (humidité, sécheresse) ou baromé-

triques, ou produites par les vents et autres météores du milieu extérieur, leur action est indéniable. Les expériences et faits cliniques de Jourdanet, Viault, Regnard, etc., ont démontré l'influence des altitudes ou des pressions barométriques sur la formation de l'hémoglobine.

Les modifications dues aux causes externes peuvent être d'ordre purement physique. Ne connaissons-nous pas depuis longtemps, l'action des radiations lumineuses sur la croissance ou la nutrition des animaux et végétaux ; les œufs et têtards de grenouille se développent plus vite à l'influence de la lumière (W. Edwards), de même ceux de mouche (J. Béclard) ; la thérapeutique par les divers rayons actiniques, qui prend journellement de plus en plus d'extension en est une preuve convaincante ; ce sont les rayons les plus chimiques, bleus et violets qui sont les plus puissants ; ce sont surtout ceux qui agissent dans les troubles de l'insolation.

Les variations caloriques ou purement mécaniques ont démontré leur influence dans les nombreuses expériences entreprises en tératologie.

L'électricité si utilisée comme modificateur, agit de même dans l'atmosphère ; le malaise des temps d'orage tient plus à l'état électrique qu'à la chaleur ou à la pression atmosphérique ; dans les journées orageuses, nous voyons les matières organiques se putréfier avec une rapidité non en rapport avec le degré calorique et qu'on n'obtiendrait pas dans une étuve artificielle à température constante.

Grandeau a montré que sans électricité atmosphérique, les plantes élaborent 50 à 60 o/o en moins : d'Arsonval a nettement mis en relief l'action des différentes formes d'électricité sur l'organisme vivant, etc.

***

Les causes externes peuvent être aussi d'origine chimique.

G. Philippon (Acad. de méd., 23 mai 1893) a démontré que l'oxygène comprimé détermine chez animaux à sang chaud des produits nocifs, mais peu stables.

D'Arsonval (Soc. biol., mai 1891) fait voir que les vapeurs nitreuses et ozonisées sont dangereuses, or, elles se présentent dans l'atmosphère surtout après les orages ; Girard (Acad. de Sc., août 1891) prétend que l'ozone transforme l'albumine en fibrine et l'hémoglobine en oxyhémoglobine ; Butte et Peyron (Soc. biol., 21 juillet 1894) disent que l'ozone ralentit les combustions de l'économie et Labbé et Oudin (Congrès de Caen, 13 août 1894) annoncent que l'ozone augmente l'oxyhémoglobine et donne une activité de réduction plus grande, etc.

De plus, les émanations volatiles des plantes et des animaux, de l'homme, ont une action manifeste et néfaste ; Brown-Sequard et d'Arsonval l'ont mis hors de doute pour les émanations pulmonaires.

Enfin, les gaz délétères, tels que l'acide carbonique, l'oxyde de carbone, l'acide sulfhydrique, les vapeurs diverses, émis dans l'atmosphère par les procédés industriels ou économiques, peuvent fortement modifier l'organisme vivant pour apporter

le malaise, des troubles lents ou l'intoxication violente, suivant la dose et les conditions.

Somme toute, les origines extérieures peuvent
résulter soit d'une accélération, soit d'un ralentissement des phénomènes de nutrition et d'innerva-
tion, ou d'un trouble des échanges par suite d'une
sursaturation ou d'un épuisement, ou par action
chimique directe. Le mécanisme ne diffère pas de
celui que nous allons développer plus loin.

Parmi les causes internes, nous trouvons en première ligne les intoxications alimentaires et médicamenteuses ; ce sont elles qui ont fait presque
tous les frais de la doctrine des auto-intoxications,
jusque ces dernières années où le rôle de la cellule apparut nettement, mais tint toujours un rang
subalterne.

L'opinion était que les matières toxiques fabriquées dans l'estomac ou l'intestin étaient resorbées,
et passant dans l'économie domestique par l'intermédiaire de la circulation, l'empoisonnaient d'une
façon plus ou moins lente ; si les émonctoires ne
les éliminaient pas rapidement elles amenaient des
dégénérescences cellulaires ou des modifications
nerveuses ou vaso-motrices qui créaient ainsi un
cercle vicieux.

Ce n'étaient pas des auto-intoxications au sens
propre du mot, ces dernières provenant de troubles
de nutrition, défaut d'assimilation ou d'élimination
des produits normaux.

Quant aux troubles nerveux, ils ont aussi une
influence énorme, ne suffirait-il pour le démontrer

que de citer les fièvres et diarrhées survenant sous l'influence d'émotions ou de chocs moraux ; ces derniers provoquent quelquefois des états bizarres: Féré (Soc. biol., 19 octobre 1895) a cité une personne qui, à la suite d'une violente émotion ne put plus supporter la belladone qu'elle absorbait bien auparavant.

D'ailleurs Binet et Vaschide (Acad. de Sc. 4 janvier 1897) ont fait voir que toutes les expériences de psychologie de courte durée augmentaient la pression sanguine. Les résultats de la psychothérapie et même de l'autothérapie psychique sont des preuves convaincantes de ces influences nerveuses. Tout le monde admet, de plus, que les troubles de circulation, les phénomènes vaso-moteurs, sont sous la dépendance du système nerveux.

Les modifications nerveuses, ou sont primitivement la cause de modifications nutritives ou en sont le résultat, d'où création d'un cercle vicieux, et en tous cas la résultante est une action d'ordre chimique.

Les troubles nutritifs ont été mis en partie en relief par l'école Bouchard, qui a créé les maladies par ralentissement de la nutrition; l'étude chimique de la vie cellulaire nous a montré que l'augmentation de nutrition entravait les échanges et, par suite, diminuait l'activité de la cellule; d'un autre côté, le défaut de nutrition force les microzymas à vivre à leurs dépens et, dans ce cas encore. il se produit, comme dans le cas précédent, une surabondance de produits toxiques.

Si l'alimentation introduit des matières poisons, ou si la circulation les amène d'un endroit localement malade (début d'une maladie générale), la cellule arrête sa nutrition et les effets morbides se somment. Que la nutrition soit en excès ou en défaut, il y a toujours modification chimique du milieu intérieur.

***

Nous avons vu comment fonctionnent les microzymas associés dans leur milieu normal ; voyons maintenant comment ils se comportent dans un milieu perturbé qui les imprègne.

Le premier effet, celui que les expérimentateurs ont constaté par l'injection vasculaire ou sous-cutanée de produits divers et de toxines, est la tendance hyperplasique ; les microzymas fabriquent leurs zymases naturelles en plus grande abondance pour détruire les poisons et ramener au milieu normal, ils croissent et se multiplient ; l'action se produit sur l'élément dit noble, comme sur le tissu conjonctif où les microzymas, libres en réseau, ou associés en leucocytes, se multiplient rapidement et se forment en grand nombre ; la dilatation vaso-motrice directe ou réflexe qui a toujours lieu (phénomène de défense) apporte une surabondance d'aliments, et les éléments augmentent en volume ou numériquement leurs associations.

Si le milieu intérieur a été peu perturbé, tout rentre bientôt dans l'ordre, et le résultat semble, après les crises éliminatoires par les émonctoires, avoir été un bienfait, une stimulation de l'organisme ; c'est ainsi que l'on remarque, chez les individus jeunes, des accroissements généraux ou locaux, et de même qu'il y a une fièvre de croissance, on peut dire aussi que la fièvre grandit. Le phénomène fébrile est le résultat de la somme calorique des actions chimiques produites par les zymases.

Si, au contraire, le milieu intérieur a été fortement modifié, comme nous avons vu que l'évolution nutritive amenait forcément un arrêt dans l'accroissement, la suralimentation fournie par la vaso-dilatation augmente l'intoxication et les microzymas sont imbibés de déchets toxiques contre lesquels leurs zymases sont impuissantes ; ils changent leur fonction en vertu de la grande loi d'adaptation au milieu, ils sécrètent des zymases différentes qui, charriées par le courant circulatoire, augmentent la perturbation chimique par leur rôle anormal, et la maladie croît sans cesse.

Il semblerait ainsi que le but dut être fatal, mais dans les maladies générales spontanées, le maximum d'action se porte sur certains systèmes, d'après surtout les lois de CADIAT et celle de l'hérédité, de sorte que si les organes émonctoires qui, heureusement, sont généralement les plus résistants, sont légèrement atteints, ils produisent les crises si bien entrevues par les anciens ; tous ces organes excités, sécrètent abondamment les urines, les sueurs, les matières intestinales (diarrhées) et des produits volatils ou autres par le poumon et la peau ; l'élimination rapide et abondante chez un individu abattu par la fièvre, qui n'absorbe pas d'aliments, diminue le milieu intérieur et la réaction a lieu par insuffisance nutritive ; une hémorragie, une saignée, une dérivation peuvent produire le même résultat et même le provoquer.

Il peut arriver aussi que la crise émonctoriale

dépasse le but et soit une nouvelle cause d'épuisement par insuffisance générale ; dans ce cas, tout est perdu.

*
* *

Mais si la crise est tardive, insuffisante ou nulle, il se passe des actions destructives plus ou moins étendues, puis la mort de l'individu. Dans le premier cas, le tissu ou l'organe le plus lésé voit ses cellules se dissocier, les microzymas devenir libres, essayer de s'associer à nouveau, mais vainement, pour fournir les globules de pus, ou rester à l'état libre en évoluant sous forme de bactéries ou bacilles avec leurs zymases toxiques qui aggravent les phénomènes que combattront les crises ; il arrive, dans les cas foudroyants, que l'évolution du microzyma en bactérie n'a pas le temps de se produire du vivant de l'individu, tandis que souvent la mort procède de l'extension de la dissociation et de la transformation, qui se fait ou s'accentue toujours après. Ainsi, le microbe n'est pas la cause de la maladie, mais le résultat ; il sera, d'ailleurs, un agent de contagion.

On le voit, tous les intermédiaires sont faciles à expliquer.

Dans le cas où la terminaison est favorable, une fois la convalescence terminée, l'organisme n'est pas toujours indemne d'accidents consécutifs ; les troubles à distance s'expliquent facilement. Nous savons que certains tissus (nerveux, hépatique, etc.), fixent les zymases avec énergie, surtout les ferments anormaux qui, par leur action continue, amèneront, ou l'évolution d'une affection chronique ou les dégénérescences lentes et les scléroses.

Nous avons vu que la sclérose résulte toujours d'une hypernutrition normale ou toxique, c'est l'évolution fatale du tissu connectif. Ainsi, les leucomaïnes, les ptomaïnes et autres produits excrémentitiels s'éliminent plus ou moins rapidement, tandis que les zymases modificatrices se fixent en certains organes ; les producteurs subsistent. Voilà pourquoi, en pathologie comme en physiologie, l'action des ferments solubles est prédominante sur celle des poisons ; les zymases fixées sont les causes des phénomènes dont l'accumulation amène les accidents tardifs, néphrites, hépatites, névroses, scléroses diverses, etc. Cette notion s'affirmera encore dans la contagion.

L'histolyse qui amène la dissociation microzymienne ou la thrombose qui isole une portion d'organe, sont dues à des zymases dissociantes ou coagulantes ; les épanchements séreux ou puriformes et les exsudats ou fausses-membranes, proviennent de causes identiques ; A. Béchamp et J. Béchamp ont montré qu'à côté de tout liquide séreux normal ou pathologique, existait sa zymase productrice ; ces deux sortes de ferments peuvent d'ailleurs se succéder, des adhérences fibrineuses suivent souvent les épanchements ; elles peuvent même coexister.

*
* *

La puissance de la maladie, qui forme la détermination clinique et a faussement donné naissance aux entités, est due à la nature chimique de l'évolution zymasique des microzymas ; elle tient à ce que la zymase est ou dissociante, ou coagulante, ou toxique. Prenons par exemple les angines ; d'après cet ordre nous aurons, les angines érythémateuses, simples réactions, puis les angines phlegmoneuses, ensuite les angines membraneuses et enfin les toxiques.

On voit, comme le disait PIDOUX, que ce n'est pas l'intensité qui donne la puissance ; pour nous c'est la nature zymasique de la déviation physiologique du microzyma. Entre la congestion pulmonaire et la pneumonie, il y a comme différence que dans un cas les microzymas pulmonaires sécrètent un liquide albumineux et dans l'autre de la fibrine (zymase dissociante et zymase coagulante), dans l'hépatisation grise, la dislocation cellulaire, la dissociation microzymienne marque une puissance diverse, ce n'est plus une pneumonie, c'est un flegmon aigu du poumon ; de même ce que les anciens appelaient l'érysipèle du poumon est la puissance qui précède immédiatement la congestion pulmonaire, c'est le stade érythémateux ou franchement inflammatoire.

Dans les pleurésies n'avons-nous pas les puissances diverses, inflammatoire, séreuse, fibrineuse, adhésive, purulente, lesquelles peuvent d'ailleurs se greffer les unes sur les autres successivement. Ce sont des considérations entrêmement importantes au point de vue de l'indication thérapeutique ; nous n'oublierons pas surtout pour la compréhension de ces phénomènes et pour l'intervention, que si les zymases peuvent vivre en bons termes, elles peuvent aussi être antagonistes et se détruire ou annihiler leurs actions.

Ainsi les microzymas libérés par l'auto-digestion de la cellule, sous l'influence des zymases anormales qu'ils sécrètent, évoluent en microzymas morbides ou microcoques, bactéries, bacilles, vibrions, etc, avec pus ou non suivant les cas. Il arrive quelquefois que les zymases sécrétées sont protéolytiques au lieu d'être simplement cyto-hydrolitiques, et alors elles digèrent leurs microzymas et les produits de la destruction peuvent être privés de vie, ce qui est rare. Les pus amicrobiens peuvent s'expliquer ainsi ou par l'emploi complet des mycrozymas libérés pour reconstruire les globules de pus.

⁎

Quant aux *maladies chroniques*, elles résultent de modifications chimiques lentes et de faible intensité, dues au genre de vie des individus ou aux climats et habitations, lorsqu'elles ne succèdent pas à un état aigu comme nous l'avons vu. Une grande question domine leur histoire, c'est, comme le disait PIDOUX, qu'elles sont des maladies personnelles où l'hérédité entre en jeu pour une grande part et où la transformation est de règle.

L'hérédité s'explique par une imprégnation chronique d'origine zymasique, inhérente aux microzymas spermatozoïdiques et ovulaires des procréateurs. Une fois la fécondation réussie et l'œuf formé, l'ascendant paternel n'a plus d'influence, tandis que par l'intermédiaire du placenta, le chimisme de la mère influe sur celui de l'enfant pendant toute la grossesse ; or comme c'est pendant la formation embryonnaire que se produit la spécialisation la plus active, que c'est à cette époque que peut seulement se montrer la phase évolutive des êtres, que c'est aussi le moment où les imprégnations chimiques sont les plus fortes (voir les expériences des tératologistes et surtout de FÉRÉ, CHARRIN et GLEY), on voit l'importance de cette période et les conséquences des moindres troubles. L'hérédité donne un déterminisme général qui se modifie suivant les individus, suivant les milieux et l'âge des maladies, envahissant les systèmes dans un ordre déterminé, semblant aller de la périphérie au centre, mais où la notion de tissu prédomine.

L'hérédité, produit de deux facteurs ascendants distincts qui s'influencent réciproquement. ne peut pas être spécifique, d'après ce que nous avons dit surtout des influences de la gestation ; un goutteux, un diabétique, un adipeux, un névropathe, peuvent être de la même souche, en ne présentant que quelques caractères communs.

Ce n'est pas ici le lieu pour envisager la notion histologique de l'hérédité, qui nous montre dans les phénomènes de reproduction cellulaire le partage égal des microzymas, non indifféremment, mais après bourgeonnement direct de chacun, et dans ceux de la fécondation la fusion de ces mêmes éléments ; on peut dire que les phénomènes de Karyokynèse forment la plus belle démonstration de la théorie microzymienne.

Là encore, domine la grande loi de l'adaption aux milieux, le chimisme général peut être changé par les influences extérieures ; l'hérédité est modifiée par l'ambiance, chez les descendants, et celle-ci peut annihiler celle-là.

Quant à la question du transformisme des mala-

dies chroniques dans la succession des états morbides, le tableau de Pidoux suffit à en donner la loi
générale.

Les maladies chroniques, soit qu'elles succèdent
à des états aigus, soit qu'elles proviennent de
l'hérédité ou d'une spontanéité lente et progressive,
ont pour module la diminution de l'activité microzymienne dans les cellules et une facile désorientation physiologique. Ce ralentissement conduit toujours à la surchage excrémentitielle de produits
mal élaborés qui provoquent les troubles, amènent
ici, l'encrassement des tissus par des produits
peu solubles et peu toxiques (dépôts lithiasiques,
uratiques, tophi, etc.), là, les dégénérescences cellulaires, graisseuses, pigmentaires, athéromateuses;
souvent l'évolution du tissu connectif (scléroses,
cirrhoses) qui étouffe le parenchyme mécaniquement ; ailleurs c'est l'évolution des cellules suivant un mode anormal qui édifie un tissu aberrant
ou nouveau (cancer, tumeurs, tubercules, etc.) qui
peut se détruire ensuite (gommes, caséification,
abcès froids, ulcères, etc.) par un processus général d'histolyse microzymienne sous l'influence des
zymases.

Ainsi, pour les maladies aiguës comme pour les
chroniques, il y a unité de plan.

Les *maladies provoquées* le sont à la suite de traumatismes ou par la contagion, locales au début,
elles se généralisent facilement surtout dans le
second cas.

Le traumatisme provoque soit des épanchements

séreux, soit sanguins, qui peuvent devenir purulents, soit des pertes de substances (plaies).

S'il a lieu chez un individu sain, l'attrition des tissus se répare vivement, les cellules atteintes privées de nourriture par leur séparation partielle ou totale de l'organe, se désagrègent en microzymas, mais les réflexes nerveux mettant en jeu les vasomoteurs, le liquide nourricier, plus abondamment fourni, remet les microzymas dans un milieu normal et ils s'agrègent à nouveau en cellules plasmatiques et lymphatiques, les unes reconstituant la trame connective, les autres repassant dans la circulation lymphatique après avoir dissous ou entraîné les produits non vivants ; suivant les degrés d'intensité, il y a formation ou non de tissu cicatriciel qui est une sclérose locale, et quelquefois les cellules du parenchyme s'hypertrophient, se multiplient et réparent la perte de tissu.

Paul CARNOT, qui a bien étudié les régénérations d'organes a, en même temps (*Presse Médicale*, janvier 1900), mis sur la voie des circonstances qui les favorisent ; il ressort de ses travaux, pour moi, que les zymases organiques entrent principalement en ligne de compte, et cela se comprend, car elles tendent à remettre les cellules lésées en leur milieu normal ; l'*organothérapie* active donc les réparations.

Si l'individu n'est pas sain, ou se trouve affaibli, les microzymas dérivés de l'histolyse cellulaire, font des efforts infructueux d'agrégation qui ne peuvent vivre et restent à l'état de globules inachevés et inactifs, qui, avec les microzymas restés libres ou évolués en bactéries, forment le pus ; les zymases sécrétées par ces éléments anormaux peuvent, suivant le degré de faiblesse de l'organisme, avoir une action minime (le pus disparaît au bout d'un certain temps), ou étendre le mal de proche en proche par dissociation de contact (abcès, phlegmons, fusées purulentes, etc.) ou passer dans la circulation et amener une maladie aiguë (auto-infection générale).

Point n'est besoin d'un microbe étranger pour former les infections purulentes ou gangréneuses, le mal naît sur place, le germe est auto-individuel, mais il peut alors produire la contagion comme nous le verrons plus loin.

La suppuration des plaies mérite de nous arrêter un instant. L'origine du pus et des bactéries ne diffère pas du mode général indiqué plus haut, et ces produits microzymiens chez un individu sain, dûs à ce que les tissus au contact de l'air sont dans un milieu anormal, ne jouent que le rôle de ferments simples non pathogènes ; mais lorsque la plaie est mal nourrie pour cause locale ou générale, comme dans les grandes plaies contuses et les écrasements étendus, ou chez des individus malades et débiles, il n'en est plus de même, le rôle zymasique change et l'infection succède.

Ce que les anciens appelaient lymphe plastique ou pus louable, suivant le degré d'activité réparatrice et l'aspect du produit, peut être inoculé sans danger en assez forte quantité ; il n'en est plus de même d'un pus de mauvais aspect venant d'uné plaie mal irriguée ou malsaine, c'est un ferment contagieux ; j'ai souvent vérifié ces faits. Les suppurations abondantes qui se faisaient sous les pansements ouatés d'Alphonse Guérin, fourmillaient de microbes et n'étaient nullement dangereuses.

J'ai montré en 1897 (L'aristol et la chirurgie réparatrice, *France médicale*) qu'il fallait, dans une large perte de substance, favoriser la suppuration louable pour activer le bourgeonnement et éviter les cicatrices difformes; en surveillant la plaie et en maintenant une propreté rigoureuse pour éviter la corruption de ce liquide excrémentitiel normal, on comble les vides qu'une cicatrisation sous-crustacée ou sous une poudre antiseptique ne pourrait réparer. D'ailleurs, il y a toujours suppuration dans les plaies contuses étendues, malgré les antiseptiques, et quelquefois d'autant plus abondante qu'on emploie un parasiticide fort et concentré.

L'accès de l'air froid entrave la cicatrisation, c'est une vérité connue dès l'antiquité, aussi la nature a-t-elle employé la formation d'une croûte résistante pour protéger la plaie, et c'est sous ce protecteur que la cicatrisation se fait rapidement chez les individus sains. Les bons effets des pansements ouatés tiennent tout entiers, non dans la filtration de l'air, mais dans le maintien d'une compression douce et égale, dans celui de la chaleur normale, dans l'absorption des liquides qui empêche leur stagnation et leur corruption secondaire par l'accès de l'air, dans la libre perspiration de la plaie et de la peau. Aussi, en dehors des pansements humides, doit-on rigoureusement bannir un enveloppement obturant avec des taffetas gommés ou des silks protectives.

Il est maintenant avéré que l'air ne charrie pas les germes pathogènes, et que c'est le chirurgien qui

transporte directement ou indirectement les germes
morbides, détritus venus d'un malade antérieur,
d'où la rigoureuse propreté qu'il doit maintenir sur
lui et autour de lui ; mais l'air peut avoir une action néfaste sur les plaies, s'il est chargé des produits volatils issus de la transpiration cutanée et
pulmonaire qui s'accumulent dans les endroits en-
combrés. Je suis porté à penser qu'il y a des zymases volatiles qui déterminent les cas spontanés
d'infections puerpérales ou de la pourriture d'hôpital, et que ces maladies sont loin d'être toujours
transmises par contage. (V. *Épidémies*, ch. IV.)

***

L'*antiseptie* est utile en ce sens qu'elle détruit les
microzymas morbides, mais l'aseptie est suffisante
quand on opère chez des individus à bon état général et non infectés localement, tout le monde est
d'accord à cet égard ; je dirai plus, l'antiseptie est
insuffisante souvent chez ceux qui possèdent un
organisme délabré, et il ne faut pas rejeter sur
l'opérateur un manque de soins antiseptiques, mais
incriminer la pénurie réparatoire du milieu organique.

La bactériologie a voulu faire disparaître l'influence du shock opératoire, avérée par des faits
probants, et ramener tout à une contamination. Le
traumatisme amène des réflexes aussi puissants
que les chocs moraux ou les influences nerveuses,
et il peut troubler la nutrition, par suite entraver
la réparation des plaies à un point tel qu'il se forme
une histolyse, une suppuration, au lieu d'une cicatrisation, en l'absence de tout contage ; c'est pour-

quoi la furie opératoire est un crime et le nombre des victimes qu'elle fait est considérable.

Examinez ces cas où la mort arrive assez rapidement chez des personnes semblant fortes, après des laparatomies ou des cures de hernies ; on fait l'autopsie, on ne trouve rien ; quelquefois on découvre une minime quantité de pus, et l'on se figure faussement qu'il y a eu infection ; non, la victime n'a pas succombé avec des accidents infectieux ordinaires (sauf dans les cas où il y avait infection ou suppuration locale au lieu d'opération). et le pus est un produit d'histolyse normale résultant d'un essai infructueux de réparation ; souvent aussi on ne trouve qu'une minime quantité d'un liquide plus ou moins sanguinolent chargé de microcoques ou de bactérium coli commune, et l'on met encore tout sur le dos d'une faute antiseptique, alors que c'est le résultat normal de l'histolyse post-mortem.

J'irai encore plus loin, je dirai l'antiseptie est nuisible dans les cas de plaies simples, où il n'y a pas d'infection antérieure.

D'après la théorie microbienne, quel doit être le rôle de l'antiseptique ? De tuer le microbe.

Le microbe est un élément de la nature des microzymas normaux, dont il dérive ; tout agent capable de l'anéantir détruira le tissu normal jusqu'à une certaine profondeur, il ajoutera un traumatisme ; en effet, la plupart des antiseptiques sont inutiles et inefficaces s'ils ne sont employés à dose coagulante, ce qui fait un caustique léger ; les plaies lavées à l'eau bouillie tiède ou à l'eau salée et isolées simplement par du coton hydrophile se réparent plus promptement que celles traitées avec les liquides préconisés actuellement. Ces drogues sont presque toutes acides, et le milieu normal est alcalin, donc elles troublent la nutrition du tissu ; de plus, les travaux les plus récents sur l'*isotonie* cellulaire, nous permettent d'envisager encore un autre côté du rôle perturbateur de ces liquides.

***

Que sera l'antiseptique dans la théorie microzymienne ? Ce sera l'agent qui décomposera les zymases, en respectant sinon le microzyma libre plus facilement atteint, au moins les cellules. Parmi les principes qui détruisent véritablement les zymases, en dehors de toute action coagulante, il y a le chlorure d'or, le permanganate de potasse et le sublimé étendu, mais ils ne sont pas sans danger pour la cellule, surtout le dernier ; que faire ? Mais prendre l'*eau oxygénée* qui, détruisant énergiquement les zymases, se ramène de suite à l'état d'eau ordinaire, ce qui ne peut nuire aux tissus ; c'est le seul antiseptique véritable.

Actuellement, une campagne est menée en faveur de ce produit que j'ai expérimenté anciennement à ce point de vue (*Soc. de biol.* 1893), mais personne ne l'emploie rationnellement, et il peut offrir des dangers. J'avais surtout entrepris son étude physiologique au point de vue lavage des cavités internes, et j'avais conclu à son rejet, voici pourquoi. Les expérimentateurs antérieurs s'étaient servis des solutions du commerce, lesquelles sont maintenues très acides pour assurer la stabilité du produit qui se décompose facilement à la température ordinaire ; il fallait donc éliminer cette acidité, ce que je faisais en neutralisant la solution qui devenait alors beaucoup plus active et dégageait rapidement son gaz oxygène. Or, les solutions de peroxyde d'hydrogène ainsi obtenues (pouvant dégager 5 à 6 volumes d'oxygène, ce qui est le titre indiqué par les opérateurs actuels), injectées dans les cavités internes, péritoine, vessie, etc., déterminaient d'énormes embolies capillaires gazeuses, arrêtant la circulation et amenant la mort assez rapidement. Ces résultats m'avaient empêché d'essayer les lavages intra-utérins chez la femme, but pour lequel j'avais institué ces essais. Dans un utérus malade en dehors de la puerpéralité, il n'y aurait peut-être pas d'inconvénients, mais dans celui où les sinus sont largement béants, ce ne serait pas prudent.

Il ne faut pas oublier de faire comme nos pères du XVIIIᵉ siècle, qui mettaient au premier rang des antiseptiques, la tranquillité de l'esprit et un moral excellent.

Dernièrement, se sont produits des faits qui sont une tuile pour la théorie de l'antiseptie microbienne ; on s'est bien gardé de les propager, je les ai vérifiés, ils sont exacts. D'après les travaux de GUÉORGUIEWSKY, BRUCKER (1). AUGÉ et CASTERET (2), etc. (3), les meilleurs pansements abortifs des panaris et abcès, ceux qui tarissent promptement les suppurations. sont les enveloppements humides avec des solutions plus ou moins concentrées de bicarbonate de soude ; si on leur fait suc-

(1) Thèse Bordeaux, 1898.
(2) *Presse Médicale*, 24 septembre 1898.
(3) Concours médical, 15 octobre 1898.
Depuis : voir SMESTER (*Bulletin Médical*, 18 avril 1900) et mon article : Plaies et Microbes : *Le Médecin*, Bruxelles, 15 juillet 1900).

céder un pansement antiseptique, la suppuration reparaît, elle cesse aussitôt le retour à la solution alcaline.

C'est typique, indéniable ; l'alcalinité favorise la réparation des plaies, le pus ne paraît pas, parce que tous les microzymas se transforment facilement en cellules plasmatiques ou ambulantes, l'alcalinité empêche la perturbation du milieu normal qui est alcalin.

LE RICQUE DE MONCHY, élève de BÉCHAMP, a démontré (loc. cit.), il y a près de 35 ans, que ces solutions contenaient de nombreux ferments, et les bactériologues enseignent comme notion courante, que la pullulation des micro-organismes est favorisée par ces milieux. Que font donc ces pauvres microbes pour ennuyer les microbiologistes ? Voilà qu'ils ne veulent plus se montrer dans les pansements avec les liquides qui doivent les favoriser, et qu'ils abondent dans les milieux acides où ils devraient périr ?

Ces faits valent leur pesant d'or contre la théorie microbienne et comme confirmation de la théorie microzymienne.

Pour nous, le meilleur antiseptique est celui qui maintient les tissus dans leur milieu normal, chez un blessé placé au repos, dans le calme absolu et la plus grande tranquillité d'esprit, en dehors de toute émotion.

Passons maintenant au mécanisme de la *Contagion*.

Le microzyma morbide, issu d'un organisme devenu spontanément malade, avec sa zymase, est un

modificateur puissant des fermentations physiologiques sur lesquelles il peut occasionner une orientation déterminante ; le microzyma normal au contact de la zymase toxique tend à se modifier, se
trouvant dans un milieu que son similaire a produit,
il tend à s'y adapter et à sécréter une zymase semblable ; c'est la communication d'un ébranlement
déterminé pour un assemblage défini, état moléculaire particulier caractérisant l'espèce zymasique.

*La contagion est un changement de fonction simi-
laire par apport.*

On a comparé les *contages-virus* aux *venins*, il ne
peut y avoir de comparaison plus juste, car les travaux les plus récents sur les venins et sangs venimeux nous prouvent qu'ils agissent par leurs corps
zymasiques. Même, certaines zymases d'origine végétale agissent de même, et comme les zymases
animales injectées sous la peau, elles provoquent
des effets toxiques violents.

Ingérées par voie stomacale, leur action est beaucoup réduite ou détruite, parce que, ou le milieu
acide leur est contraire (on sait que certaines zymases n'agissent que dans un milieu acide, d'autres
dans un alcalin ou un neutre), ou qu'elles sont
désorientées par les zymases intestinales, ou que
leur absorption est lente ; par grandes quantités,
elles peuvent passer dans la circulation et devenir
dangereuses ; les ferments cellulaires, surtout ceux
des glandes, ont la propriété de détruire les zymases
anormales ou de les fixer. Cependant, le fait n'est
pas général, ainsi la ricine (extraite des graines de
ricin) est très toxique par voie intestinale.

Examinons par exemple la zymase des graines
de Jequirity (abrine ou jéquiritine), étudiée pour

la première fois par J. Béchamp et A. Dujardin (C. R., Acad. d. Sc. 1885, t. CI, p. 70 et 190), puis plus tard par Kohlert et Stilmark, Erlich, Repin ; son action est des plus typiques. Instillée sur la conjonctive, elle provoque une congestion intense, la purulence des fausses membranes et souvent la nécrose. Sous la peau, en quantité même minime, elle n'agit pas immédiatement, mais après une période *d'incubation*, il se produit un œdème ou une élimination morbide suivant la dose, puis de la diarrhée, des convulsions, des paralysies et la mort ; les antiseptiques ordinaires autres que ceux que nous avons signalés plus haut, ont peu d'action. Par des doses minimes et répétées à intervalles, on peut produire des phénomènes de vaccination, que nous étudierons plus loin.

Les zymases en injection sous-cutanée ou intraveineuse produisent de la fièvre ; le fait a été démontré pour la première fois par Roussy avec l'invertine (*pyrétogénine*) qu'il extrayait de la levure de bière (*Bull. Acad. Méd.* Paris, 12 février et 12 mars 1889) et dont il me montra les effets (fin 1890) au Collège de France.

C'est par ces faits, qu'il est permis de penser que *la contagion peut être purement zymasique*, en dehors du microzyma.

La *contagion microzymienne* est plus efficace, en ce sens que le producteur reste sur place, mais il ne faut pas trop tabler sur cette permanence, car dans un organisme bien équilibré et résistant, c'est lui qui subit la modification et perd sa fonction morbide ; les micro-organismes injectés sous la

15.

peau disparaissent rapidement, et ce n'est qu'après une incubation variable que les accidents locaux reparaissent, quelquefois seulement en même temps que les généraux.

Il semblerait que les microzymas morbides ont été digérés par les tissus, mais que leurs zymases fixées par ceux-ci ont continué leur action, puis désorienté les microzymas normaux sous l'influence du milieu nouveau, et amené la dissociation des tissus en microzymas morbides à fonction semblable.

A. GAUTIER prétend que la pepsine et les zymases se reproduisent dans l'organisme, je crois que c'est une erreur d'interprétation qui s'explique facilement par la désorientation morbide et le changement similaire de fonction des microzymas.

En tous cas, il semble que la syphilis et la rage doivent être placées dans les maladies fermentatives produites par de simples zymases chimiques, tout au moins la dernière. Je croirais volontiers que la rougeole qui est plus contagieuse dans la période d'incubation, se propage (à part la spontanéité) par des zymases volatiles. Mais, ces zymases libres ou accompagnées du microzyma, sont toujours issues d'un corps malade.

La présence du microzyma morbide ne suffit généralement pas à prouver la maladie, il faut que le milieu intérieur soit déjà perturbé par les influences extérieures ou les absorptions internes. La contagion n'est qu'un mode restreint de production des maladies, la spontanéité reste la règle.

Lorsque PASTEUR et ses élèves eurent trouvé une des figurations du contage, dans un esprit de généralisation prématuré et cause de la mauvaise voie dans laquelle on s'est engagé, on voulut tout expliquer par la contagion et la spontanéité fut rejetée; on méprisa les observations des anciens et on ramena tout au microbe : des maladies comme la fièvre typhoïde, le choléra, la peste et surtout la tuberculose, réputées anciennement comme peu contagieuses, le devinrent extrêmement du jour au lendemain et on tortura les faits pour satisfaire à cette hypothèse; pour certaines d'entre elles, la fièvre typhoïde, le choléra, on fut bientôt obligé d'écarter l'idée de contage direct et de chercher un véhicule extérieur, l'eau; malheureusement, les micro-organismes issus de ces véhicules étrangers, et présumés auteurs des entités morbides, reproduisent des maladies expérimentales complètement différentes des spontanées, quand ils n'ont pas un effet nul; on ne les rend virulents que par plusieurs passages successifs dans l'animalité; même dans ces cas, leur action n'est pas typique et n'a rien de caractéristique.

L'agent de la contamination joue, dans l'organisme, le rôle du cristal projeté dans une solution saline sursaturée, il détermine l'orientation morphologique du travail moléculaire; la comparaison est assez bonne, car dans les deux cas, il faut un milieu donné et un certain rapport chimique entre le déterminant et le milieu, il faut l'isomorphie.

Un microzyma détermine un processus morbide défini chez un individu préparé déjà spontanément vers ce processus, tandis qu'il reste inerte sur un autre sujet; de là les nombreux insuccès expérimentaux, plus fréquents que les succès. Dans les épidémies (v. chap. suiv.) où les influences cosmiques fabriquent l'orientation, la contagion s'explique et se fait facilement.

Un sujet ne devient tuberculeux par le contage (la spontanéité formant la majorité des cas), que lorsque l'hérédité ou la succession des maladies antérieures, ou les influences étiologiques diverses tendent à l'y faire devenir naturellement; l'agent contagieux avance l'époque d'apparition ou active la détermination, mais il ne produit pas la maladie; il peut aussi fixer le point de départ, la localisation originelle dont l'intensité cache la généralité que prend le mouvement morbide.

*
* *

Nous avons vu, dans le processus des maladies aiguës, que, comme le disait Pidoux, elles sont éliminatoires de leur cause, phénomène expliqué facilement par la théorie microzymienne, fait prouvé par l'observation, mais contradictoire vis-à-vis de la microbiologie.

En effet, quelles que soient les hypothèses diverses émises successivement et rejetées (quatre ou cinq depuis vingt ans), elles ne peuvent expliquer pourquoi, dans une lutte entre deux organismes, les microbes qui n'ont pas pu être expulsés ou anéantis, alors qu'ils étaient en petit nombre, peuvent être vaincus lorsqu'ils se sont prodigieusement multipliés; il devrait y avoir progression continue des micro-organismes, faiblesse accentuée de l'envahi, et terminaison fatale par la mort; si les cellules vivantes produisent des antitoxines (hypothèse du jour), celles-ci doivent agir d'autant plus efficacement que le labeur est moindre; de plus, ces produits qui détruiraient les toxines microbiennes, sauvegarderaient bien l'organisme, mais n'agissant pas sur les ferments figurés, elles n'empêcheraient pas leur pullulation ; je prétends même (dans l'hypothèse bactérienne) qu'elles devraient la favoriser, car nous savons qu'une des principales causes de l'arrêt des cultures microbiennes est la présence de ces produits poisons qui sont leur escorte, et que, si on les élimine, le nombre des individus croît davantage.

Nous avons fait autre part la critique de la phagocytose qui, d'après les pastoriens, concourt à la défense de l'organisme.

Les bactériologues admettent une vie indépendante au microbe, qui pour eux est un être spécifique, répandu dans la nature et créé originellement pour détruire les animaux qui lui sont supérieurs, tandis que pour nous c'est un produit de l'organisme, un microzyma malade, car on ne peut nous le montrer que dans un produit issu de l'individu malade ou souillé par ses résidus morbides : le bacille tuberculeux ne se rencontre pas dans la nature où l'homme n'a pas craché ou été enfoui ; le bactérium coli commune n'est que dans l'eau ou le sol qui ont reçu les matières fécales et pas ailleurs, etc.

De plus, ces végétaux créés, pour vous, comme devant ramener la matière vivante à l'état minéral, qui les réduira eux-mêmes? S'ils se dissolvent d'eux-mêmes sous l'influence des conditions extérieures, vous admettez donc qu'ils peuvent devenir spontanément malades, ce que vous refusez à un être supérieur ? Un végétal relativement très résistant pourrait mourir de lui-même, sous des influences naturelles, tandis qu'un être complexe, beaucoup plus fragile ne le pourrait point ? C'est illogique et antiphilosophique ?

Ce microbe, vous l'obtenez par la culture des différents tissus, même normaux et puisés dans la profondeur du corps à l'abri des germes extérieurs (qui pour nous ne sont que la dispersion des microzymas végétaux et animaux) et vous êtes obligés d'admettre qu'à l'état ordinaire, nous sommes farcis de germes microbiens qui n'attendent qu'une occasion favorable pour se développer, qui guettent notre déchéance organique pour achever la destruction ; mais cette hypothèse, vous ne pouvez l'appuyer sur aucun fait de démonstration directe, vous n'êtes pas en mesure de nous montrer, dans un *tissu normal* n'ayant jamais été en rapport direct avec l'extérieur, un seul de ces germes situé au milieu des éléments figurés ; même dans nombre de produits pathologiques, vos méthodes sont impuissantes à faire la démonstration microscopique.

Cependant ces tissus normaux ou pathologiques, placés dans des milieux convenables, donnent des cultures microbiennes, et bien mieux, j'ajoute que dans les cas où vos bouillons restent stériles, c'est que vous vous y êtes mal pris ou que vos milieux sont insuffisants ; toujours on doit obtenir un résultat positif : il s'agit de mettre le corps à étudier dans des conditions propices.

Mais ces formes bactériennes que vous obtenez ne sont pas dues à des germes passés inaperçus, ce sont des évolutions des microzymas normaux. Cette évolution des tissus, d'habiles observateurs comme TURPIN, PINEAU, POUCHET, FREMY, TRÉCUL (amylobacters) BÉCHAMP, NENCKI, etc., l'ont vue et obtenue expérimentalement ; toutes les phases ont été observées directement, et ils ont vu les débris d'organes se changer en bactéries et les microzymas s'associer en infusoires et levures ; c'est l'observation exacte que ne peut annihiler une expérience rigoureuse faite dans des conditions différentes ; entre l'assertion de MANTEGAZZA, resté courageusement seize heures consécutives (effort inouï) à l'oculaire du microscope, pour constater de visu la transformation et les expériences des ballons de PASTEUR, rigoureusement exactes aussi, mais produisant des milieux et conditions totalement différents, il n'y a pas à hésiter ; dans les sciences biologiques l'observation prime l'expérimentation.

J'ai répété beaucoup de ces expériences, je les ai modifiées d'après les méthodes bactériologiques, j'en ai combiné d'autres, et l'observation directe m'a convaincu. J'ai vu et comme eux j'ai établi ma conviction.

Le microzyma n'est pas une hypothèse, c'est un fait d'observation, et les zymases sont de notion courante ; donc ma théorie ne repose pas sur une imagination, et les hypothèses (qui valent ce que valent les hypothèses) faites pour coordonner les faits sont donc logiques : ces faits histologiques seront développés ultérieurement avec tous les détails ; que les hypothèses puissent être changées c'est dans l'ordre naturel des choses, mais les faits subsisteront.

Ainsi il n'y a pas parasitisme, mais pseudo-parasitisme.

* *
*

L'*Immunité*, cette propriété que possèdent certains individus de résister à la contagion et même à l'inoculation, est naturelle ou artificielle. Je n'entrerai pas dans le détail des diverses hypothèses plus ou moins abandonnées successivement par les bactériologues : accoutumance aux virus atténués, état bactéricide des humeurs, phagocytose naturelle ou provoquée par certaines toxines, production par le microbe d'antitoxines à côté des toxines, etc.

Bouchard et Charrin ont, les premiers, démontré que l'immunité était une propriété cellulaire, et l'opinion actuelle parmi les microbiologues est que l'organisme sécrète une antitoxine ; pour Metschnikoff, le père du mélodrame phagocytaire, c'est le leucocyte qui sécrète cette antitoxine, pour les autres ce sont les cellules de l'organisme tout entier ; les virus exciteraient les cellules normales à produire des contrepoisons spécifiques ; A. Gautier ne pense pas à cette spécificité et même admet qu'on pourrait y arriver par un vaccin purement chimique ; nous répèterons que les antitoxines sont les zymases naturelles de l'organisme.

Mais ces hypothèses difficiles à élaborer dans la théorie microbienne découlent naturellement de la théorie microzymienne. De même que l'élimination morbide de la maladie est incompréhensible avec les bactériens, de même le problème de l'immunité qu'ils entrevoient maintenant ne peut se dégager nettement.

Envisageons d'abord l'immunité naturelle ; comme nous avons démontré que la maladie est presque toujours spontanée et due à des modifications du milieu intérieur, sous des influences externes ou internes, il n'est pas étonnant de voir des microzymas originairement ou héréditairement résistants aux changements ; ne savons-nous pas que même les bactéries présentent une résistance variable avec les procédés de culture ?

Les microzymas possèdent, on pourrait dire, une irritabilité spéciale, une susceptibilité qui les rend plus ou moins vulnérables ; leurs sécrétions zymasiques sont plus actives et leurs zymases plus puissantes peuvent par conséquent ou dissocier facilement les produits morbides inoculés ou maintenir la constance du milieu.

Nous avons vu, qu'en présence de faibles doses de produits étrangers, la première réaction qui se fait est une hypernutrition suivie d'hyperplasie pour augmenter la formation des zymases normales éliminatoires ; dans l'immunité naturelle cette phase n'est pas nécessaire.

Dans l'organisme, plus la maladie est aiguë, plus la réaction est violente, jusqu'à une certaine limite que nous avons étudiée, mais il peut y avoir tous les intermédiaires et c'est la qualité des microzymas qui fait qu'un individu ne subit que des atteintes légères, tandis qu'un autre est rapidement enlevé, à modification originelle égale du milieu.

*
* *

Dans l'immunité acquise par vaccination ou maladie antérieure, il faut bien mettre en relief une considération dérivée des lois de CADIAT. L'immunité peut n'être qu'apparente, certaines maladies ne se présentent qu'à des âges déterminés ou ne sont que des réactions de systèmes anatomiques en voie d'évolution ; lorsqu'une première atteinte a eu lieu, il ne peut y en avoir une autre par suite du vieillissement de l'organisme ou parce que le système anatomique a achevé son évolution ; la preuve de ce fait est en ce que les récidives de ces maladies soi-disant immunisantes se montrent surtout quand les individus atteints pour la première fois l'ont été vers la limite inférieure de l'âge où la maladie peut se déclarer ; il n'y a pas de règle sans exception, mais ce n'en est pas moins la règle.

Cependant, l'immunisation s'explique facilement de deux façons : 1° le système atteint est saturé par les zymases naturelles éliminatrices sécrétées en surabondance et dont le surplus reste fixé dans les tissus après la guérison, ce qui empêche une déviation secondaire rendue impossible par ce renforcement ; 2° parce que les zymases morbides sont aussi restées partiellement fixées sur les microzymas et que ceux-ci, habitués à leur contact, se trouvent dans un milieu qui n'est plus perturbé par la présence d'une même zymase venue extérieurement.

Les microbiens annoncent que les antitoxines existent à l'état naturel chez l'homme, mais que la maladie ou la vaccination augmentent leur proportion ; certains ajoutent qu'elles ne sont pas spécifiques et qu'elles peuvent être produites par de faibles doses de toxines. Ces faits exacts se retournent contre leur méthode, car à quoi sert l'inoculation d'un

bouillon de culture toxique ou d'un sérum soi-
disant immunisant, toujours dangereux par la
provocation d'une orientation moléculaire anormale ? Ces zymases normales, il suffit de les
développer par un autre moyen moins dangereux ;
il suffit de chercher les organes où elles se produisent en plus grande abondance et de les stimuler
mécaniquement pour les développer.

Quant à l'action thérapeutique, elle découle
d'elle-même ; lorsqu'un organe est atteint plus
fort que les autres, pour le mettre en état de
lutter, au lieu de lui fournir un sérum-poison,
il faut lui donner des zymases fonctionnelles tirées
d'un organe similaire chez une autre espèce, et
comme on peut les prendre à doses voulues et
sans danger, on voit que l'organothérapie doit
primer la sérumthérapie toxique. C'est ce que
nous développerons à un autre chapitre.

***

Nous avons vu que, d'après Paul CARNOT, l'organothérapie favorise les réparations d'organes,
nous venons de voir qu'elle est préventive et fonctionnelle au début de la maladie, il s'agit de l'appliquer encore lorsque les désordres seront produits. Mais là, il ne s'agit plus de similitude
organique ; si l'évolution anormale a produit des
coagulations, des thromboses, des fausses membranes, il nous faudra chercher des zymases dissociantes, anticoagulantes ; si, au contraire, nous
sommes en présence d'épanchements, d'histolyse,
il nous faudra des ferments coagulants ; en présence de ferments toxiques, il nous faudra des
zymases protéolytiques, etc.

Ces différentes zymases nous les obtiendrons en fouillant les organes divers d'espèces animales variables, et ainsi la médication animale de nos ancêtres qui nous inspirait tant de répugnance, se trouve expliquée, c'est à nous de la perfectionner et de la rendre pratique. De là, toute une nouvelle série de recherches qui feront sortir l'organothérapie de la voie empirique où elle se trouve encore.

N'avons-nous pas des ferments anticoagulants dans le poumon, les extraits de sangsue, dans les muscles d'écrevisses, dans les ferments digestifs. Au contraire, le foie arrête les hémorragies et possède une diastase coagulante,

Quelles précieuses ressources, et sans danger, nous tirerons de l'organothérapie étudiée à la lueur de ces données !

Cette partie de la thérapeutique porterait mieux le nom de *zymothérapie*.

*
* *

Nous pouvons envisager la thérapeutique symptomatique des anciens, avec de nouvelles lumières.

Tout d'abord, ils insistaient beaucoup sur la diète ; en effet, nous avons vu que l'hypernutrition était cause de maladie, d'ailleurs dans ces cas, l'assimilation étant perturbée, les principes toxiques augmenteraient par l'alimentation. Les tisanes ou la diète hydrique préconisés par les anciens, par BROUSSAIS, sont donc rationnelles ; le passage dans la circulation d'une grande quantité d'eau, aide à l'élimination morbide et à la rénovation du milieu, empêche l'imprégnation des tissus.

Dans certains cas, la nature nous montre l'indication ; s'il y a tendance pénible à l'évacuation par le haut, s'il y a des nausées, il faut un vomitif ; si la crise est diarrhéique, il nous faut l'aider par des lavages intestinaux empêchant la stagnation des résidus ; s'il y a constipation dans l'acmé, il faut purger ou donner des lavements pour provoquer la crise intestinale ; s'il y a tendance à l'hémorragie, il faut saigner, etc.

La grande indication générale est fournie par l'hygiène ; la perturbation du milieu ne peut se corriger que par les procédés qui fournissent un état normal bien équilibré. De là, l'importance des moyens préconisés par les naturistes et les méthodiques. Les méthodes métasyncritiques des élèves de THEMISON, fondateur de l'*Ecole Méthodique*, sont très rationnelles ; d'abord, diète de plusieurs jours pour empêcher l'accès de nouveaux principes toxiques ou d'éléments générateurs, ensuite, excitation des émonctoires cutanés par les frictions, embrocations, fomentations. lotions, bains tièdes, froids ou chauds ; puis changement des milieux par des aliments appropriés ou des médicaments en petit nombre ; enfin, réparation par le changement d'air, de climat, la gestation, etc.

De même, les dérivations par révulsion, sinapisation, refrigération, bains froids, sont des plus judicieuses. Le fameux vésicatoire qui a sauvé la vie à tant d'individus, malgré sa condamnation au nom de la bactériologie, est toujours employé par les vrais praticiens ; il produit un émonctoire salutaire, en même temps que la cantharidine excite les microzymas à la sécrétion zymasique ; le pus ou la sérosité produits n'inquièteront pas imaginairement, ceux qui voudront admettre la théorie microzymienne.

Enfin le séton, rélégué dans un coin de l'arsenal antique, ainsi que le cautère, reposait lui-même sur un fait d'observation ; les anciens auteurs avaient remarqué que les blessés suppurants n'étaient jamais atteints de la peste ou autres maladies épidémiques, et ils avaient vu là un émonctoire naturellement créé; d'où la pratique de Sydenhamm et Hoffmann qui guérissaient les pesteux dont ils pouvaient faire suppurer les bubons ; le séton offre toujours de bons résultats en pratique vétérinaire.

Pour nous résumer, nous dirons que la thérapeutique doit surtout reposer sur l'hygiène et l'organothérapie, les médicaments n'étant que des accessoires de moindre valeur.

C'est ainsi que j'ai vu l'évolution de la médecine au moyen de la théorie microzymienne. Qu'elle soit acceptée ou non, peu m'importe : si quelques chercheurs éclairés l'admettent, ou la modifient, ou seulement en tirent des indications pratiques ou une autre voie théorique, mon esprit sera satisfait, ce sera toujours de l'évolution progressive.

CHAPITRE IV

L'ENTRETIEN DE LA VIE

Hygiène-Diététique

> « Il y a peu, très peu de moyens de
> » guérir dans la pharmacie, et même dans
> » la pharmacie renouvelée par la chimie ;
> » et cette pénurie permet de penser que la
> » médecine n'a point de meilleur auxi-
> » liaire que l'hygiène. L'art de guérir sera
> » fondé sur des bases inébranlables, le
> » jour où les fabricants et les marchands
> » de drogues ne trouveront plus d'emploi.
> » (J. M. GUARDIA. *Histoire de la Médecine,*
> » p. 21) ».

Comme le disaient si bien nos ancêtres les plus
reculés, les ARYAS, la maladie est la destruction
d'une harmonie, la médecine doit la rétablir. La
vie est une évolution méthodique, réglée, dépendant d'un certain nombre de circonstances d'origine externe et interne entretenant et favorisant la
régularité des échanges matériels et vitaux. Ce
fonctionnement régulier ne peut donc être obtenu
que par l'usage raisonné d'agents excitants ou alimentaires *intus et extra*, car comme l'a si nettement
indiqué HIPPOCRATE, la maladie n'arrive que par

excès ou défaut. Les modificateurs thérapeutiques doivent donc être de même ordre que ceux qui entretiennent la vie ; modificateurs ramenés à un dosage normal formant les bases de l'hygiène thérapeutique qui doit tout primer.

Il semblerait que les premières notions de physiologie que dut recevoir l'étudiant en médecine, au début de ses études, fussent comprises dans l'examen des qualités des diverses matières alimentaires d'origine animale et végétale. Il est loin d'en être ainsi ; les physiologistes ne voudraient pas s'abaisser au rôle de cuisiniers scientifiques, et leur but est plutôt de montrer le fonctionnement des rouages de la machine que de s'occuper de la valeur du combustible ; ils sont semblables à ces mécaniciens qui s'occupent du rendement des diverses transmissions savamment combinées, mais négligent d'envisager la qualité de la matière motrice et voient leurs superbes machines rapidement hors d'usage.

Quant à l'enseignement de la thérapeutique, de la matière médicale, de l'hygiène, il est fait partout en dépit du bon sens ; indication sommaire des propriétés des drogues chimiques tirées du règne végétal et animal et de leur combinaison polypharmaque, en laissant de côté l'étude des aliments ; hygiène rudimentaire consistant en des règles prophylactiques basées sur des idées théoriques, étude de la propagation du choléra ou de la peste ; de l'hygiène individuelle seulement quelques mots, de la diététique, rien. On ne dirait guère que c'est la partie la plus importante de l'art médical, et que l'effet physique et moral du médecin consiste surtout en la parfaite connaissance de ces notions.

Ce n'est pas la bactériologie qui nous ramènera à ces saines idées; ne voyant partout que l'infiniment petit autonome, elle néglige le macrobe pour le microbe, son hygiène consiste à détruire la vie sous toutes ses formes et sa thérapeutique tue la vie normale aussi bien, si ce n'est mieux, que la vie morbide; celle-ci n'étant cependant qu'une déviation de celle-là, c'est à l'entretien de la première qu'il faut viser, la seconde étant d'autant plus fréquente qu'il est mal conduit ou dirigé.

***

Le débutant dans la pratique, avide d'employer le fatras dont on l'a gavé, pondant des formules toutes faites prises dans un memento ou recueillies de la bouche d'un maître verbeux et abondant, inonde les patients d'une accumulation de détritus chimiques; il n'a aucune idée de ce qu'est un régime, c'est un être plus nuisible qu'utile. S'il exerce la médecine comme un métier d'exploitation, sans se soucier des désidérata moraux, il restera dangereux toute sa vie; s'il reconnaît l'erreur, sans vouloir ou pouvoir remonter aux causes, par suite de son éducation mal comprise, il se borne à l'expectation et à la méditation sur la mort qu'ERASISTRATE reprochait faussement à HIPPOCRATE, car l'expectation de celui-ci était armée dans l'arsenal des moyens hygiéniques.

Celui qui voudra s'affranchir du joug de l'Ecole et être vraiment utile à ses malades, devra jeter par dessus bord cet encombrement néfaste; comme il lui serait impossible de réviser seul un si vaste sujet, il lui faudra se reporter à ce qu'ont fait les anciens et ajouter sa part d'observation dans l'étude des propriétés des aliments et des agents externes sous leurs différentes formes.

Le but de cet ouvrage étant de montrer comme la vie doit être employée à l'état naturel pour manifester son maximum d'action, combien les préparations que l'on fait subir à l'aliment animal ou végétal lui enlève de ses qualités, mon plus ardent désir serait de voir les praticiens propager cette idée que les propriétés stimulantes et toniques des aliments sont plus ou moins anéanties par l'art culinaire, et que dans l'étude des valeurs actives, il faut employer une méthode tout autre que celle suivie jusqu'ici.

Je ne crains pas de le dire, nous n'avons pas assez profité des travaux des anciens à deux époques différentes, chez les Grecs et au XVIIIe siècle ; c'est ce que démontrera la revue historique et commentée de l'hygiène que je vais esquisser.

Aux confins de l'histoire, nous voyons l'hygiène mêlée à la religion, et l'on met généralement le développement de celle-là sous l'influence de celle-ci ; je crois plutôt que c'est le contraire qui a eu lieu. En effet, cet art a pris surtout naissance chez les peuples primitifs qui ont eu à lutter continuellement contre les éléments, qui trouvaient une difficulté dans l'approvisionnement de matières indispensables et de première nécessité.

Ainsi, les ARYAS se tenaient dans des pays arides, où l'eau était rare (avant leurs exodes), où les putréfactions déterminaient rapidement des désordres intenses, la propreté fut donc une loi chez eux, loi naturelle commandée par une nécessité sociale ; de plus leurs aspirations intellectuelles, d'essence raffinée, ainsi que nous l'indiquent les hymnes du Rig-Véda, les portaient encore vers un idéal de pureté. Ces agriculteurs, ces pasteurs qui, plus de 8000 ans avant notre ère, n'avaient ni prêtres, ni religion autre que la vénération de la nature et du soleil bienfaisant générateur de toutes les choses terrestres, vivaient dans une société qui se rapproche de celle des anarchistes idéalistes, possédaient une hygiène de beaucoup supérieure à celle de la moyenne de nos peuples actuels.

Plus tard, lorsqu'ils eurent la bêtise de se créer des besoins religieux et politiques, qu'ils se mirent en contact avec la corruption des peuplades rouges et jaunes, dans les plaines de l'Inde, milieu éminemment malsain, l'hygiène devint religieuse avec les brahmanes, et tout en conservant de bons principes, dégénéra, ont eu recours aux exorcismes comme moyen prophylactique.

L'alimentation des Aryas était saine, composée en grande partie de farine, lait, miel et fruits ; le breuvage était l'eau, sauf dans les cérémonies et les sacrifices où apparaissait le *soma*, liquide fermenté et pétillant qui excitait et inspirait le barde. L'eau, sous forme de pluie, était la source des richesses, fille du feu ou du soleil (Indra), concourant avec lui à la végétation, donnant aux plantes leur vertu alimentaire et médicinale, elle avait aussi le pouvoir purificateur.

Voici l'hymne de SINDHOUWIPA (Rig. Véda) :
« Eaux merveilleuses, vous augmentez notre vi-
» gueur, vous la rendez plus forte, plus agréable,

« plus remarquable..... Eaux qui êtes reines des
» hommes et maîtresses de la richesse, je vous
» demande un remède à mes maux. Eaux salu-
» taires, protégez mon corps contre les maladies,
» que je puisse voir longtemps Indra ! Les eaux
» guérissent tous les maux. Eaux purifiantes,
» emportez tout ce qui peut être en moi de cri-
» minel, tout le mal que j'ai pu faire par violence
» ou par libertinage. »

Chez ces peuples si purs, la faim, la soif, les
plaisirs sont pour le corps des besoins impérieux
mais avilissants. Les vents et le feu sont purificateurs ; il y a cependant des Marouts (vents) bienfaisants et les Marouts ivres et violents qui donnent
les épidémies, ainsi que les pluies trop fréquentes.
Les bains sont en grand honneur, ils donnent la
pureté au corps et sont un hommage rendu à la
Créature.

Lorsqu'ils eurent des prêtres, l'usage de la viande
s'implanta ; le premier animal employé dans les
sacrifices fut le cheval dont les sacrificateurs mangeaient les meilleurs morceaux, et plus tard les
fidèles purent s'en procurer moyennant des rede-
vances ; mais le régime végétal fut toujours seul en
grand usage et se continua chez les Hindous, qui
conservèrent les traditions de propreté et de sobriété.

Chez les Hindous, le régime forme la principale
partie de la médecine. Leur excessive propreté, le
fréquent usage des bains chauds, et surtout la coutume de se faire frotter et brosser en sortant de
l'eau, influent puissamment sur leur santé. Suçruta
(Ayurvéda) nous enseigne que les accoucheurs et
les chirurgiens doivent avoir les ongles rognés. Il

consacre deux chapitres aux substances salubres et aux insalubres ; il divise les aliments et boissons en onze classes, le riz tient la tête. Le *Manava-Dharma-Sastra* ou livre des lois de *Manou*, a consigné avec grand soin ce qui a trait à l'hygiène alimentaire. Le médecin hindou ne néglige pas non plus le moral de son malade, il prescrit le chant, la musique, la gaieté.

* *

Dans la branche parallèle chez les *Iraniens*, les prescriptions hygiéniques formulées par Zoroastre sont encore plus rigoureuses. Le mazdéen purifiera constamment son corps par des ablutions répétées ; la sagesse consiste à n'enfreindre aucune des lois de la morale et de l'hygiène (Zend-Avesta). « C'est par l'eau, dit Ormuzd, que je donne la » force, la grandeur, l'abondance, au lieu, à la rue, » à la ville..... » Ceux qui ne respecteront pas la pureté de l'eau, ceux qui ne la délivreront pas des détritus qui la corrompent, seront battus « avec des » courroies de peau de cheval ou de chameau, ou » ils paieront deux cents derems. » .... « C'est » une action honorable, dit le Vendidad, que de » tirer le mort de l'eau et de mettre le cadavre sur » un terrain sec. »

Que de minuties pour conserver pure cette eau si rare, que tout cadavre corrompt ainsi que le terrain qui l'entoure jusqu'à une distance déterminée ; les cheveux, les rognures d'ongles sont des impuretés qui ne doivent pas souiller l'eau. L'Iranien qui n'a pas enterré un cadavre est condamné au bannissement ; le contact d'un cadavre nécessite

16.

une purification ; c'est une impureté que de manger de la viande d'homme ou de chien mort ou de tout animal mort naturellement.

Il faut détruire les foyers pestilentiels où pourrissent les cadavres, où pullulent les vermines, d'où s'échappent les innombrables bêtes rampantes ou ailées, qui sont comme les colporteurs des maladies, les ouvriers infatigables de la mort, larves et mouches, insaisissables et se répandant comme l'eau.

Et cette remarque profonde, trop méconnue de nos jours : « La plantation des arbres accroît la vie » humaine et fait disparaître les maux. »

Les femmes sont purifiées périodiquement et l'avortement exige une purification.

Le mazdéen parfait est celui qui a l'âme pure et le corps pur, les lépreux sont éloignés des centres habités. L'impur qui, sans précaution, souille la terre au hasard de ses besoins naturels, doit se racheter par la prière et les bonnes œuvres.

Quel code judicieux que celui des Iraniens où les criminels sont considérés comme des malades ; quel observateur remarquable que ce législateur qui dit : « Lorsque le médecin guérit, lorsqu'il » guérit par la parole excellente, c'est la meilleure » et la plus sûre des guérisons. »

Les *Egyptiens*, d'un pays inhabitable, avaient formé une région saine, salubre et fertile. Sobres, ils menaient une vie hygiénique, élémentaire il est vrai, mais suffisante. Ils étaient voués au végétarisme et à l'ichtyophagie. Le sorgho formait une grande partie de leur nourriture,

Quant aux prêtres, ils étaient tenus à la propreté la plus recherchée, vêtus de vêtements de lin (la laine retenant facilement les impuretés était proscrite), ils se lavaient deux fois le jour et deux fois la nuit, se coupaient les cheveux tous les trois jours. Les aliments étaient distingués et les viandes classées en saines et malsaines, l'usage de certaines étant prohibé comme donnant naissance à bien des maladies de peau et à la lèpre. L'animal abattu était soigneusement vérifié avant d'être livré à la consommation. Le porc et les fèves leur étaient interdits ainsi que le poisson.

L'usage de la circoncision prit probablement naissance chez eux ; les uns veulent que ce soit par suite d'une mesure de propreté, les autres la regardent comme un indice des cultes sensuels de l'Orient. Je ne me permettrai pas de trancher la question.

Toutes les fonctions naturelles et corporelles étaient réglées chez les Egyptiens, même l'acte de la génération. Chacun se purifiait le corps tous les mois, pendant trois jours, au moyen de vomitifs, purgatifs et lavements. Les enfants étaient habitués à la frugalité et endurcis aux fatigues, on les laissait aller pieds nus.

Isocrate nous dit que les prêtres Egyptiens inventèrent la médecine, non celle qui fait usage de remèdes dangereux, mais celle qui emploie des remèdes aussi innocents que les aliments journaliers, et pourtant d'une efficacité telle que personne au monde ne peut nier qu'il y ait un peuple plus sain et qui vive plus longtemps que les Egyptiens.

*_**

Les *Hébreux* qui se distinguèrent parmi les peuples Sémites et durent leur renommée au génie de *Moïse*, qui voulut faire pour eux ce que *Zoroastre* avait fait parmi les Iraniens, sortaient d'une race cruelle, débauchée, comme en font foi les livres Bibliques où abondent les histoires telles que celles de *Sodome*, *Gomorrhe* et les relations de *Loth* avec ses filles, les crimes et débauches de *David* et de la plupart des hommes célèbres, etc. Les discipliner fut difficile, mais *Moïse* qui avait été longtemps en contact avec les prêtres Egyptiens, réussit en cette tâche.

En maints endroits, il s'élève contre la sodomie, la pédérastie, l'inceste, la bestialité : « Celui qui » aura commis un crime abominable avec une » bête, sera puni de mort. (*Exode*, C. xxii). » La circoncision ramenée d'Egypte par *Abraham*, devient avec lui, une loi religieuse.

L'alimentation est l'objet de ses soucis : « La » chair qui aura touché quelque chose d'impur » ne se mangera point, mais elle sera consumée » par le feu (*Lévitique*). » On ne peut pas toucher à un cadavre sans être impur ; les fontaines, les citernes et tous les réservoirs d'eau devront être tenus purs. Les animaux seront divisés en purs et impurs, ces derniers étant rigoureusement prohibés pour la nourriture.

De temps en temps, une prescription qui semble bizarre, indique cependant une connaissance profonde des règles de l'hygiène : « Vous ne ferez » point cuire le chevreau lorsqu'il tête encore le

» lait de sa mère. » En effet, la viande des animaux trop jeunes est toxique pour nous, le chevreau et le veau sont dangereux avant une certaine période, et le bouillon de veau n'est laxatif que par intoxica·tion légère.

Les prêtres sont tenus à une propreté minutieuse, les habits sacerdotaux sont tissés avec le lin, et les cérémonies précédées de purifications et lavages à l'eau ; les aromates brûlent sans cesse et les restes des victimes sont consumés par le feu. Les pains et gâteaux des sacrifices sont confectionnés sans le levain qui détermine un commencement de putréfaction. Le prêtre et ses aides doivent s'abstenir de vin et de tout ce qui peut enivrer.

La femme en menstruation est impure et séparée pendant sept jours, les rapports avec elle sont interdits, et elle se purifie ensuite par de grands lavages. L'éjaculation sous l'influence des rêves nocturnes (par suite de la confusion commune avec la spermatorrhée et la gonorrhée) est considérée comme impure, ainsi que les linges souillés. La femme qui accouche d'un garçon, est impure pendant sept jours, mais elle ne pourra être ensuite purifiée que trente-trois jours encore après ; pour une fille, le temps prescrit est plus considérable (?).

Le lépreux est expulsé du camp et ses effets sont détruits par le feu ; celui qui est atteint d'une maladie de peau (tout est confondu sous le nom de lèpre) est isolé jusqu'à son complet rétablissement.

L'hygiène des habitations préoccupe aussi le législateur ; il y a la lèpre des maisons (probablement les moisissures et autres végétations) qui en nécessite la fermeture et l'examen périodique, le récrépissement des murs ou la destruction partielle ou totale.

Enfin le campement ne doit pas être souillé : « Vous aurez un lieu hors du camp, où vous irez » pour vos besoins naturels, et portant un bâton » pointu à votre ceinture, lorsque vous voudrez » vous soulager, vous ferez un trou en rond, que » vous recouvrirez de la terre sortie du trou. (*Deu-* » *téronome*, ch. XXIII) ». C'est l'origine des feuillées militaires.

Le *Thalmud*, ou doctrine nouvelle (200 à 250 ap. J.-C.) chez les Juifs, continue les traditions hygiéniques. Les viandes de boucherie pour être *kascher*, c'est-à-dire admises à la nourriture rituelle, doivent être scrupuleusement examinées après un mode de sacrifice qui permet à l'animal d'évacuer tout le sang qui favorise la décomposition rapide. La viande présente trois sortes de souillures : la *nebilah* (dégoût cadavérique), la *tamah* (immondicité, viande saine d'animaux interdite par la loi), le *téréphah* (déchirure par les bêtes fauves, ou malades). Les poumons ligneux, adhérents, granuleux (tuberculeux), rendent l'animal téréphah.

RABBINOWICZ (*La médecine du Thalmud*, 1880) nous donne quelques détails typiques. « On met- » tait dans le vagin un moukh (objet mou pour ar- » rêter le sperme) aux filles trop jeunes pour » qu'elles ne soient pas enceintes, aux femmes en- » ceintes les six premiers mois, à une nourrice ». Et plus loin on trouve ce spécimen qui prouve que les Juifs n'ont jamais été des modèles de moralité : « La cohabitation d'un garçon âgé de neuf ans » accomplis entraîne tous les effets légaux qu'un » pareil acte comporte »?

*
* *

Nous voyons ainsi, chez les peuples primitifs, l'hygiène élémentaire rendue nécessaire par des climats variables et dangereux, se trouver obligatoire sous l'action des législateurs religieux ; nous la verrons chez les Grecs devenir une nécessité politique et être une cause de progrès dans l'évolution de la civilisation.

L'histoire nous montre les peuples primitifs se nourrissant des fruits et des herbes trouvés naturellement, puis ils apprennent à les choisir et à faire pousser à leur choix ceux qui leur conviennent et l'agriculture perfectionnée les mène à employer les grains sous forme de farines qui servent à faire des bouillies, puis plus tard le pain.

Diodore, de Sicile, nous dit que les hommes menaient d'abord une vie sauvage, et qu'ils allaient manger sans apprêt, les fruits et les herbes des champs qui naissent sans culture.

OElien assure que les *Arcadiens* vivaient de glands, les *Argyens* de poires, les *Athéniens* de figues, etc.

Après avoir disputé ces fruits sauvages aux animaux, les glands aux porcs, nos ancêtres créèrent les troupeaux qui leur fournirent du lait en abondance, et cette nourriture rustique, mais saine, pleine de vie, leur donnait une constitution robuste que ne pouvait qu'augmenter l'endurcissement provoqué par la station continuelle au grand air.

Nous avons eu tort d'abandonner dans notre alimentation, l'usage des glands doux dont on fait actuellement une boisson délicieuse et hygiénique;

Galien nous assure (*De aliment. facult.* lib. 2, c. 38) que les glands sont une aussi bonne nourriture que plusieurs sortes de grains, et que que les Arcadiens même après la connaissance du pain en continuèrent l'usage.

L'emploi de la viande crue vint plus tard ; nous voyons, dans la Genèse (c. ix), Dieu permettre à *Noë* de manger de la viande des animaux, comme il avait mangé l'*herbe verte*, et plus tard *Isaac* sera réconforté dans sa vieillesse par des viandes d'appétit qu'on lui présentera avec du pain et du vin.

Les viandes crues ou rôties superficiellement ont été de tous temps considérées comme des toniques et stimulants de grande valeur.

L'usage des boissons fermentées dut son origine à une observation fortuite, probablement à la suite de l'abandon momentané d'un extrait de plantes sucrées. Nous avons vu que les Aryas se servaient du *sôma* dans les libations des sacrifices pour aider à l'improvisation du chanteur. Le soma des mortels était obtenu avec un mélange de beurre clarifié et de plantes fermentescibles (*Asclepias ascida*), de lait aigri et de blé. « Les maladies sans forces se
» sont enfuies ; elles ont tremblé, elles ont été ef-
» frayées, elles qui troublent ; le soma puissant est
» descendu en nous, nous sommes arrivés au point
» où la vie se trouve prolongée. »

« Que le soma, au bruit de nos chants, coule en
» l'honneur d'Indra, et que la maladie fuie loin de
» nous. »

« Le soma guérit tout ce qui est malade ; par lui
» l'aveugle a vu et le paralytique a retrouvé la
» marche » (Rig. Veda).

Chez les Iraniens, c'est le *haôma*, provenant du

jus d'une plante à fleurs jaunes et à tige noueuse, que l'on croit être le *Sarcostemna viminalis*.

Chez les Hébreux, c'est *Noë* qui s'enivre avec le produit de la vigne, certainement aussi par surprise avec un vieux reste abandonné de jus de raisin. BEUGNIES-CORBEAU (*Archéologie médicale de l'Egypte et de la Judée*. Liège, 1891) nous dit que le mot *schekar*, qu'on retrouve fréquemment dans le Lévitique, et qui a été considéré comme une espèce de bière, la cervoise, s'adresse probablement à toutes les boissons spiritueuses faites avec des dattes, du miel, des figues, de l'orge, des céréales, des cerises ou des prunes.

De ces procédés primitifs, la nature industrieuse de l'homme conduisit, par analogie, à la découverte et à la fabrication d'autres boissons fermentées; c'est ainsi qu'HÉRODOTE rapporte qu'en Egypte le peuple buvait une sorte de vin fait avec de l'orge.

*_**

Les effets excitants de ces boissons alcooliques les firent employer de bonne heure comme stimulants contre les progrès de l'âge ou la maladie, mais on reconnut aussi l'effet pernicieux de leur abus. ALCÉE (603 av. J.-C.) s'écrie : « Humectez le » poumon avec le vin (dans la fièvre), car tout a » soif à cause de l'excès de chaleur. »

Mais *Moïse* (*Deutéronome*, xxi, 20) flétrit la gourmandise et l'ivrognerie comme des excès dignes de punition. *Salomon* (*Proverbes*, xxiii, 32) dit que l'intempérance mord comme un serpent et pique comme un basilic : L'ivrogne et le goinfre s'appauvrissent; l'abrutissement leur fait porter des haillons (*Id.*, 18). Le divin HOMÈRE (*Odyssée*, liv. XXI, v. 293) élève aussi sa voix contre l'excès du vin. Les Grecs enivraient leurs ilotes pour écarter leurs enfants des intempérances spiritueuses en leur montrant l'avilissement de l'ivrogne.

Actuellement on voit, au contraire, les enfants s'installer aux terrasses des cafés avec leurs parents, dont ils partagent les consommations, ou chez le peuple, siffler la verte au comptoir, en compagnie des auteurs de leurs jours.

Aujourd'hui, l'alcoolisme est la plaie sociale, propagée par le monde politique, car le gouvernement y trouve une source de revenus, et pour nos gouvernants, le marchand de vin forme le meilleur agent électoral; on ne pense guère à réprimer ce vice croissant, qui conduit la race à la déchéance physique et morale; au contraire, les fabricants de ces mixtures empoisonnées reçoivent le ruban rouge, sous prétexte de récompenses industrielles; les soi-disant boissons hygiéniques, les liqueurs de tables digestives ou apéritives servent à masquer l'étiquette et propagent le fléau sous une forme aimable, chez la femme comme chez l'homme.

De plus, une médication inepte conduit au même but; combien coupables sont les médecins, trop nombreux hélas, qui préconisent ces vins toniques et médicamenteux qui deviennent une forme déguisée de l'alcoolisme? Certes l'alcool à petites doses, chez un individu non intoxiqué par l'usage, peut être un stimulant énergique que l'on ne doit pas négliger comme médicament, mais on ne doit pas prolonger l'application ; dans la plupart des cas, il n'agit pas chez les malades par suite de l'imprégnation habituelle et quotidienne.

Le vin et la bière sont des boissons hygiéniques (lorsqu'elles ne sont pas frelatées) mais en petite quantité, en portion juste suffisante pour humecter les aliments qu'il ne faut pas noyer ; cependant l'eau pure est l'aliment liquide hygiénique par excellence. Un demi-verre d'eau fraîche est un excellent apéritif lorsqu'il est accompagné d'un exercice au grand air ; c'est une considération qu'il faut faire entrer en ligne de compte dans les cures hydro-minérales.

Que dire de ces médecins allemands qui, dans les sanatoria pour tuberculeux, ordonnent à plusieurs reprises, dans la journée, le rhum ou le cognac, si bien que certains malades en font un néfaste abus ?

L'alcool est un produit de déchet dans la fermention, c'en est un aussi des fermentations vitales ; Béchamp nous a démontré que tous les tissus du corps fabriquent de l'alcool en quantité plus ou moins notable ; ordonner un tel produit, c'est surcharger l'organisme de résidus d'excrétion ou tout au moins empêcher la combustion éliminatoire de celui qui se fabrique normalement, c'est augmenter l'auto-intoxication à laquelle on surajoute une intoxication étrangère. Quels sont les résultats de cette pratique ? La déchéance intellectuelle et mentale, la déchéance organique qui se manifeste surtout sous forme de tuberculose et nous procure une morbidité sans cesse croissante, alors que les progrès de l'hygiène sociale éliminent en partie la morbidité infectieuse.

* * *

Chez les *Grecs*, l'hygiène qui. d'après CORLIEU, devint politique et patriotique avec LYCURGUE, prit naissance dans les temps mythologiques. GALIEN, nous dit qu'ESCULAPE. recommandait à certains malades, l'équitation. la chasse et l'escrime ; il leur prescrivait les armes dont ils devaient faire usage et les mouvements qu'ils devaient exécuter. Il ne négligeait point le moral, au contraire. (*De sanitate tuenda*, lib I, ch. 8), il conseillait à ceux qui s'é-taient trop échauffé le corps par de vives passions, d'écouter la lecture d'un poëme, d'entendre le chant d'une hymne ou d'aller à la comédie.

Ce sont des moyens que tout médecin sérieux, doit savoir préconiser à bon escient.

MARC-AURÈLE (*De rebus suis*), lib. II, ch. 27) dit la même chose et prétend que le dieu ordonnait aux malades de se baigner dans l'eau froide ou de marcher nu-pieds.

La fable rapporte à HERCULE l'invention des bains chauds, qui d'ailleurs lui étaient consacrés. parce que, dit-on, les athlètes y réparaient leur for-ces. Dans la Tachinie, il y avait des jardins sani-taires avec des bains chauds consacrés au dieu. A Ephèse et à Messine. les bains chauds étaient ap-pelés bains d'Hercule. MÉDÉE fut, paraît-il d'après d'autres, la première qui s'avisa d'ordonner les bains chauds pour rendre le corps plus souple et traiter diverses maladies ; l'attirail de chaudières dont elle se serait entourée, frappait vivement l'i-magination des malades.

ACESO, fille d'Esculape, était, d'après la tradition, l'allégorie qui représentait l'air épuré par les rayons du soleil et propre à réparer les forces, et Pausanias, visitant un temple d'Esculape à Egios, rencontra un Sidonien qui lui dit que les Phéniciens connaissaient les choses divines bien mieux que les Grecs, qu'Esculape était adoré à Tyr comme le symbole de l'air qui donne la santé aux hommes et aux animaux, et qu'ils lui donnaient pour père Apollon ou le soleil qui, par sa marche, règle les saisons et cause la salubrité de l'air. Cette notion exacte de l'anéantissement des principes morbides par l'insolation, est donc la suite d'une observation très ancienne.

Pausanias fait mention de 63 temples d'Esculape, dont les principaux étaient ceux de Titane, d'Epidaure, de Cos, de Cnide, de Pergame, de Tricca, de Tithorée, d'Egée. C'est qu'en effet, chez les Grecs, où les notions d'hygiène formaient le lien moral de toute la Grèce, où, depuis l'enfance, le corps était fortifié et assoupli par les jeux et les exercices, où la gymnastique était en honneur, la médecine localisée principalement dans les temples d'Esculape empruntait ses ressources aux mêmes moyens.

Ces temples, dont l'organisation faisait de véritables sanatoriums, étaient ordinairement construits dans un bocage sacré qui interceptait les vents malsains et dont les exhalaisons contribuaient à purifier l'air. Quand il n'y avait pas de forêts, on les entourait de jardins artificiels ; on les élevait aussi sur le sommet ou les flancs de hautes montagnes, où l'expérience avait appris que l'air était infiniment plus sain que dans les vallées. Ils se trouvaient toujours loin des villes, dans un endroit isolé. Autant que possible, on les érigeait près des sources minérales et thermales.

Tout était disposé pour rassembler les conditions hygiéniques, agir sur le moral du malade, et employer les ressources de l'hydrothérapie. Après une diète de plusieurs jours où s'aiguisait l'imagination du patient, on lui faisait subir des purifications dans un grand apparat religieux, il prenait des bains d'eau simple ou minérale, subissait des onctions, des frictions, des fumigations et autres manipulations. Il y avait souvent des gymnases annexes où les divers exercices favorisaient le retour à la santé dans les affections chroniques ; les prêtres ne négligeaient rien et, à la suite, conseillaient souvent les voyages ou changements de climat.

Quant à la diététique renommée des temples d'Esculape, PLATON prétend qu'elle ne remonte pas plus haut que *Prodicus de Selivrée* (460 av. J.-C.), ce qui est assez extraordinaire, puisque l'on supposait qu'HIPPOCRATE avait emprunté beaucoup à ces temples, et que depuis longtemps l'influence de la diète était reconnue. Ainsi ORPHÉE et les Orphéiens s'abstenaient de certaines espèces de viandes et observaient la plus grande abstinence. D'ailleurs, HIPPOCRATE et GALIEN nous indiquent que les médecins de Cnide, dans les maladies chroniques, ne donnaient que des purgatifs, du petit lait et du lait. La médecine des temples ne s'écartait guère de celle des médecins antérieurs au père de la médecine.

***

Le lait, qui forme la seule nourriture de l'enfant, aliment facile à digérer et assimiler, qui, avec ses différents produits composait en grande partie l'alimentation des premiers peuples, des nomades et des pasteurs, devait être fatalement la base du régime diététique des premiers guérisseurs. Ce lait fourni par les brebis, les chèvres et les ânesses vivant à l'air libre et dans un état sanitaire satisfaisant, ce liquide plein de vie absorbé aussitôt la traite avant qu'il n'ait perdu de ses qualités, était un réparateur de premier ordre. Quelle différence avec l'affreuse dilution droguée et falsifiée que l'on nous sert dans les villes ?

Quelles réflexions amères, quand on pense qu'il y a peu de temps, nous avons assisté sans une explosion d'indignation, à une grève de garçons laitiers mécontents de ne pouvoir mouiller davantage ce liquide nourricier, déjà tant adultéré par leurs patrons ! N'y avait-il pas là une atteinte à la santé publique, et la loi ne pouvait-elle agir ? C'était l'occasion pour les diverses sociétés de médecine, et surtout l'Académie officielle, de partir en guerre et d'obtenir la répression d'un semblable scandale ; qu'ont-elles fait ? Rien !

L'Académie de médecine, plus occupée de la glorification de ses membres qui découvrent et généralisent des maladies peu communes, mais connues de tout le monde depuis bien longtemps, que de l'hygiène publique et de celle de l'individu. croit faire œuvre utile et savante en préconisant des mesures ridicules ; elle croit enrayer la propagation de la tuberculose par des mesures draconniennes impossibles à réaliser par leur caractère vexatoire, car elle pense que les crachoirs de poche éteindront ce fléau qui n'a son origine que dans la déchéance organique, dans de mauvaises conditions alimentaires et hygiéniques ; contre la mortalité infantile due à l'usage du lait, elle montre sa toute-puissance en recommandant l'ébullition ou la stérilisation.

Pensez-vous, beaux discoureurs et petits Galiens, que la chaleur qui détruit bien quelques albuminoïdes toxiques, donnera des matériaux nutritifs à cette pauvre solution ? Que contient donc ce qu'on vend aux Parisiens sous le nom de lait ? Beaucoup d'eau, une trace de beurre, un peu de sucre de lait et de rares albuminoïdes, quelques sels et pas mal d'amidon. Pour peu que, l'été, quelque fermentation se soit développée dans ce milieu, vous administrerez à l'enfant un violent poison au lieu d'un breuvage alimentaire. Vous aurez beau stériliser cette infâme mixture, vous n'en ferez jamais un liquide nourricier, vous y rendrez au contraire plus insoluble et moins assimilable le peu de matière albuminoïde qui y restait.

C'est en cette matière commerciale qu'il serait bon édicter des mesures violentes et répressives, afin de forcer l'industriel à fournir une matière alimentaire naturelle, sans addition, ni soustraction.

* * *

Cette question du lait est primordiale en hygiène et doit être ici traitée. Doit-on donner le lait en nature ou le lait stérilisé ? Tout d'abord pour la nourriture, l'allaitement artificiel ne doit remplacer l'allaitement maternel que dans le cas d'impossibilité absolue, tout le monde est d'accord à cet égard ; la composition des laits animaux s'écarte trop de celle du lait de femme. Lorsque la nécessité conduit à user de ce mode d'élevage, ou chez les enfants plus âgés, chez les malades, la question présente plusieurs points de vue à envisager.

Il y a peu de temps, il y eut en Allemagne une juste réaction contre l'emploi du lait stérilisé, qui est universellement prôné en France à l'heure actuelle.

Si nous considérons le lait de bonne qualité, produit par une vache saine, suffisamment nourrie et non poussée à la production particulière, vivant au grand air, la consommation doit en être faite en nature, et l'aliment sera d'autant plus tonique qu'il sera bu plus près de la traite.

Mais si le liquide doit être porté au loin, s'il provient d'une bête mise à l'engraissement (ce qui développe un état morbide), ou d'un animal enfermé dans une étable et nourri en vue du rapport quantitatif qui nuit au qualificatif, il en est autrement. La vache soumise à ces conditions devient souvent malade, tuberculeuse ou non, et son lait contient une foule de déchets organiques toxiques ; les diarrhées infantiles produites par son absorption sont plutôt d'origine chimique que d'origine microzymienne ; le lait, à part de rares exceptions, ne contient pas de bacilles tuberculeux, il ne produit la tuberculose qu'indirectement, en élevant un enfant chétif dans un milieu déjà nocif et qui sera fatalement sa déchéance tuberculeuse.

Le mieux serait d'écarter la vache et de se reporter au lait de brebis, ou de favoriser la pullulation de l'espèce caprine, sobre, élevée d'une manière hygiénique en plein air et à peu de frais.

Le lait, aussitôt la traite, subit des modifications dans sa constitution chimique et histologique. Ceux qui voudront approfondir la question en ses détails, devront se reporter aux magnifiques travaux de BÉCHAMP (*Sur la constitution histologique et la composition chimique comparées des laits de vache, de chèvre, d'ânesse et de femme* (1), qui est le seul ayant envisagé la question complète d'une façon rationnelle.

Il importe donc, lorsque le lait doit être expédié à distance, d'essayer d'enrayer un peu son altération; une petite quantité de borax n'est pas très nuisible; la chaleur à 60 ou 70°, active au contraire l'altération; l'ébullition prolongée est assez efficace pour un temps restreint, mais elle coagule les principes albuminoïdes; quant à la stérilisation, elle apporte des perturbations considérables et rend les matières protéiques d'une digestion très difficile, le lait prend un goût désagréable et les animaux n'en veulent pas.

Le lait stérilisé, si profondément modifié, ne donne pas la diarrhée. si ce n'est quelquefois à la suite de la constipation opiniâtre qu'il détermine, et il fatigue l'intestin, amène souvent de l'auto-intoxication qui vient remplacer l'intoxication artificielle du mauvais lait; auto-intoxication souvent légère, mais parfois dangereuse.

____

(1) A. Béchamp. Paris, 1893. Administration des Deux-Revues, 111, boulevard Saint-Germain.

***

Dans la pratique, je me suis arrêté au chauffage au bain-marie, à 100 degrés, dans des fioles presque complètement remplies et obturées avec un tampon d'ouate hydrophile. Après une coction d'une demi-heure, le lait se conserve bien vingt-quatre à trente-six heures, même en été, et son goût n'est pas désagréable ni sa digestion trop laborieuse; il arrête les diarrhées infantiles, tout aussi bien, si ce n'est mieux, que le lait stérilisé et ne provoque pas de vomissements. Chaque récipient, ne devant contenir que la quantité nécessaire à une tétée, n'est débouché qu'au moment de l'emploi.

Dans les résultats que prônent les partisans du lait stérilisé, entrent deux facteurs qui ne sont pas à négliger.

L'année dernière, le Dr Variot, me faisant visiter le dispensaire de Belleville, qui est son œuvre, m'indiquait et me montrait les beaux résultats qu'il obtenait au moyen de ce mode de traitement; je ne les ai pas trouvés supérieurs à ceux de ma pratique, et je pense qu'il faut envisager une chose, c'est que tous ces enfants qui lui arrivent diarrhéiques, chétifs et miséreux, ont été nourris avec l'affreux mélange dont je parlais plus haut, de valeur nutritive aléatoire; ils se rétablissent et augmentent rapidement de poids, parce qu'on leur fournit un liquide stérilisé. il est vrai, mais contenant une bonne quantité de matières alimentaires qui n'existaient pas dans l'autre.

Il est encore une autre considération ; la plupart

des nourrices, ne voyant pas profiter l'enfant au biberon, essaient d'une alimentation farineuse ou autre, tandis que, sous l'influence du médecin, cette nourriture prématurée se trouve proscrite.

Les désidérata hygiéniques que nous devons formuler sont ceux-ci : 1° production d'un lait de bonne qualité; éliminer la vache serait un grand progrès ; 2° fourniture de ce lait sans opération arithmétique ; 3° ne pas consommer un lait de plus de vingt quatre heures, sans l'avoir, dès l'abord, modifié par une coction ; 4° édicter des mesures rigoureuses, pénales, contre toute fraude ou adultération commerciale.

En résumé, rien ne peut remplacer le lait absorbé en nature aussitôt la traite, ce qui nous conduit à cet autre souhait : ne pas entreprendre d'alimentation artificielle en dehors du lieu de production du lait et sans une surveillance rigoureuse.

*
* *

Revenons un peu à l'histoire du régime hygiénique des Grecs, d'où cette digression nous a éloignés. Nous voyons déjà HÉSIODE (850 ans av. J.-C.) parler avec exactitude et en homme expérimenté du régime, du mélange de l'eau et du vin, de la vertu de l'eau et des bains. Les philosophes se préoccupent de la question et nous trouvons PYTHAGORE fondant une école où il propose l'harmonie du corps et de l'âme qui amène la sécurité ; la tempérance et une modération constante sont essentielles à la santé, on ne doit jamais se permettre le moindre excès, ni dans le travail, ni dans la diète, ni dans l'usage des femmes. L'ivrognerie est ennemie de l'homme.

Les Pythagoriciens étaient astreints à une grande propreté, se coupaient souvent la barbe et les cheveux, se baignaient fréquemment. Ils usaient des exercices, promenades, luttes, course, danse ; leur sobriété était extrême, leur régime se composant en grande partie de légumes, peu de viande et un peu de poisson. Ils devaient se modérer dans les plaisirs de l'amour, ne pas les commencer trop jeunes et ne pas les entreprendre après avoir mangé ou bu. Ce sont des principes éternels.

EMPÉDOCLE se servait de la musique pour les maladies de l'esprit et certaines maladies du corps. SOPHOCLE et SOLON parlent des eaux minérales, et CRATÈS (449-424 av. J.-C.) mentionne une espèce de maison de santé, désignée sous le nom de pœnéion, sous l'invocation de Pœon, médecin des dieux.

SOLON plaçait la vraie richesse, c'est-à-dire la santé, dans un bon estomac, une robuste poitrine et des pieds agiles. EURIPIDE a grande confiance dans les bains minéraux et dit que l'eau de mer purifie tous les maux des hommes.

ACRON (426 av. J.-C.) suivant la coutume des Égyptiens, délivra Athènes de la peste en faisant allumer des feux pour purifier l'air. Il avait écrit un livre sur les aliments les plus convenables à l'état de santé. XÉNOPHON, dans la Cyropédie (444 à 335 av. J.-C.) donne un guide pour l'éducation de l'enfant où il prône l'hygiène. D'après ATHÉNÉE, PHILISTION avait écrit un livre sur l'art d'apprêter les mets, GALIEN affirme la chose et annonce qu'il est avec EURYPHON, ARISSON, PHILETAS. etc., au nombre des auteurs auxquels on attribue le *Traité de la Diète salubre* qui est un traité de prophylactique.

DÉMOCRITE fit un livre sur la diète ou la science médicale et BOLOS, son contemporain, composa un *Art médical* où il est traité des guérisons opérées par la force occulte de la nature ; d'après SUIDAS, il avait un homonyme à Mendes qui avait fait un traité des remèdes physiques et absolument efficaces. DIOCLÈS, de *Caryste*, s'occupait de la manière de traiter les viandes. PRAXAGORAS, de *Cos*, qui fut un des premiers dogmatiques, attachait beaucoup d'importance à la nature des aliments.

Nous voyons, d'après cette énumération, combien grandes étaient les préoccupations des Grecs au sujet de l'emploi médical des forces naturelles, et sur l'usage de la diététique.

C'est avant HIPPOCRATE que la gymnastique prit pied dans l'Art Médical. ICCUS, de *Tarente*, joignit la nécessité de l'exercice à celle de la tempérance pour conserver la santé, mais c'est à HÉRODICUS, maître d'une Académie ou Gymnase, que l'on doit le premier essai de médecine gymnastique ; d'après la tradition, attaqué d'une maladie qui passait pour incurable, il se guérit par le moyen de l'exercice et vécut assez vieux ; il généralisa sa méthode, réglant la manière de se nourrir, suivant les différents exercices et les individus.

D'après PLATON et HIPPOCRATE, on ne peut guère le considérer que comme un guérisseur vulgaire, possédant une méthode qu'il appliquait indifféremment à tous les cas en causant souvent des désastres par son exagération ou l'emploi intempestif. C'est qu'en effet, si l'exercice est un puissant remède, surtout dans les affections chroniques, son application doit être méthodique et raisonnée sous peine de produire un effet contraire à celui recherché ; (ainsi, la promenade et l'exercice conviennent à certains phtisiques, tandis que pour d'autres, c'est le repos qui s'exige.)

Il était assez fréquent chez les Grecs et chez les Romains, et c'est loin d'être rare chez nous, de voir les professeurs de gymnastique, les baigneurs, les pédicures, etc., sortir de leurs attributions et se poser en guérisseurs. HÉRODICUS sortait de ses attributions et devait semer des victimes, cependant il suivait en général les principes médicaux régnants, puisque nous le voyons comme EURYPHON, médecin célèbre, prescrire le lait dans la phtisie et le marasme, et recommander aux malades de téter directement l'ânesse ou la femme.

L'idée qui attribuait à Hérodicus, le traité de la Diète inséré dans les livres Hippocratiques, a été démontrée fausse.

*
* *

Avec HIPPOCRATE, nous entrons dans une voie toute nouvelle, l'hygiène est longuement traitée. Dans son traité *de la Nature de l'Homme*, il livre une étiologie générale : « Quand plusieurs individus » sont attaqués en même temps par une même » maladie, il faut penser que la cause est com- » mune, et qu'elle tient à quelque chose dont tout » le monde use ; et ce quelque chose, c'est l'air

» que nous respirons....... au contraire, lorsque
» dans le même temps, il naît des maladies de
» toute espèce, il est bien évident que le régime
» est la cause individuelle de chacune d'elles, et
» qu'il faut instituer un traitement opposé à la
» cause apparente de la maladie, comme je l'ai dit
» ailleurs, et changer le régime. » Ainsi de ces
causes externes ou internes, découlent les règles
de la prophylaxie et de l'hygiène, il faut étudier les
airs et les lieux pour se garer des vicissitudes extérieures et instituer le régime des moyens de conserver la santé.

L'entretien de la vie normale consistera surtout
à connaître les qualités propres et naturelles de
chaque élément, celles qu'elles reçoivent de l'art
culinaire. Il passe en revue la qualité des chairs et
s'appesantit surtout sur celles de chien, de renard,
de cheval et d'âne qui devaient être d'un usage fréquent ; ces deux dernières lorsqu'elles proviennent
d'animaux jeunes, abattus à la suite d'accidents,
sont plus saines que celles de bœuf qui sont pe-
santes. Le mouton convient aux gens délicats aussi
bien qu'aux robustes ; le porc n'est pas bon pour
les sédentaires, mais excellent pour ceux qui font
beaucoup d'exercice.

La chair des animaux sauvages est plus sèche
que celle des animaux domestiques, et parmi ceux-
ci, ceux qui sont nourris à la prairie doivent être
préférés à ceux qui restent à l'étable. Les castrats
et les animaux dans la vigueur de l'âge doivent
être choisis, ceux qui sont fatigués par le travail
ont la chair dure. Les oiseaux granivores ont une
chair plus digeste que les aquatiques. Le poisson

des étangs est d'une digestion difficile, le poisson grillé plus pesant que celui qui est bouilli.

Le lait est nuisible aux fiévreux, aux dyspeptiques flatulents, mais utile aux gens amaigris pourvu qu'ils n'aient pas ces indispositions.

Le gros pain ou pain bis, tient le ventre libre, mais ne nourrit pas autant que celui fait avec de la fine farine bien séparée du son ; celui qui est fait au moyen du levain est plus digeste, mais moins nourrissant. Le pain du jour pas trop chaud, vaut mieux que celui de la veille : il ne faut point user de vieilles farines. Ce sont des données très importes, car c'est à l'extension de la boulangerie dans les villages que l'on doit certainement la disparition de certaines affections (peut être du goître ?), qui se montraient fréquentes. Maintenant, le paysan mange du pain relativement frais et bien préparé, il perd l'habitude de chauffer son four qui ne lui laissait renouveler sa provision que périodiquement et le forçait, à la fin de sa réserve, à manger un pain où les moisissures commençaient à se développer.

Hippocrate passe aussi en revue tous les légumes frais et secs, et nous donne leur valeur alimentaire ou médicamenteuse, suivant le procédé de préparation culinaire.

Ce n'est pas tout de connaître la qualité des aliments, il faut savoir s'ils conviennent à une catégorie d'individus ou à une autre, ainsi, certains se trouvent bien de prendre du fromage qui, chez d'autres produit des aigreurs. Il faut de plus, pour entretenir sa santé, ne prendre ni trop ni trop peu de nourriture, il ne faut point s'accoutumer à un régime trop étudié mais varier ses aliments.

Il est nuisible de trop veiller après avoir mangé parce que la digestion en est troublée, le repas du soir doit être plus léger que les autres ; le nombre quotidien des repas est de deux ou trois suivant les individus, mais il ne faut pas descendre au dessous ni se priver d'un sur le nombre habituel. La nature des aliments doit différer suivant les saisons ; précepte très sage dont la preuve naturelle nous est fournie par les usages variés des peuples aux différentes latitudes.

Il convient de se défaire à la selle, chaque jour, de la lie des aliments qu'on a digérés la veille, mais prendre médecine quand on se porte bien, c'est détruire sa santé. L'usage du mariage constipe, remarque très exacte qui a été exagérée dans l'antiquité où l'on donnait le coït comme remède à la dysenterie.

Il envisage aussi toutes les qualités des vins, prêche la tempérance et répudie l'excès ; on doit les prendre coupés de moitié eau ; et combien devraient méditer ce précepte : « Un verre de vin suffit pour abattre la faim ».

L'eau, en général, est salutaire à ceux dont le tempérament est très chaud ; ce qui veut dire, je crois, que l'eau froide est laxative pour les personnes constipées, fait auquel certains médecins attribuent le résultat des cures hydro-minérales. Hippocrate dit aussi, autre part, que presque tous les buveurs d'eau sont gens de bon appétit, ce qui confirme ce que j'ai énoncé plus haut comme le meilleur apéritif. Il passe en revue les diverses eaux naturelles ; on doit préférer celles dont les sources sont situées au Levant, qui sont claires, légères, sans odeur ni goût.

L'eau de pluie est légère, mais elle se corrompt aisément parce qu'elle contient des matières étrangères, il faut la faire bouillir et la filtrer, c'est le conseil le plus judicieux qu'on puisse donner et qui n'est pas compris de tous les médecins qui préconisent l'ébullition, car cet acte qui rend l'eau pesante doit nécessairement être suivi d'une filtraion qui aère l'eau à nouveau et la rend digeste.

L'eau qui est rude, dit-il, convient mieux aux gens dont les intestins sont trop humides et trop flegmatiques : en effet, les eaux calcaires sont anti-diarrhéiques. L'eau stagnante est malsaine et occasionne des maladies.

Les eaux minérales et thermales lui étaient connues, mais il en parle peu et ne semble pas les employer en thérapeutique.

*
* *

Les veilles excessives empêchent la digestion et produisent des crudités, mais aussi de dormir trop affaiblit le corps, appesantit la tête et rend comme stupide. Selon le cours de la nature, nous sommes faits pour veiller le jour et dormir la nuit, les gens qui pratiquent le contraire sont tôt ou tard punis de leur sottise ; du temps de GALIEN il y avait déjà l'abus : « Les riches en ont bouleversé l'ordre et font » de la nuit, le jour. (*De sanit. tuenda.*, lib. VI, » cap. 5) » ; aujourd'hui dans les grandes villes l'abus est coutume. HIPPOCRATE continue : que l'on dorme dans un appartement grand et bien aéré, mais qu'on ait toujours soin d'être bien couvert pendant le sommeil.

Le trop grand exercice dissipe nos forces et nos esprits, il nuit aux organes de la respiration. Le travail nourrit les articulations et les chairs, et le sommeil les viscères. Si une fatigue excessive a causé quelque mal, c'est par le repos qu'il faut le guérir, et si, au contraire, l'inaction en est la source, c'est à l'exercice qu'il faut recourir. (Principes des plus utiles dans la considération du régime des phtisiques au début, sans lesquels je prétends aléatoires, les résultats.)

Généralement parlant, l'exercice modéré fortifie le corps et donne de la vigueur aux organes des sens. Il n'est jamais meilleur qu'avant le repas. La promenade est de tous les exercices celui qui convient le mieux à un homme qui se porte bien

HIPPOCRATE s'élève avec force contre les procédés d'HERODICUS, il l'accuse de tuer les fébricitants par trop de promenades, par la lutte et les fomentations, procédés qui sont à craindre chez ceux qui ont la fièvre : « Hérodicus, prétendant surmonter » la fatigue que cause la maladie, par une autre » fatigue, attirait à ses malades, tantôt des inflam- » mations, tantôt des maux de côté .. les rendait » d'ailleurs pâles, livides et défaits ».

Il nous dit : (*De la diète*, liv. III), la friction véhémente ou forte, durcit le corps, en resserre ce qui est trop relâché ou trop fluide; la douce amollit ce qui est trop dur ; la friction qui dure longtemps ou qu'on réitère souvent, digère et dissipe ce qui pèche par la trop grande quantité, enfin celle qui est modérée ou qui tient le milieu entre les autres, nourrit et procure de l'embonpoint aux infirmes amaigris et exténués. (C'est cette dernière que je recommande toujours avec succès à mes malades phtisiques et anémiques.)

Il s'occupe aussi des qualités de l'air suivant les divers climats, les lieux, les expositions, les saisons. Il agit sur le corps non-seulement par les frictions, mais aussi par les bains : « Tout habile » médecin doit être instruit du préjudice que peu- » vent causer les bains pris mal à propos ». Le bain froid humecte et rafraîchit le corps, ceux d'eau chaude exténuent et rendent frileux, les bains tièdes font beaucoup de bien dans certaines maladies, ils ôtent la lassitude et dissipent la pesanteur de tête. Le bain ne doit pas être long.

Enfin il attache beaucoup d'importance aux effets de la colère, de la crainte, du chagrin, de la peur, et se sert des passions, de la gaieté, de la joie, de la méditation, comme agents thérapeutiques. Dans la diététique des maladies aiguës, il veut qu'on fasse entrer aussi en ligne de compte les habitudes du malade, et qu'on ne fasse pas une transition trop brusque ; la ptisane délayante, l'oxymel et l'hydromel lui servent beaucoup.

Si j'ai si longuement parlé d'Hippocrate, c'est qu'il forme véritablement le point de départ de beaucoup d'idées justes, et pour montrer qu'un médecin armé de semblable notions était plus utile à ses patients que les pharmacophiles d'aujourd'hui.

*
* *

Platon était l'adversaire d'Hérodicus pour d'autres raisons qu'Hippocrate ; reconnaissant la puissance des exercices de gymnastique qui d'après lui triomphaient de tous les germes des maladies, il lui reproche de conserver à la Société un tas d'individus infirmes et chétifs qui contribuent à la déchéance de la race. L'exemple de Lacédémone dans sa sélection barbare devait beaucoup lui plaire.

A cet égard j'agiterai une petite question de statistique ; les hygiénistes nous annoncent que la durée de la vie moyenne a beaucoup augmentée et que ceux qui clament que notre genre actuel de vie, diminue la résistance individuelle et brûle l'étape, sont dans le faux. Les uns et les autres ont raison ; il n'est aucunement douteux que l'homme de notre société meure plus tôt qu'anciennement ; même dans nos campagnes le nombre des vieillards très âgés diminue de jour en jour, l'individu est moins résistant ; d'un autre côté la mortalité infantile a été considérablement amoindrie, mais tous ces êtres débiles sauvés dans leur enfance et dont la plupart meurent phtisiques entre vingt et trente ans, souvent après avoir jeté de mauvaises souches, contribuent dans le quantitatif à augmenter singulièrement l'effet du calcul statistique ; anciennement la sélection naturelle faite dès le jeune âge, ne laissait subsister que les robustes dont le qualitatif était supérieur à l'actuel. La statistique est une science éminemment utile, mais il faut savoir l'interpréter, sinon on court aux erreurs les plus énormes, comme nous le verrons encore plus loin.

Voici ce que nous dit le philosophe à ce sujet : « Esculape n'a transmis à la postérité ses découver- » tes, que pour le bien des personnes sobres et

» d'un bon tempérament. Il savait qu'il n'aurait
» fait que prolonger inhumainement de mauvais
» jours à des pères et à des mères cacochymes, seu-
» lement pour faire à des enfants le triste présent
» d'une vie aussi inutile que la leur. En un mot, il
» était dans l'idée, que lorsqu'on est hors d'état
» de s'acquitter médiocrement bien des fonctions
» de la société civile, il n'est plus à propos ni pour
» soi, ni pour elle, que l'on continue de vivre, fut-
» on aussi riche que Midas. »

Ce passage nous donne notion de l'emploi que
faisaient les Grecs des ressources de l'hygiène pour
la sélection de la race et le développement des ins-
titutions sociales.

PLATON, dans le Timée (430-347 av. J.-C.), veut
qu'on exerce à la fois le corps et l'âme, il faut ten-
dre à la beauté de l'un et à la vertu de l'autre. On
doit plutôt adoucir ou entreprendre les moyens
d'arrêter les progrès des maladies, par une bonne
conduite et l'appropriation du boire, du manger et
de l'exercice. Qui s'expose au grand air, en pleine
campagne, avant de se livrer au sommeil, conserve
la beauté de ses formes.

Il s'éleva aussi contre l'introduction de l'art culinaire en médecine, qu'il trouve nuisible et compare
avec juste raison à l'art de parer et farder. Tous les
apprêts que l'on fait en effet subir à nos viandes,
suppriment les effets toniques de ces aliments et
ne laissent qu'une substance matérielle qui fatigue
et détériore à la longue nos estomacs.

* *

AcumÉNUS, ami de Socrate et de Platon, trouvait meilleures pour la santé les promenades faites en plein air que celles qui se faisaient dans les portiques ou autres lieux couverts.

On attribue à Polybe (410 av. J.-C.), disciple et gendre d'Hippocrate, le livre de la diète pour la santé qui se trouve dans la collection Hippocratique. Il ordonne aux gens gras qui souhaitent maigrir, de joindre l'exercice au jeûne, d'user d'une boisson légère et peu échauffante, de ne manger qu'une fois par jour et seulement pour la faim, de coucher sur la dure. Les gens maigres qui ont envie d'engraisser devront suivre le régime contraire.

Les deux étoiles de l'école d'Alexandrie, Hérophile et Erasistrate détestaient l'abus et la multiplicité des remèdes, employant de préférence la diète rigoureuse, le régime, l'exercice, les lotions, les frictions et les bains. Ils suivaient les principes d'Aristote qui revendiqua l'hygiène pour la médecine et n'entendait pas que la gymnastique très propre à fortifier le corps par des exercices réglés, supplantât le médecin. Galien nous dit qu'Erasistrate faisait si grand cas de la chicorée dans les maladies viscérales de l'abdomen et du foie qu'il avait traité tout au long la manière de la préparer.

* *

Le plus grand réformateur après Hippocrate est Asclépiade, de Pruse (en Bythinie), dont l'élève

Thémison fonda la secte méthodique à laquelle nous devons les meilleurs médecins de l'Antiquité. Asclépiade est un élève d'Epicure et il applique à la médecine sa théorie atomique. Epicure s'occupait aussi d'hygiène; dans sa lettre à Ménécée, il recommande la frugalité qui procure la santé, l'agilité, et met l'homme en état de mépriser les coups de la fortune ; l'élève s'inspire de ces principes.

La réforme d'Asclépiade peut se résumer, à notre point de vue, dans les trois phrases suivantes que l'on cite venant de lui : « La médecine qui » a recours aux agents thérapeutiques doit y ajou- » ter l'observance du régime, dont l'efficacité est » tellement considérable dans toutes les affections » du corps..... Rien ne vaut pour le malade une » abstinence opportune..... Il n'est point de médi- » cament qui vaille la nourriture prise en temps » convenable..... »

Il s'éloigne d'Hippocrate qui ne voulait pas de changement brusque dans le régime, en instituant au début des maladies, une diète rigoureuse ; cependant comme il montrait beaucoup de sollicitude pour ses malades, il adoucissait fréquemment le régime. Il ne condamna pas ses malades à la soif, à l'immobilité dans les ténèbres, mais il leur prodigua l'air et la lumière, il inventa la médecine vibratoire. Il partait de cette idée que lorsque la vie est compromise, c'est aux excitants de la vie normale qu'il faut avoir recours. Le régime de vivre consistait à réunir cinq conditions : abstinence de viande, suppression du vin en certaines occasions, frictions, promenades, gestation (en litière, chaise, bateau, lits et fauteuils roulants ou suspendus).

Dans les affections chroniques, il commandait de

respirer profondément et de retenir son haleine pendant les frictions ; les douches, les bains froids et les affusions froides étaient en grand honneur, il ne négligeait pas l'action de la déclamation, du rire, du chant, de la musique. Il veillait tout particulièrement à maintenir la peau propre et souple pour favoriser les sueurs et la sécrétion cutanée sensible et insensible.

THEMISON qui donna le nom de méthode à la doctrine, suivit les mêmes principes et préconisa l'exercice. Ce fut lui qui institua le régime diététique suivant un certain cycle, et prescrivit la diète rigoureuse du début pendant trois jours. THESSALUS, de Tralles, simplificateur de la méthode, contribua à sa décadence et s'attira les foudres de GALIEN qui lui reprochait d'ordonner trop de bains au hasard, sans règle précise, et de penser plutôt à satisfaire le goût des malades qu'à obtenir d'eux une stricte obéissance.

SORANUS, d'Ephèse, est l'auteur de l'antiquité qui a le mieux décrit les soins à donner aux nourrissons, aux nourrices et détaillé l'hygiène et l'éducation de la première enfance.

L'école méthodique mérite de nous arrêter un peu plus : nous lui voyons ordonner dans le traitement de la phtisie, les exercices de la voix, la vocifération et le chant : les exercices du disque, du javelot, des fardeaux, des rames et des altères, la promenade sous toutes ses formes, surtout celle à pied dans les lieux plantés de sapins, les bains froids ou chauds suivant les cas ; les frictions sèches, humides, onctueuses ou aromatiques ; la navigation.

Les disciples d'Asclépiade, persuadés que les aliments passent tout crus dans le sang, sans subir aucune altération dans l'estomac, conseillaient ceux qui restent le plus longtemps sans éprouver d'altération, tels que les viandes fraîches, etc.

Les méthodiques n'écrasaient pas leurs malades sous le poids des couvertures, ils réglaient non seulement le régime, mais s'occupaient de l'appartement, de l'air à respirer, des détails de la couche et de ses accessoires. Leur première maxime était qu'on doit s'attacher à guérir les maladies par les choses les plus simples et par celles dont nous faisons usage dans l'état de santé, comme l'air que nous respirons et la nourriture que nous prenons. « Il faut avoir plus de soin de l'air qu'on respire » que des viandes qu'on mange ; puisqu'on ne » mange que par intervalles, au lieu qu'on respire » continuellement, et que l'air entrant sans cesse » dans le corps, et pénétrant jusque dans les pe- » tits espaces, resserre ou relâche plus puissam- » ment que ne fait la nourriture. »

Nous allons citer, d'après Oribase, quelques fragments d'Antyllus, d'Athénée et de son élève Agathinus, de Sparte, qui fonda l'école épisynthétique, puis d'Hérodote.

D'après Antyllus, les localités les plus élevées sont les plus saines parce que l'air n'y séjourne pas, mais qu'il afflue de tous côtés ; elles sont donc bien aérées et conviennent contre toutes les maladies de poitrine. Les localités voisines de la mer conviennent contre le dérangement d'appétit. Pour les maladies chroniques les localités centrales sont moins bonnes que les côtes.

Les chambres du rez-de-chaussée conviennent aux maladies aiguës, à la fièvre ardente, car elles sont plus fraîches... à ceux qui crachent du sang... Les chambres des étages supérieurs sont bonnes pour ceux qui ont une accumulatton de pituite dans la poitrine. En général, les grandes chambres conviennent mieux aux personnes dont le corps est surchargé de matières... elles facilitent la respiration... exposées au midi elles conviennent à toutes espèces de maladies... c'est la meilleure exposition.

Les chambres entourées de murailles peu épaisses sont mauvaises car elles suivent facilement les variations extérieures.

Il faut des lits de hauteur moyenne, assez larges, fixes, ni trop durs ni trop mous. Il faut qu'ils soient très propres.

Les chambres élevées sont à l'abri des exhalaisons du sol.

Les pays tournés vers le midi sont les plus salubres.

Il faut que l'accès du soleil soit facile dans les villes et il faut disposer les rues suivant ce principe.

Les bains minéraux conviennent plutôt dans les maladies chroniques. Les eaux alcalines ou contenant du sel, sont utiles dans les fluxions de poitrine, dans les maladies pituiteuses. Les eaux alumineuses conviennent dans les crachements de sang. Il faut entrer dans les eaux minérales, sans faire de mouvements et ne pas nager ou plonger.

*
* *

Suivant ATHÉNÉE (xxixᵉ livre), l'air d'une ville ne
s'épaissit pas seulement parce qu'il est condensé
par défaut de mouvement, mais aussi parce que le
plus souvent il est à l'ombre, et bien plus encore
parce qu'il sert de réceptacle à des exhalaisons
nombreuses et diverses venant de la ville, effet qui
se produit à un degré plus fort encore dans les
villes entièrement dépourvues de ventilation. A la
campagne, au contraire, l'air étant ténu et pur,
aiguise l'appétit, favorise la digestion, la nutrition,
le transport des humeurs et les opérations des
sucs.

Le même auteur cultiva la diététique avec un
soin particulier, détermina l'utilité et les mauvaises
qualités des différentes substances céréales, établit
des principes fort judicieux sur l'état de l'atmosphère, sur le site des habitations et indiqua le
moyen de filtrer l'eau.

Il nous apprend qu'ERASISTRATE, PHILOTINE,
EUTIDÈME, GLAUCUS, DIONYSUS avaient déjà traité
de la manière d'arranger les viandes.

AGATHINUS, prônait les bains froids et s'élevait
contre les bains chauds qui sont amollissants. En
sortant du bain chaud, il faisait verser plusieurs
cruches d'eau froide sur le corps. « Que ceux qui
» ont à cœur de couler en santé les jours de cette
» vie fragile, fassent fréquemment usage des bains
» froids. Je ne saurais trouver des termes qui
» expriment assez fortement l'avantage qu'on en
» peut retirer, dans la vieillesse même la plus
» reculée, si l'on s'y est accoutumé, ils fortifient le

» corps et lui donnent de la vivacité ; ils augmen-
» tent l'appétit ; ils facilitent la digestion ; ils con-
» servent aux sens toute leur activité, en un mot,
» ils donnent de la vigueur à toute l'économie. »

Il préconise pour les enfants les lavages et bains à l'eau froide au lieu d'eau chaude.

Il faut après le bain, pour en recueillir tous les avantages, prendre quelque exercice modéré ou faire une promenade, après s'être bien séché et frotté. L'eau de mer est la meilleure pour les premiers essais. On peut commencer l'apprentissage dans toutes les saisons de l'année, mais le meilleur est de s'y habituer au printemps ou en été.

HÉRODOTE (sous Trajan) recommande tous les exercices de la gymnastique, l'équitation surtout, les bains d'huile, la natation dans la mer, les eaux minérales ; les bains de sable aux goutteux et aux asthmatiques. « La fomentation à l'aide du sable » convient aux malades affectés d'asthme, de » fluxion de poitrine.... aux douleurs chroniques.» On les prend sur le rivage, au soleil, en abritant son visage. « L'exposition au soleil est éminem- » ment nécessaire aux gens qui ont besoin de se » restaurer et de prendre de la chair.... il faut se » garantir la tête. »

Quel malheur de ne point posséder toutes les œuvres disparues de ces auteurs, nous y trouve- rions probablement plus de données excellentes que dans bien des traités d'hygiène de notre époque ?

Il faut bien parler de l'introducteur de la méthode des bains froids dans la capitale de l'em- pire Romain, de MUSA qui fut fait chevalier par Auguste qu'il avait guéri par l'usage *intus et extra* de l'eau froide. Ce médecin, avec l'aide de son frère EUPHORBE, préconisa la méthode prônée plus tard par Agathinus, et la mit à la mode. CHARMIS, de Marseille, alla plus loin et pratiqua les bains d'eau froide au cœur même de l'hiver, procédé qu'il aurait pris, d'après J. M. GUARDIA, aux Gaulois et aux Germains ; la vogue fut telle que l'on voyait les vieux sénateurs, risquant leur vie pour y sacrifier, grelotter en sortant des mains de ces médecins qui amassaient une belle fortune.

CELSE, qui penchait vers la secte méthodique, usait beaucoup de ses procédés, ainsi qu'il suivait les préceptes d'HIPPOCRATE. Quoiqu'intermédiaire entre THEMISON et les autres méthodistes, je l'ai placé ici après, pour la commodité de l'exposition.

« Tout homme d'un bon tempérament qui se
» porte bien et qui est son maître, ne doit s'assujettir
» à aucun régime.... Il doit mener un genre de vie
» fort varié. Il faut qu'il soit tantôt à la campagne,
» tantôt à la ville, mais plus souvent à la campagne :
» qu'il navigue, qu'il chasse ; qu'il se repose quel-
» quefois mais qu'il s'exerce souvent, car le repos
» appesantit le corps, le travail le fortifie : l'un
» hâte la vieillesse, l'autre prolonge la jeunesse.....
» On ne doit ni trop fuir, ni trop rechercher le
» commerce des femmes, il anime lorsqu'il est
» rare, il abat quand il est fréquent....., le jour il
» peut être contraire, la nuit il est plus sûr, mais il
» faut éviter de manger, de veiller ou de travailler
» aussitôt après (liv. I., ch. I). »

« Celui qui a bien digéré, pourra en toute sûreté

» se lever matin ; celui qui a digéré moins bien,
» doit rester plus longtemps au lit..... Celui qui n'a
» point digéré du tout doit garder le lit, ne point
» se livrer au travail, ne faire aucun exercice.....
» habiter dans une maison bien éclairée, qui soit
» exposée au vent en été, et qui ait le soleil en
» hiver. On doit éviter le soleil de midi, le froid
» du matin et du soir, de même que les vapeurs
» qui s'élèvent au-dessus des eaux (conseils aux
» personnes délicates)..... lorsqu'on est éveillé.....
» se bien laver la bouche avec de l'eau froide. Dans
» les longs jours, il vaut mieux faire la méridienne
» avant le repas, et après dans les courts..... l'exer-
» cice doit toujours précéder le repas en hiver.....
» La lecture à haute voix, les armes, la paume, la
» course, la promenade sont des exercices salutai-
» res..... tous les ragoûts sont nuisibles, pour
» deux raisons : la première, parce qu'on en
» mange trop à cause de la saveur qui excite
» l'appétit ; la seconde parce qu'ils se digèrent
» toujours moins bien..... Une personne qui a fait
» un grand dîner, ne doit point s'exposer au froid,
» au chaud, ni à la fatigue, immédiatement après
» (liv. I, cn. II). »

« On ne doit point ignorer que rien n'est plus
» pernicieux que de boire froid lorsqu'on sue pour
» avoir trop travaillé, et qu'il y a du danger à boire
» ainsi, lors même que la sueur est passée. si l'on
» se sent fatigué après une route que l'on a faite.....
» Les choses qui procurent de l'embonpoint sont
» l'exercice modéré, le repos fréquent ; l'onction,
» le bain pris après le dîner ; la constipation : le
» froid modéré en hiver ; un sommeil plein, mais
» pas trop long ; un lit mollet : la tranquillité

» d'âme ; des aliments, tant solides que liquides,
» doux et gras, pris souvent et en aussi grande
» quantité que l'estomac peut en digérer. Les cho-
» ses qui font maigrir sont : l'eau chaude..... sur-
» tout si elle est salée ; le bain à jeun ; l'ardeur du
» soleil et toute sorte de chaleur ; les soucis ; les
» veilles ; le sommeil ou trop court ou trop long ;
» la terre pour lit en été ; un lit dur en hiver ; la
» course, la marche prolongée, tout exercice vio-
» lent ; le vomissement, la purgation ; les subs-
» tances acides et austères ; l'habitude de ne faire
» qu'un repas par jour et de boire à jeun du vin
» qui ne soit pas trop froid (liv. i, ch. iii). »

« Après le souper, on ne doit ni lire, ni écrire,
» ni déclamer, ni même méditer trop attentivement
« (liv. i, ch. iv). »

« On a l'esprit plus agile et on digère mieux,
» lorsqu'il fait froid, sans pourtant négliger de
» s'en garantir (liv. i, ch. ix). »

« On doit faire des frictions, tantôt par tout le
» corps comme lorsqu'on veut redonner des forces
» à une personne affaiblie ; tantôt on n'en fait que
» sur une partie, lorsque la faiblesse même de
» cette partie le demande (liv. ii, ch. xiv). »

« La gestation est très utile dans les maladies
» qui durent depuis longtemps, et qui penchent vers
» leur déclin.... La gestation la plus douce de tou-
» tes, est celle d'un bateau dans le port ou dans
» un fleuve ; vient ensuite celle qui a lieu dans un
» vaisseau en pleine mer ou dans une litière ; enfin
» celle qui se fait dans une voiture est la plus
» rude... Si l'on n'a aucun de ces moyens à sa dis-
» position, il faut se servir d'un lit suspendu que
» l'on fait agiter ; si cela ne se peut, il faut au

» moins tenir un des pieds du lit soulevé avec
» une cale, et lui donner avec la main une impul-
» sion tantôt d'un côté tantôt de l'autre (liv. ii,
» ch. xv). »

Celse passe en revue, comme ses prédécesseurs,
les qualités des aliments, des viandes et légumes,
suivant la nature et le lieu où on les prend. « Les
» vins doux ou violent, non encore fermentés ou très
» vieux, doivent être rangés dans la classe des ali-
» ments qui nourrissent beaucoup... S'il est néces-
» saire de s'assurer de la qualité de l'eau, rien n'est
» aussi plus facile, il suffit de la peser pour s'assu-
» rer de sa légèreté. Parmi les eaux qui sont éga-
» lement légères, la meilleure de toutes est celle
» qui s'échauffe et qui se refroidit le plus vite et
» qui cuit les légumes le plus promptement. (liv.
» ii, ch. xviii). »

« Les plantes qui excitent le sommeil sont le pa-
» vot, la laitue, surtout celle d'été dont les tiges
» sont déjà remplies de lait, la mûre, le poireau.
» Les plantes qui réveillent les sens sont le cala-
» ment, le thym, la sarriette, l'hysope, le pouliot
» surtout, la rue et l'ognon (liv. ii, ch. xxxii). »

En somme, Celse résume la médecine naturiste
et la médecine méthodique; on trouve dans ses
œuvres une foule de renseignements intéressants.

**

Chez les *Romains*, où les établissements bal-
néaires étaient exploités avec un luxe inouï et où
les stations thermales et minérales étaient en honneur, les médecins n'étaient pas les seuls à s'occu-

per de médecine, les philosophes et les prêtres s'en mêlaient.

Valerius Maximus parle de deux temples de la déesse *Febris*, situés l'un près du tombeau de Marius, l'autre dans le Vico-Longo ; il nous apprend que ces temples renfermaient une foule de médicaments, et que l'on était obligé d'y porter les malades, qui y recouvraient la santé plutôt par l'effet du régime sévère auquel on les soumettait, que par l'action des remèdes qu'on leur administrait. Les personnes dont les forces avaient été épuisées par de longnes maladies, invoquaient aussi une autre divinité connue sous le nom *Fessonia*.

Sénèque assure que l'esprit s'élève et acquiert de la vigueur par la promenade en plein air (*De tranquillib.*, lib. 1, p. 56).

Il a écrit aussi un traité de la vieillesse.

Plutarque (1er siècle), a fait un livre sur l'éducation des enfants et dit qu'il faut savoir alterner les exercices corporels et intellectuels. Il explique les avantages que l'on peut retirer des exercices de la voix pour les poumons et est grand partisan des bains avant le repas, des promenades, de la gymnastique, des frictions, car la santé ne peut s'acheter au prix de l'inaction et de l'oisiveté. « Il est » étonnant combien l'exercice de la voix est avan- » tageux non seulement à la santé, mais même à » l'entretien des forces, je ne dis pas de celles qui » font les athlètes ou rendent les hommes nerveux, » mais de la force et de la véritable vigueur des » principaux viscères du corps d'où dépend prin- » cipalement la conservation de la vie. »

Il faut préférer les mets légers ; le mieux serait d'habituer le corps à n'avoir nullement besoin de la chair des animaux, Il recommande l'usage modéré du vin. Après le repas, un léger exercice est salutaire avant de se livrer au sommeil. Il faut apporter une extrême attention à ce que les extrémités ne sentent les vives atteintes du froid. Les personnes maigres étant généralement celles qui se portent le mieux, les personnes sages au sein de l'opulence doivent éviter de faire trop bonne chère et de se nourrir trop délicatement.

Il rappelle l'avis de SOCRATE à ses disciples : « Evitez de prendre du goût pour ces aliments que » l'on mange quand on n'a pas faim et pour ces » liqueurs dont on est tenté de boire quand on n'a » pas soif. » Il regarde la volupté comme la destructrice du vrai plaisir, mais il ne veut pas qu'on se jette dans l'excès opposé. Il faut éviter l'exercice corporel après le repas, mais y suppléer par l'exercice d'une conversation aimable.

PLINE, le naturaliste (1er siècle), quoique non médecin, s'occupait des choses de la médecine. Il prenait d'énormes précautions pour sa santé, allait à la chasse, se baignait, faisait divers exercices ; il envoyait en Egypte, son affranchi Zosyme qui était tuberculeux ; la navigation est bonne aux phtisiques (liv. XXXI) suivant AUNÉUS GALLION, mais l'on ne va pas en Egypte pour le pays même, mais à cause de la longueur du voyage sur mer. L'eau de mer chauffée est bonne pour les maladies de nerfs et les plaies, de même les bains de mer froids.

Dans le livre XIV, il nous indique les remèdes qui dépendent du moral de l'homme ; l'abstinence, les exercices du corps et de la voix, les onctions et les frictions modérées ; la promenade de quelque

manière qu'elle ait lieu est souvent salutaire. L'é-
quitation est excellente pour l'estomac et les cuisses,
la navigation pour la phtisie, le changement de lieux
pour les maladies chroniques.

Il raconte, d'après THEOPHRASTE, que la digestion
se fait plus vite sur le côté droit et plus difficilement
sur le dos. C'est une remarque toute physiologique.
Il est surprenant combien l'agitation et le mouvement du corps réveillent l'esprit. De tous les remèdes, le plus puissant est le soleil.

Voici ce qu'il nous dit sur les différentes qualités
des eaux (liv. xxx) : L'eau de pluie, de neige, de
grêle sont malsaines, elles sont salies par les poussières de l'atmosphère. L'eau de citerne est mauvaise, cause des maux de gorge et rend le ventre
dur. Les rois des Parthes ne buvaient que les eaux
du *Choaspe* et de l'*Eulée*, et en faisaient porter
avec eux dans leurs voyages ; ils ne buvaient jamais
celles du *Tigre* ou de l'*Euphrate*.

PLINE ne regarde pas comme bonnes les eaux des
rivières et des fleuves ; il rejette les eaux bourbeu-
ses, celles qui tachent les vaisseaux de cuivre, qui
cuisent difficilement les aliments, qui ont de l'odeur.
La meilleure eau est celle des puits dont l'usage est
général dans les villes, mais de ces puits qui ne reposent jamais et où l'eau, puisée sans cesse, s'atté-
nue et s'épure dans la terre qui la filtre. Les eaux
doivent être abritées de la lumière, mais non privées d'air.

C'est *Néron* qui a imaginé de faire bouillir l'eau
et de la mettre dans du verre pour la rafraîchir
dans la neige. L'eau bouillie est incontestable-
ment la meilleure. Le vrai moyen de corriger l'eau

malsaine est de la faire bouillir, jusqu'à réduction de moitié.

*
* *

Nous arrivons enfin à GALIEN (IIe siècle) l'encyclopédiste médical de l'époque, dont les idées dogmatiques auront l'influence la plus néfaste sur les siècles ultérieurs et ramèneront à l'emploi des drogues les plus disparates. Il s'occupe cependant de l'hygiène et passe en revue tout ce qui a été fait jusqu'alors. Parmi les innombrables traités qu'il a mis au jour, il y a six livres sur la conservation de la santé et un certain nombre d'autres sur les qualités des aliments.

Les six choses *non naturelles* (?) et dont on ne peut point se passer, qui servent à la conservation ou à la perturbation de la santé, suivant l'usage qu'on en fait, sont : l'air que nous respirons, le manger et le boire, le mouvement et le repos, le sommeil et les veilles. ce que nous retenons de notre corps et ce qui en sort, enfin les passions.

L'hygiène de l'enfance est très bien traitée, les enfants doivent-être nourris par leur mère et veillés de près, une grande propreté est de rigueur. Il faut les laver tous les matins à l'eau tiède, les bien frotter et sécher, mais à jeun.

Le lait doit être la seule nourriture jusqu'aux premières dents. Les nourrices doivent être surveillées au point de vue de la nourriture, de l'exercice, du sommeil. Rien n'est plus nécessaire aux petits enfants que de respirer un air pur ; ainsi l'on doit éviter de les tenir dans des chambres trop enfermées, et les éloigner des lieux marécageux, des vapeurs des grandes villes, etc. La nourrice ne doit avoir aucune familiarité avec son mari et doit être congédiée quand elle est enceinte. Les enfants ne doivent jamais goûter de vin. Les exercices doivent être modérés, et plus tard, il faut soigner l'intelligence et le moral.

Chez les vieillards, il faut exciter les fonctions de la peau par des frictions ou la brosse, ensuite faire une promenade à pied ou en voiture, l'exercice modéré ne doit jamais être poussé à la fatigue. Ils doivent éviter les aliments tels que le pain non levé, le fromage, le porc, le bœuf, l'anguille, les huîtres, et en général toute nourriture de difficile digestion. Il leur faut une nourriture fluide et réchauffante, un vin généreux et diurétique et ils doivent toujours tenir le ventre libre. Le lait est bon aux uns, mauvais aux autres. Il conseille de de boire alternativement le lait d'ânesse et le lait de chèvre : ce dernier étant fort nourrissant et le premier de facile digestion. Il faut prendre du sommeil aussi longtemps qu'il est nécessaire. La connaissance des tempéraments est de toute nécessité dans l'emploi de l'hygiène.

Pour les gens de lettres : 1° Toutes les fois qu'ils auront fait des efforts de travail et d'étude plus que de coutume, ils redoubleront de sobriété ; 2° Ils doivent suivre journellement le régime le plus simple, celui qui facilite le plus la digestion ; 3° quelles que soient leurs occupations, ils doivent prendre chaque jour quelque moment consacré à l'exercice.

Que les mœurs et le caractère suivent le tempérament, voilà ce qui ressort de bien de ses écrits.

Il n'acceptait pas les idées de PYTHAGORE sur le régime exclusivement végétal, il veut qu'on fasse une alliance entre les viandes et les légumes. Il prône la chair de porc comme la plus approchante de la chair humaine en aspect et qualité. Les dérivatifs constituent la base des principes d'hygiène à appliquer aux gens nerveux, aux goutteux, calculeux, etc. Il employait beaucoup pour faire transpirer, les frictions et les bains, et ces derniers lui servaient à guérir les fièvres causées par le froid ou des fièvres continues. Les bains froids rendent plus musculeux et plus robuste ; il faut bien se faire frictionner après manger et se promener.

L'exercice est le purgatif des humeurs nuisibles qui sont dans la profondeur des parties du corps. Le coït n'est point nuisible quand il n'est trop fréquent et après on se sent plus léger et on respire mieux.

Galien a vu nombre de maladies au long cours, céder à l'emploi seul de la diète atténuante, c'est-à-dire d'aliments qui recèlaient des principes âcres, volatils, stimulants. Il répète les idées des anciens sur la pureté de l'air des montagnes et la corruption de celui des vallées, des étangs, des appartements.

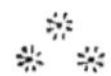

Porphyre, de Tyr (IIIe siècle), composa un traité de l'abstinence de la chair des animaux. Nous avons déjà vu que Galien n'était pas de cet avis. Les végétariens qui prétendent que la chair animale ne fit pas partie de la nourriture des premiers hommes font erreur ; d'abord, sa mâchoire est une preuve irréfutable. Les peuplades primitives étaient de mœurs différentes, suivant l'aspect du pays qu'elles habitaient ; celles que nous savons avoir été les plus affinées, les plus civilisées pour avoir eu à lutter contre un climat rude, dans un pays aride, ne possédant pas de vastes et épaisses forêts, mais des pâturages à broussailles rares, furent nomades ou agriculteurs et le lait et les végétaux formèrent la base de leur subsistance.

Au contraire, les tribus les plus sauvages vivant dans les jungles épaisses ou les forêts presqu'impénétrables où abondaient les fauves et le gibier de toute espèce, furent plutôt chasseurs et carnivores. La viande est tout aussi indispensable à l'homme que les végétaux, et il est à remarquer que dans les conditions normales de la vie, plus un peuple se civilise, plus il consomme de viande ; la viande crue représente la vie alimentaire sous sa forme la plus exquise, c'est un merveilleux tonique ; la viande cuite varie singulièrement de valeur alimentaire suivant sa préparation.

Après GALIEN, nous n'avons plus guère affaire qu'à des copistes comme ORIBASE, CŒLIUS AURELIANUS, AÉTIUS, PAUL d'ÉGINE, etc., qui continuent la tradition mitigée du méthodisme avec une pointe du dogmatisme de Galien.

La collection d'ORIBASE, malgré cela, est une des plus intéressantes à étudier puisqu'elle nous initie aux procédés des auteurs précédents. Il y ajoute quelques idées de son crû, comme l'action de courir sur la pointe du pied, et l'exercice du cheval qui avait été peu employé par les Grecs. Pour les enfants il recommande bien de développer le corps avant de cultiver l'esprit ; il faut laisser en repos les facultés mentales jusqu'à l'âge de sept ans, puis alors donner un maître, mais pas de grammairien ou de géomètre avant l'âge de quatorze ans. L'enfant ne doit jamais rester en repos afin de ne pas éveiller de trop bonne heure les désirs de l'amour.

Au point de vue de l'éducation, combien nous nous écartons des sages préceptes d'ORIBASE. Nous formons de petites encyclopédies rudimentaires dans la cervelle de nos enfants où tout se brouille ; on en forme des pseudo-petits savants, vaniteux, orgueilleux, absorbant tout sans l'assimiler et rejetant des fragments comme un perroquet ; cette méthode inepte qui ne contribue en rien à développer le jugement de l'enfant, mais plutôt à le fausser, produit des petits prodiges ou monstres intellectuels dont le cerveau, au détriment du physique, accapare toute la nourriture péniblement élaborée ; au moment où se fait la poussée de puberté, le cerveau surmené s'atrophie, ne veut plus rien absorber, et le petit phénomène devient un être très vulgaire affligé d'un corps rabougri.

Je serais comme ORIBASE. d'avis, jusque l'âge de 13 ou 14 ans, de penser à intéresser l'esprit de l'enfant sans le forcer à accumuler, sans le fatiguer ; ensuite il rattraperait et dépasserait facilement les autres.

AÉTIUS (Vᵉ siècle) entre plus que Galien dans le détail des soins que l'on doit prendre pour la santé des enfants et le choix des nourrices. Il fait aussi de grandes descriptions sur les qualités de l'air, des eaux, des aliments, sur toutes sortes de bains, sur les exercices utiles pour la conservation de la santé. Il suit en diététique les préceptes d'HIPPOCRATE et en même temps ceux des méthodiques. Dans les fièvres, il recommande de tenir fraîche la chambre des malades.

Une maxime que j'estime beaucoup. a rapport à l'usage d'un exercice mécanothérapique comme anticonstipant ; il remplace dans beaucoup de cas les laxatifs par des frictions exercées sur le bas-ventre. C'est un moyen très efficace, employé par les guérisseurs.

Paul d'Egine (VIIe siècle) consacre son premier livre à traiter de la santé ; mais on n'y trouve presque rien de nouveau. Il nous raconte qu'un médecin de son temps traitait l'épilepsie par l'eau froide seule (lib. iii. ch. 18).

***

Entre la décadence romaine et l'action du Christianisme, nous devons examiner celle des auteurs arabes. Elle n'est pas bien importante, car ils se bornent au rôle de copistes, empruntant aux religions orientales et aux Grecs par les débris de la bibliothèque d'Alexandrie (642).

La médecine du prophète, est copiée sur la Juive en grande partie, et peu importante. Le D^r Du Perron qui a relaté le *Djélal ed din abou Soleiman Daôud*, nous permettra d'indiquer quelques-uns de ses principes : « l'air froid ranime les forces et toni-
» fie, favorise et perfectionne la digestion. L'air
» chaud agit en sens inverse. » C'est un aphorisme de pure origine grecque.

« Manger sans besoin, ni nécessité, alourdit
» l'esprit, engendre la paresse et suscite la cause
» des maladies..... La trop grande variété des
» mets amène l'hébétude..... Lécher les plats aide
» à la digestion et ragaillardit. Le Prophète, après
» manger, se suçait les doigts par trois fois. Il a
» dit : A qui lèche les plats il sera fait miséricorde.
» N'usez jamais d'aliment ou d'eau que vous ayez
» oublié ou négligé de couvrir, car peut-être quel-

» que animal vermineux y est tombé, et alors qui
» mangerait cet aliment ou boirait cette eau, pour-
» rait en périr..... La maladie, c'est entasser nour-
» riture sur nourriture, charger un repas sur un
» autre repas..... Buvez la moitié de ce qui suffirait
» à vous bien désaltérer et votre digestion sera
» plus facile.... »

Ce dernier et excellent précepte est contraire à celui des Grecs et même d'Hippocrate qui prétendait que l'excès de boisson en mangeant nuit moins que l'excès de solide.

« Que l'on ne mêle point l'eau de puits avec l'eau
» de rivière..... Le mouvement modéré et sage-
» ment limité est une des plus puissantes causes
» de conservation de la santé, car il ranime la
» chaleur animale, favorise l'accomplissement des
» sécrétions, donne de la légèreté et de l'animation
» au corps..... L'équitation modérée est un exercice
» qui agit sur tout l'individu. »

« Dans le premier sommeil, il faut se coucher
» d'abord sur le côté droit, ainsi faisait le Pro-
» phète.... Il est bon de préluder au coït par des
» caresses et des préliminaires amoureux ; ainsi l'a
» recommandé le saint Prophète..... Se raser le
» pubis invite au coït ; la dépilation est d'ailleurs
» un devoir à observer en imitation du Prophète
» qui l'a établie..... Le Prophète prescrit de se
» laver par lotion entière et générale après la copu-
» lation.... En été user rarement du coït, multi-
» plier l'usage des bains..... En hiver faire force
» mouvements et multiplier le coït..... »

« L'odeur de citron sert avantageusement dans
» les moments de maladies épidémiques et dans le
» cas où l'air est vicié..... » C'est un usage resté

commun au moyen-âge et chez les modernes, en temps de peste, de même que celui-ci : « Le musc a » la propriété de corriger l'air, surtout dans les » temps d'épidémie. »

« L'usage prolongé de la chair de poule, du » Lacerta lybica, suscite la goutte..... L'hydro- » pique qui s'ensevelit dans le sable est soulagé » et voit sa maladie diminuer (tiré des Grecs)..... » Du reste, l'eau de puits et des conduits est pe- » sante parce qu'elle manque de soleil et d'air et » qu'elle est renfermée. »

« D'après ANAS, lorsque le prophète eut la fièvre, » on l'aspergea d'eau fraîche pendant trois nuits, » avant le poindre de l'aube. »

Dans le *Koran*, le prophète recommande l'usage du lait (d'une absorption si douce pour ceux qui le boivent), et du miel qui est un excellent remède. Il est défendu de se nourrir des animaux morts, du sang qui a coulé et de la chair de porc. Les fruits de la vigne et du palmier sont recommandés comme très nutritifs, mais la boisson énivrante qu'on en retire est rigoureusement prohibée. Devant le sensualisme des Arabes, le législateur n'ose pas être trop catégorique et rigoureux : « Vos femmes sont » votre champ. Allez à votre champ comme vous » l'entendrez ». De la pédérastie commise par deux mâles, c'est une action infâme, mais Allah est miséricordieux ; tandis que pour le tribadisme et le saphisme, il n'y a que la mort impitoyable des femmes qui souillent le harem. La différence tient toute entière à la condition de la femme chez les Mahométans.

Les lotions et les purifications, les ablutions, sont fréquentes, mais si l'on ne trouve pas d'eau (ce qui est fréquent dans le désert), on est autorisé à se servir de sable.

En somme, la religion des Arabes s'occupait peu de l'hygiène pourtant si nécessaire, et ce manque de précautions en a fait une nation qui véhicule assez facilement les épidémies.

***

Rhazès reparle des six choses non naturelles de Galien, il a peu de préceptes à lui : « Les gens » maigres doivent fuir l'excès du mariage, comme » ils fuiraient un assassin ; c'est au contraire un » excellent remède pour calmer les transports des » gens dont la passion est extrême, et pour leur » faire perdre de vue, du moins quelque temps, » l'objet chéri de leur cœur ». Il s'écarte de la religion, lorsqu'imitant les Grecs, il dit : « Il n'y a pas » de liqueur comparable à de bon vin ». Sa pratique est assez rationnelle ; il traite la fièvre ardente par l'eau froide ; il tonifie souvent l'intestin par l'usage de l'eau froide ou du lait de beurre. Il ne néglige pas le moral de ses malades, recommande le jeu d'échecs aux mélancoliques : « La gaieté » augmente la force et les esprits, la tristesse » épuise et abat ».

Avicenne (Xe siècle) (lib. 1, cap. 1) commence par annoncer que si les hommes exerçaient leur corps par le mouvement et le travail, dans les temps où il est à propos de le faire, ils n'auraient besoin ni de médecins, ni de remèdes. Il recommande contre la mélancolie une espèce de balançoire imitant Coelius Aurelianus qui conseillait l'escarpolette comme nouveau moyen de gestation.

« Un homme qui se trouve agité par les transports
» de la colère, doit éviter les nourritures qui
» échauffent; et un homme au contraire, que la
» terreur a saisi, celles qui refroidissent. On doit
» être plus sobre que de coutume, les jours qu'on
» prend médecine. Les corps faibles se trouveront
» fort bien du bain et des eaux minérales. »...

D'après SPRENGEL, le traité d'Haly-Abbas (*Liber totius medicinæ necessaria continesn*, Lyon, 1523, dont l'original date de la fin du Xe siècle) sur la diététique, peut être considéré comme un chef-d'œuvre. Il donne avec une rare précision les règles auxquelles on doit soumettre le régime, suivant les différences de climat, de saison et de constitution individuelle.

Nous trouvons encore vers cette époque, SIMÉON, fils de SETH, qui, au XIe siècle, fait un recueil sur les propriétés des aliments, et HIÉROPHILE (XIIe siècle) qui traite des aliments pour chaque mois de l'année et des règles d'hygiène à suivre.

*_**

Lorsque l'Empire d'Occident s'écroula sous les efforts des barbares aidés par les évêques, et que les vainqueurs et vaincus furent absorbés dans le Christianisme, commença pour la science l'éclipse qui arrêta l'essor de la civilisation pour plusieurs siècles. Les Chrétiens témoins de la corruption des mœurs du Bas-Empire et des turpitudes qui se passaient dans les établissements de bains et les thermes où se réunissaient l'art, le luxe et la luxure des Romains, réagirent par une déduction fausse et en même temps que l'ignorantisme et le mysticisme, propagèrent le mépris des soins corporels. Le salut de l'âme devait passer avant celui du corps qui ne saurait trop être soumis aux expiations ; le comble de la sainteté était de vivre dans la crasse, absorbé par la prière, les jeûnes, et c'est à cet état que beaucoup de pouilleux durent leur canonisation. La morale faisait fi de l'hygiène dans toute son abstraction, et la salubrité des villes et des demeures était inconnue ; les maisons basses, peu éclairées, mal situées, limitaient des rues étroites, boueuses, puantes, où se déposaient toutes les ordures ; les gens se décrassaient légèrement, et l'hygiène sexuelle était un péché (préjugé encore incarné dans beaucoup d'endroits de la province). Aussi les épidémies de peste s'abattaient fréquemment sur la population, malgré les conjurations des évêques ; la lèpre, les maladies de peau, les ulcères exerçaient leurs ravages sur toutes les classes de la société.

Alors que l'Orient jetait encore une faible lueur, tout l'Occident était dans la barbarie, avec l'hygiène primitive en moins. Les Croisades, en ramenant le contact entre les deux parties de l'Europe, eurent pour effet d'apporter des mœurs nouvelles ; en présence des derniers empereurs d'Orient et des Arabes, la médecine, sous l'influence surtout de médecins juifs, passa dans les mains des laïques, abandonnant de plus en plus les clercs, et s'inspira surtout d'Avicenne et d'Haly-Abbas. Les Croisés, à leur retour, propagèrent avec l'orgie et la débauche une explosion de maux vénériens et une recrudescence terrible de la lèpre.

Pour combattre ces maux, les maisons de femmes et les léproseries se multiplièrent rapidement, avec égalité, et au XIIIe siècle, on connaissait en France plus de 2000 léproseries.

Ces exodes servirent cependant à rappeler un peu les notions de l'hygiène. Nous voyons déjà PHILIPPE-AUGUSTE faire paver les rues de Paris pour amoindrir la boue et chasser la puanteur (1148).

Une ordonnance de SAINT-LOUIS défendit « de » nourrir aucuns porcs au-dedans des murs de » Paris » ; une autre de 1350 « fait défense de » nourrir dans la ville aucuns pourceaux, à peine » de 60 sols d'amende, enjoignant aux sergents de » les tuer où ils les trouveraient ; ordonne qu'ils en » auraient la teste pour salaire, et que le reste du » corps serait porté à l'Hôtel-Dieu, à la charge d'en » payer le port ».

En 1486, le prévôt de Paris fait une ordonnance : « A tous ceux qui ces présentes lettres verront, » JACQUES d'ESTOUTEVILLE, etc... Pour obvier à ce » qui, pour la conservation de la chose publique » estait besoin de garder au mieux qu'il serait pos- » sible de tenir, qu'en ladite ville, il n'y eust au- » cunes infections, ne que en icelle ne fut exercée » chose dont infections peussent venir ne procé- » der ».

Un édit du roi JEAN, en 1356, fait défense à toutes personnes de balayer les rues pendant la pluie ; il leur est enjoint de faire nettoyer et transporter les ordures hors de la ville, aux voieries ordinaires, sous peine de 66 sols d'amende. Trois règlements du prévôt de Paris en 1371, 1392, 1397, portent que chaque citoyen est tenu de verser, dans les temps d'excessive chaleur, plusieurs seaux d'eau devant sa porte, à moins de 60 sols d'amende.

Il est également défendu de brûler de la paille

dans les temps de chaleurs, ou de brûler en quelque saison que ce soit des fumiers, des ordures, des herbes ou autres choses qui puissent infecter l'air.

En 1415, CHARLES VI fait défense de jeter dans la Seine aucune ordure ou immondice, sous peine d'amende arbitraire, et il est ordonné à tous ceux qui prendraient les contrevenants en flagrant délit, de les arrêter et de les conduire prisonniers

Nombre d'ordonnances, que l'on ferait bien actuellement de prendre pour modèles, réglaient la surveillance du commerce des denrées alimentaires et punissaient sévèrement les mixtions ou falsifications.

⁂

Vers les milieux des XIVe, XVe et XVIe siècles, les bains firent fureur en France et en Allemagne, et vers la fin du XVe siècle, *Jacques des Parts*, ayant interdit les bains publics, faillit être victime de la fureur des Parisiens.

Pour reprendre notre histoire de l'hygiène, retournons à l'ECOLE DE SALERNE, dont les préceptes firent loi aux XIIe et XIIIe siècles, c'est un ramassis d'aphorismes plus ou moins bons, tirés de toutes parts ; cette *fleur de la médecine*, qu'une traduction célèbre en vers, à notre époque, nous fait connaître, ne donne guère à signaler que les quatre tempéraments : les sanguins ont de l'embonpoint, le visage rubicond, ils sont gais, généreux, braves, bienfaisants ; les colériques, au teint jaunâtre, sont maigres, secs, vifs, hardis, impétueux ; les flegmamatiques sont pâles, gras, paresseux, faibles, pesants ; les mélancoliques sont blêmes, silencieux, dorment peu, timides, fins, obstinés.

Ce recueil est attribué à JEAN DE MILAN et présumé de la fin du XIe siècle. Quelques extraits suffiront à en indiquer la valeur :

> « Respire un air serein, brillant de pureté,
> » Dont nulle exhalaison ne ternit la clarté ;
> » Fuis toute odeur infecte ou vapeur délétère
> » Qui, montant des égoûts, empeste l'atmosphère. »

> « Six heures de sommeil, c'est la bonne mesure. »

> « Le coucher sur le ventre est bon contre la toux. »

> « Pissez six fois par jour et, dans le même temps,
> » Rendez deux ou trois fois les plus gros excréments.
> » De péter en pissant, ne faites pas mystère,
> » C'est un ancien usage, aux reins fort salutaire. »

Il y a de l'exagération dans la recommandation d'aller quotidiennement deux ou trois fois à la selle, et encore plus dans une autre qui défend les bains en été.

Nous trouvons encore un autre poète hygiéniste en CASTOR DURANTE, médecin de Sixte-Quint, qui, décrivant minutieusement les aliments en usage de son temps, fait grand cas des rats, des grenouilles et des porcs-épics.

ARNAULD DE VILLENEUVE, au commencement du XIVe siècle, fit un traité : *De regimine sanitatis* (paru à Lausanne, 1482), et un autre : *De conservatione sanitatis*, où il examine tous les genres d'aliments. Il faisait grand cas du recueil de Salerne.

⁂

Au XV⁰ siècle, Plumatius s'occupe aussi de l'hygiène, mais d'après les anciens ; il fait remarquer qu'avant l'arrivée des Grecs, les Romains étaient sobres, ils avaient pour règle de ne manger qu'une fois le jour, ne jouir des plaisirs de l'amour qu'une fois la semaine avec sa femme, se faire vomir mensuellement et saigner annuellement.

Avec la *Renaissance*, l'étude des auteurs Grecs est reprise et on abandonne les collections et les canons des Arabes qui étaient fort en honneur ; la médecine est orientée vers une voie nouvelle et les traités d'hygiène sortent de toutes parts.

Les bains sont en grand honneur dans toute l'Europe, Alcaladino s'en occupe spécialement (*De balneis puteolanis*, Naples, 1505). Bernard de Gordon entremêle les préceptes des Grecs avec les idées de Salerne.

Chez nous, les célèbres Duret et Baillou s'occupent spécialement de la diététique ; le premier observe dans les maladies aiguës deux sortes de diète : l'une qui choisit les aliments et les rend médicamenteux suivant la disposition du sujet ; l'autre qui est très austère et qui ne consiste qu'à vivre de tisane et d'eau miellée ; le second, qui est grand commentateur d'Hippocrate, suit sa diététique : « lorsque les eaux seront bonnes, c'est-à- » dire des qualités qui leur seront nécessaires, il » n'est pas besoin qu'elles bouillent longtemps ; » lorsqu'au contraire, elles sont de mauvaise qua- » lité, il faut les faire longtemps bouillir ».

Nous devons aussi citer Platine (de Crémone)

qui, en 1529, adresse au cardinal Roverella un petit écrit sur la santé : « Les personnes délicates » doivent bien mâcher leurs aliments, si elles veu- » lent que leur estomac fasse ses fonctions comme » il faut ».

Un des auteurs les plus célèbres de l'époque fut Louis CORNARO, gentilhomme vénitien qui fit un traité de la vie sobre et réglée. Il s'élève contre l'ivrognerie et la gourmandise qui font tant de ravages à son époque. D'une santé délicate, il s'astreint à un régime sévère : « Je m'accoutumai à ne » prendre chaque jour que deux onces de nourri- » ture solide, en pain, soupes, jaunes d'œufs, » viande, poissons, etc., avec quatorze onces de » liquide. Cependant, je ne négligeai point d'au- » tres précautions ; j'évitai autant qu'il me fût pos- » sible le grand froid et le grand chaud, les exer- » cices violents, les veilles et tout ce qui s'appelle » excès funestes à la santé ». Il vécut assez vieux.

Thomas PHILOLOGUE, de Ravenne, dans un traité latin adressé au pape JULES III, sur le moyen de vivre 120 ans, s'élève le premier contre la coutume d'avoir les cimetières dans les grandes villes : « Je » ne conçois pas comment on peut approuver, au- » jourd'hui, un usage que les sages nations de l'an- » tiquité ont proscrit par les lois les plus solen- » nelles ».

Ce n'est guère qu'à la fin de notre siècle qu'une réforme en ce sens se fit, doucement, car on enterre toujours dans les enceintes des grandes villes, dans les vieux cimetières, si l'on installe les nouveaux en dehors.

Louis LOMNIUS, Jason PRATENSIS, Antoine FLU-MANEL, reproduisent les principes des Grecs.

PARACELSE, qui admettait une grande propreté dans le traitement des plaies, préconisait les ressources de la nature, et prônait les eaux minérales, par ses idées fit éclore un précurseur du curé KNEIP. Il donne d'excellentes remarques à l'égard de l'influence que l'altération de l'air exerce sur les maladies dans les hôpitaux et fait connaître les moyens par lesquels on le peut purifier.

En 1547, Bernard-Georges PENOT (1521-1607), né à Nérac, fit paraître un ouvrage intitulé : *De aquæ naturalis virtute* (Berne) où il s'exprime ainsi : « C'est par l'eau, savamment appliquée. suivant » les cas divers qu'offre la nature spécifique des » maladies ; c'est par l'usage constant de cette » liqueur, chef-d'œuvre parfait de la nature bien- » faisante, don estimable du Créateur, que l'homme » tuera le mal et retardera la mort. » Il recommande les affusions, la marche dans la rosée du matin, la douche (aut aspergens, aut confluens, aut ascendens). (D'après H. MACÉ : *Journal de la Santé.*)

Si nous voulons avoir une idée des moyens prophylactiques employés contre la peste à cette époque, MASSARIA nous renseignera. On s'évertuait à fortifier les individus débiles. on employait les prières et les amulettes, mais on recommandait un air pur et frais, une habitation exposée au nord. On corrigeait l'atmosphère en brûlant de la corne, de la poudre à canon, du soufre, de la paille imbibée de vin ; on portait à la main des sachets remplis de substances aromatiques.

On pourrait citer comme imitateurs des Grecs, Jean VALVERD DE HAMUSCO (*De animi et corporis sanitate ad Hieronimum Vallum Cardinalem*, 1552), Guillaume GRATAROLE (*De litteratorum qui magistratum gerunt conservanda valetudine*, 1555), Henri de RANTZAW (*De conservanda Valetudine in privatum liberorum suorum usum*, 1573), OEmilius DUSIUS (*De tuenda Valetudine ad Carolum sabandiœ ducam* 1582), Ferdinand EUSTACHI, fils du fameux anatomiste (*De vitæ humanæ a facultate medica prorogatione*, 1859); Oddo ODDIS, qui, en 1570, publie un traité sur la proportion entre le dîner et le souper, où il renverse la règle hygiénique, voulant qu'on dîne légèrement et qu'on soupe à fond. Vidus VIDIUS, célèbre médecin appelé par François Ier, dans le milieu du XVIe siècle, publie un gros volume sur la santé du corps en général et des membres en particulier, qui n'est qu'un ramassis prolixe des Grecs et des Arabes. Benoît VELTORI (*Practica magna*, Venise, 1562) fait une description minutieuse du régime d'après les Arabes. Les bains étant alors fort usités en Italie, sont recommandés par lui.

MERCURIALI, célèbre au Moyen Age, étudie dans beaucoup d'ouvrages (princip. dans.: *De arte gymnastica libri sex*, Venise, in-4º, 1569), la gymnastique des Grecs et des Romains, pour la conservation, l'augmentation et le rétablissement de la santé. Il condamne comme eux l'exercice du cheval. C'est un ouvrage auquel il est nécessaire de se reporter lorsqu'on étudie la question.

D'après PLATINUS (*De tuenda Valetud.*), le mouvement en quoi consiste la chaleur excite l'appétit et rend l'âme plus active, plus pénétrante et plus ca-

pable de connaître les choses cachées et merveilleuses.

CARDAN, célèbre mystique et illuminé, qui employait judicieusement les bains tièdes à la suite
de presque toutes les fièvres, s'est beaucoup occupé
de l'art de conserver la santé. Il est ennemi de tout
exercice pour peu qu'il fatigue ou qu'il accélère la
respiration, ou qu'il fasse suer.

Ont des chances de devenir âgés ceux qui :
1° sont nés, au moins d'un côté, de parents qui ont
longtemps vécu ; 2° d'être d'une complexion gaie
et supérieure aux inquiétudes et soucis ; 3° d'être
bon dormeur, longtemps et fortement assoupi. (Ce
dernier paragraphe est au moins exagéré.) Il est
admirateur de Cornaro.

Léonard LESSIUS, savant jésuite de Louvain, est
celui qui, vers la fin du XVI⁰ siècle, dans son *Hygiasticon*, prône le plus le régime de Cornaro.

Henri IV avait un bon médecin, DU CHESNE,
sieur de La Violette, auteur d'un excellent traité
d'hygiène, cela ne l'a pas empêché de défendre les
baignades. Il est vrai que le bon roi n'était pas
d'une propreté extrême, et qu'il recherchait surtout
les femmes d'odeur forte, sur lesquelles, d'après
BRANTÔME, il se livrait à des exercices variés et lu-
briques. Sous les règnes de ses successeurs,
Louis XIII et *Louis XIV*, les seigneurs et les dames
de la cour, bien parés et bichonnés, ne s'adon-
naient guère aux soins de propreté ; le visage n'é-
tait pas lavé, mais râclé et recouvert d'une couche
de fards ou crèmes diverses. Le célèbre Théophile
de BORDEU, racontant au XVIII⁰ siècle les goûts de
l'illustre Gascon, émet cette idée singulière que la

trop grande propreté du corps apaise les désirs vénériens.

***

Enfin, paraît le fameux Sanctorius, qui passa
une grande partie de sa vie dans une balance de
son invention pour prouver l'importance de la perspiration insensible. Voici quelques-uns de ses aphorismes :

« Plus la transpiration est pure et subtile, c'est-
» à-dire dégagée de toute autre humidité qui sorte
» insensiblement du corps, et plus elle est saine. »

« La douleur de tête, ou de quelque autre partie
» du corps, diminue la transpiration.

» C'est un signe de santé que de pouvoir monter
» sur une hauteur avec plaisir.

» Diverses causes contribuent à arrêter la trans-
» piration, mais les principales sont : un froid hu-
» mide, une nourriture gluante, le jeûne, la frayeur,
» les nuits inquiètes et quelque évacuation trop
» abondante. » (*De statica medicina*. Sect. I.)

« La transpiration est indubitablement suppri-
» mée dans un air froid, pur et sain, mais les fibres
» y gagnent de la force, et la matière supprimée
» ne saurait causer ni accident, ni douleur. Au
» contraire, dans un air humide et malsain, la res-
» piration est retenue, les fibres sont relâchées et
» la matière obstruée peut causer bien du désordre
» et du mal.

» L'air et le bain froid réchauffent les corps ro-
» bustes et font qu'on se trouve léger ; c'est tout le
» contraire pour les gens faibles et débiles ; ils en

» sortent plus glacés, plus pesants, et plus ce froid
» est soudain, plus il est dangereux. » (Sect. ii)

« Si, connaissant la quantité de nourriture que
» vous prenez chaque jour, vous savez y propor-
» tionner l'exercice que vous faites, comptez que
» vous possédez l'art de vivre en bonne santé jus-
» que dans la vieillesse la plus reculée. — Qui
» mange plus qu'il ne peut digérer, se nourrit
» moins qu'il ne doit et conséquemment doit mai-
» grir. » (Sect. iii.)

« On sent qu'on a sûrement bien dormi, quand,
» au matin on se trouve l'entendement net, le corps
» vif et agile... Trop de sommeil rend le corps
» froid, pesant, stupide » (Sect. iv.)

(C'est d'ailleurs le matin, après un juste sommeil
que l'esprit se trouve le plus alerte et le travail intellectuel le plus fructueux.)

« Là, où manque la transpiration, il faut recou-
» rir à l'exercice ; c'est le plus grand remède. »
(Sect. v.)

« Après l'estomac, rien ne souffre tant de l'excès
» dans le commerce des femmes que les yeux. Le
» moindre effort de cette espèce est funeste aux
» vieillards, tout ce qu'ils en remportent c'est du
» froid, de la pesanteur et de la faiblesse. »(Sect. vi.)

« Les maladies que l'on contracte par l'effort des
» passions, ne se guérissent pas par les remèdes de
» la médecine ; une violente passion donne un
» choc plus rude à la santé, que le plus violent
» exercice. » (Sect. vii.)

***

Vers la fin du XVIe siècle, Thomas Morgan, admirateur des Grecs, publie le port de santé (*Havers of health*) où on trouve des idées intéressantes : « Chacun de nos membres a un exercice qui
» lui est propre: l'exercice de la promenade et celui
» de la course le sont à nos jambes et à nos cuisses;
» celui de l'arc à nos bras; celui de monter et de
» descendre le long d'une rampe au dos et aux
» reins. »... « C'est avant le repas qu'il faut se
» prêter à l'exercice et non après avoir bien mangé
» comme on le fait communément dans nos écoles
» et dans nos collèges ; usage pernicieux et qui est
» la source d'éruptions cutanées dont nos jeunes
» garçons sont si souvent attaqués. » Voilà une
remarque sur les dermatoses digestives dont la
cause, si elle était vérifiée, pourrait amener des
améliorations dans les régimes scolaires. Il nous
cite un précurseur : « Alfred, fondateur du col-
» lège de l'Université à Oxford, règle noblement
» l'emploi qu'on doit y faire du temps. Sur 24 heu-
» res, il en accorde huit à la table et au lit, huit au
» barreau, et huit au cabinet. »
Nous trouvons vers cette époque, Rodrigue de
Fonseca (*De tuenda Valet-et producenda vitæ*.. 1602);
Aurelius-Anselme Mantouan qui en 1606 s'occupe
de la direction de la vieillesse : Rodolphe Gloce-
nius (*De vita proroganda*, 1608) ; Edmond Hol-
lyngs qui écrit en 1602 sur la santé des gens de
lettres; Guillaume Vaughan (*Direction for health*.
1607); tous traitent leurs sujets surtout d'après
les anciens, dans un but de vulgarisation.

Le Sire de la Framboisière en 1612, nous donne un bon traité pour vivre longuement : « Choisir un » bon air et fuir ou corriger le mauvais. — Ceux » qui étudient ont besoin d'aller souvent à la cam- » pagne. — Les débilités doivent changer d'air, » mais petit à petit. — Contre l'air corrompu, allu- » mer des feux avec des plantes aromatiques, se » tenir net et propre, changer souvent de linge.

« Il ne faut pas danser le bransle de Cypris » quand on a la panse pleine et encore moins » quand on a faim. » Il étudie les aliments, les boissons, les exercices, etc., donne de bons con- seils pour l'élevage des enfants, la désinfection des maisons des pestiférés, recommande les eaux mi- nérales.

En 1578, Laurent Joubert, célébrité de la Fa- culté de Montpellier, avait fait paraître un petit livre (*Erreurs populaires au fait de la Médecine et Régime de Santé*) très intéressant pour les mœurs de l'époque. Nous y trouvons : « Contre ceux qui » conseillent de cognoistre la femme durant ses » fleurs, pour ne faillir de l'engraisser (livre II, » ch. 5).

» Qu'il ne faut cognoistre avant dormir : et pour » ce les travailleurs sont moins goutteux et ont » plus d'enfants (ch. VII). — Que c'est un grand » abus de mépriser les maux qui aviennent à rai- » son de la grossaisse (liv. III, ch. V). Qu'on » nourrit trop les accouchées, disant que la matrice » est vide et qu'il faut la remplir (liv. IX, ch. X). » S'il y a certaine connaissance du pucelage d'une » fille (liv. V. ch. IV). Si c'est bien dit, aux moys » qui n'ont point de R, peu embrasser et bien » boire (liv. VII, [ch. IX). Qu'une gorgée d'eau

» après le repas sert à faire digestion (liv. VIII,
» ch. VIII). Que le foye n'est bonne viande ; et
» pourtant on dit mal, jamais homme mange foye
» que le sien n'en aye joye (liv. XI, ch. V). Que
» le chat, rat, et plusieurs austres bestes sont aussi
» bonnes que celles que nous mangeons (liv. XI,
» ch. XIII). D'une bonne femme qui fit manger à
» son mari un de ses testicules, pensant qu'il
» serait aussi gaillard qu'auparavant (liv. XI,
» ch. XVI). D'où sont venues les entrées et déserts
» préjudiciables à la santé (liv. XI, ch. XIX) Si la
» chair moins cuite et la plus fraîche est la plus
» nourrissante (liv. XII, ch. III) » etc. L'ouvrage n'a malheureusement pas paru au complet.
Gaspard BACHOT reprend l'œuvre de JOUBERT, en
1626, dans un livre qui eût grand succès.

***

SEMICHON nous donne aussi de bonnes indications. Il nous rapporte que SOLIN raconte que ceux
qui demeurent au sommet du mont ATHOS, vivent
ordinairement plus que les autres hommes, d'autant que l'air y est très pur : que selon VITRUVE,
pour savoir la qualité de l'air d'un pays, les anciens examinaient les foies des animaux du pays.
PALLADIUS considérait les habitants, et CARDAN
faisait l'épreuve avec une éponge mise à l'air la
nuit et jugeait de la qualité par son degré d'humidité. Il nous dit, d'après VARRON, qu'il vaut mieux
choisir un lieu haut que bas, exposé aux vents
salubres et recevant le soleil tout le long du jour.
BACON de VERULAM (*De dignitate et augmentis
scientiarum*, liv. IV, ch. II, 1620) reproche aux

médecins de n'avoir pas assez observé les effets des différents exercices par lesquels il n'est peut-être pas de prédisposition à quelque maladie qui ne puisse être combattue. Dans un autre ouvrage (*Historia vitæ et mortis*), il admet deux causes générales de la mort, l'esprit et l'air, auxquelles il oppose les opiats, le nître, les bains d'eaux minérales et les onctions graisseuses, ainsi que les lavements (extraordinaire pour un Anglais !) et les purgatifs légers et fréquents. Il faut égayer les vieillards en leur rappelant les plaisirs de leur jeunesse.

Niel O' GLACAN dans son *Tractatus de peste* (Toulouse, 1629) recommande : 1° de fumiguer et lessiver les maisons et les meubles infectés : 2° de sanifier les convalescents avant de les rendre à la Société.

Thomas VENNER (*Via recta ad vitam longam*. 1620) recommande les bains et prône ceux de *Bath* « imprégnés de soufre et de bitume ».

François RANCHIN, de Montpellier (*Gerocomice...* 1625) s'occupe de la conservation des vieillards et de la cure de leurs maux ; Claude DIODATI (*Panthéon Hygiasticon*. Bâle. 1628) s'occupe surtout à côté de bonnes règles, de panacées : André BOORDE (*Compendiens regimen, or Dietary of health*. 1643) donne des conseils sur les aliments. l'air, la tranquillité de l'esprit. et avertit des sophistications de la bière ou de l'âle qu'il faut toujours prendre nouvelle.

En 1643, Jean-Pierre LOTICHIUS écrit un traité sur le mal que fait le fromage ; GASSENDI (*De nutritione animalium*, 1649) prétend que l'homme est destiné à ne manger que du fruit et que la viande est contraire à sa constitution, que c'est abusif et dangereux ; PLAYER (*Regimen of life*), JOHNSTON (*Idea Hygicines recensita*, 1661), MAYNWARING (*Tutela sanitatis*, 1663) font aussi des traités d'hygiène ; de même Charleton GAUTHIER (*Natural history of the passions*, London 1674).

⁎

SYDENHAM et BAGLIVI, les deux plus grands observateurs de l'époque, apportent une attention extrême au régime des malades. Le premier avertit que les médicaments ne suffisent pas pour la guérison des maladies chroniques et qu'il faut alors porter son attention surtout sur le régime des malades ; il prône l'exercice du cheval par-dessus tout ; le second (*De Morb. successionib.*, p. 171) dit : « Vous » remarquerez dans la pratique de la médecine, » que des personnes tourmentées par des affections » chroniques, se trouvent soulagées pendant le » Carême ; mais qu'elles se plaignent de nouveau, » lorsqu'après Pâques, elles se remettent à l'usage » de la viande... »

« Lorsque le médecin conseille à un malade de » changer de pays, on croit souvent que c'est parce » qu'il n'a plus de remèdes à proposer, mais il n'en » est rien, son dessein n'est pas de se tirer d'embarras. » C'est un préjugé malheureusement répandu, toujours adopté.

L'abus des remèdes semblait à BAGLIVI, un effet de l'ignorance des trois principes de l'art ; tous les ingrédients de la pharmacie ne valent point un régime régulier, un genre de vie bien ordonnée et une sage direction dans l'usage des six choses non naturelles. Théophile de Bordeu plus tard sera de la même école.

Bellini (*De urinis*, etc., 1683) loue beaucoup les frictions et décrit les effets des bains par la compression que fait le poids de l'eau, en iatro-mécanicien qu'il est. Boerhaave vante aussi beaucoup les frictions.

Courtial, en 1685 traduit de l'espagnol J.-B. Juanini, une dissertation physique sur les matières internes qui altèrent la pureté de l'air de Madrid (Toulouse, in-12).

Un médecin original et de valeur, Gédéon Harvey, qui classait les médecins suivant le genre de traitement qu'ils préconisaient, voulait proscrire la médecine que, suivant lui, l'hygiène pouvait remplacer (*The vanities of philosophy...*)

Dodart commença, en 1668, des observations et des expériences sur la transpiration insensible, qu'il continua pendant 33 ans pour vérifier les idées de Sanctorius.

Le XVIIIe siècle, digne précurseur du nôtre, s'occupa de l'hygiène plus que nous, car la diététique, qui sombra en grande partie au XIXe siècle, devant la mode sans cesse croissante des remèdes chimiques et de la polypharmacie, était toujours en grand honneur.

Ce fut le célèbre Frédéric Hoffmann qui donna le plus grand essor à l'emploi de l'hygiène, à cette époque : « Gardez-vous des médecins et des remèdes si vous tenez à la santé. » L'Allemagne lui doit la richesse de ses eaux thermales et minérales. Cet auteur, prédisposé à la phtisie, se guérit par l'exercice, il travaillait en se promenant. Il se plaint qu'on néglige trop fréquemment le changement de résidence et l'effet des voyages ; il préconise de respirer un air pur, sec et froid qui tonifie l'organisme.

Le séjour dans un lieu élevé et sec, est bon dans les convalescences des maladies aiguës, dans les affections scorbutiques ou scrofuleuses, dans les ulcères anciens, dans la prédisposition à la phtisie. « Le mouvement est sans contredit un remède » universel, et le plus excellent de ceux que la » nature a constitués, et celui qui fait le plus de » bien au corps. Car il augmente merveilleusement » presque toutes les évacuations sans causer » aucun déchet de forces. » L'exercice pris immédiatement après le repas est pernicieux. La diète est d'un grand poids dans le traitement des maladies aiguës ou chroniques, elle contribue à faire vivre longtemps. Il vantait les bains chauds comme le meilleur moyen qu'on puisse opposer aux spasmes et aux inflammations ; il conseillait l'eau froide dans une foule de maladies qui dépendent du trop d'activité de la circulation.

Bernardin Ramazzini (*De principum valetudine tuenda commentatio*, 1710) s'occupe de la santé d'un prince qui intéresse tout son peuple. « En chaque » renouvellement de saison, il doit être prié de faire » approprier à celle où l'on entre, son palais, ses » meubles, ses habits et toute sa façon de vivre. » Lorsque quelque maladie épidémique se mani- » feste, il doit en être averti à temps, afin qu'il » puisse s'éloigner et aller fixer sa résidence dans » un air plus sain. Il ne doit pas se laisser aller

» trop à sa table abondamment servie. Il est hon-
» teux pour lui de faire des excès de vin. Il doit se
» livrer aux exercices les plus mâles, surtout celui
» du cheval. »

Un autre médecin habile de l'époque, Jean FLOYER dont le traité sur l'asthme fut longtemps classique, s'occupa aussi beaucoup de l'hygiène. Il est grand partisan des bains froids (*History of hot and cold bathing ancient and modern*. London, in-8°, 1702) ; il traite ainsi les maladies de nerfs, les rhumatismes, les varices et surtout le rachitisme (6 bains de 3 minutes par semaine). Dans sa *Medicina gerocomina* (Londres, in-8°, 1725) il veut modifier toute l'habitude du corps par un changement total dans le régime et par l'emploi simultané des ressources empruntées à la thérapeutique.

⁎⁎ ⁎

Deux autres médecins anglais se sont fait remarquer à cette époque, ARBUTHNOT et CHEYNE. Le premier (*An essay concerning the effects of air on human bodies*) entre dans de grands détails sur la nature, les propriétés, qualités et composition de l'air suivant les divers lieux et saisons. « Toute per-
» sonne, dont la constitution peut le souffrir et dont
» la vocation le demande, doit s'exposer à l'air exté-
» rieur quelque temps qu'il fasse. Une grande atten-
» tion qu'on doit faire dans le choix d'un lieu à
» requérir pour y fixer sa demeure, c'est que l'air y
» soit bien sain. — L'air des villes n'est pas des
» plus sains pour la jeunesse et les enfants. Nés
» pour respirer un air libre, ils ne sauraient se faire

» tout d'un coup à celui qu'on respire dans les
» villes, et qui est tout plein des exhalaisons des
» animaux qui y vivent, ainsi que des parties
» sulphureuses du charbon et des autres matières
» combustiles qu'on y brûle ; on ne s'y accoutume
» qu'à la longue ; des enfants ne sauraient y être
» d'abord faits. Il n'y a point de maison qu'on ne
» doive aérer une fois par jour en y ouvrant portes
» et fenêtres, pour donner essor aux exhalaisons
» animales....., en respirant presque toujours un
» air chargé des particules qui s'exhalent des corps
» vivants, du feu, des chandelles, etc., on ne saurait
» manquer de contracter des maladies nerveuses. »

CHEYNE (Georges), d'après HALLER, est celui qui
a fait le meilleur livre sur le régime des gens de
lettres et des personnes de constitution faible
(*Essay on health and long life* 1724) ; il est surtout
végétarien, mais il mitige son régime. « La chair
» des animaux, avec les liqueurs fermentées, si l'on
» en fait un usage modéré, est la nourriture la plus
» propre pour fortifier le corps ; mais il semble que
» les végétaux et les liqueurs non fermentées valent
» mieux pour les opérations de l'âme... » « L'atten-
» tion à se coucher et à se lever de bonne heure con-
» tribue infiniment à conserver la santé et à fortifier
» les esprits ; qu'on se couche à dix heures et qu'on
» se lève à six. »

A la même époque, Jacques KEIL et M. de GARTER
(1728), Jean LINEN (1740), Bryan ROBINSON (1748)
s'occupent de la perspiration, de la transpiration et
de l'évacuation du corps humain.

*
* *

FULLER (*Medicina gymnastica*) envisage l'exercice comme essentiel à la guérison de la consomption, de l'hydropisie et des affections hypochondriaques. « Il est étonnant aussi, dit-il, que cet usage de frot-
» ter et vergeter la peau, dont les anciens faisaient
» si grand cas et qu'ils pratiquaient chaque jour,
» soit, à l'heure qu'il est, si généralement négligé
» et méprisé..... »

WAINWRIGHT (*Mechanical account of air and diet.* 1708), dit que l'air des hautes montagnes n'est pas sain comme trop léger, et l'air des vallées profondes se trouve malsain comme trop lourd, de même qu'un air chargé d'humidité. Le bain agit par la pression de l'eau. C'est en somme un pur mécanicien. WELSTED (*De ætate vergente,* 1724) s'occupe surtout du régime des vieillards. BURTON (*Of the non-naturals,* 1708), comme ARBUTHNOT, s'occupe beaucoup de la connaissance de l'air, mais veut que tout bon praticien soit versé sur les propriétés des aliments et de l'exercice.

Il reproche à beaucoup de personnes de ne pas boire assez pour le solide qu'elles absorbent. Il fait remarquer qu'au printemps l'air agréablement embaumé des salutaires exhalaisons qu'y répandent continuellement les fleurs à mesure qu'elles s'épanouissent, ne peut que contribuer avec une heureuse efficacité à rafraîchir le sang, tandis qu'en automne, les exhalaisons des plantes qui pourrissent, font perdre la salubrité. Jean-Pierre BURETTE (*An gymnasticæ, optimus segnioris diaphoreseos stimulus,* Paris, 1707), s'occupe aussi de la gymnasti-

que ; le célèbre Janséniste HECQUET, de vie ascé-
tique, dans son *Traité de la Peste* (Paris, 1722), fait
voir le danger des baraques et des infirmeries.

***

Au XVIIIe siècle, on étudia avec grand soin l'influence du climat, de la nature du sol et de la manière de vivre des habitants sur les maladies ;
Guillaume FALCONER, André WILSON, LÉONHARD,
Louis FINKE, Jean-Frédéric CARTHEUSER, sont à
citer à cet égard.

ADOLPHUS, médecin de Leipsig (1673-1753) fit de
bonnes dissertations sur les avantages du séjour
sur les montagnes, sur la chambre des malades,
sur les frictions, sur les bains particuliers, etc.

Vers le milieu du siècle. nous trouvons encore
trois célèbres anglais s'occupant de l'hygiène. Bernard LYNCHE (*Guide to health thro the various sta-
ges of life*, 1744) dans ses règles de santé nous annonce que plus une liqueur est spiritueuse, (contient de soufre et charrie d'huile, comme on disait
à l'époque) plus elle est pernicieuse, ainsi le rhum
est plus dangereux que la simple eau-de-vie et
l'anisette que le genièvre ; et à propos des fumeurs
et des chiqueurs, qu'ils nuisent à leur santé : 1° en
détournant la salive de sa destination naturelle ; 2°
en se rendant nécessaire cette pernicieuse drogue
des américains qui n'est bonne qu'à engourdir les
nerfs et qu'à éteindre l'appétit.

Le célèbre MEAD (*Monita et precepta medica*,
1759) donne de nombreuses remarques sur l'hygiène. Il conseille entre autres, après un grand
repas où l'on a mangé des aliments de haut goût

de boire un grand verre d'eau froide, dans lequel on mettra du jus de limon ou de l'élixir de vitriol pour aider à la digestion.

En vieillissant, il faut prendre moins de nourriture solide et boire à proportion davantage Après la tempérance, le mieux est le choix d'un ami fidèle et vertueux. Dans un ouvrage paru en 1720, (*A short discourse concerning contagion and the method to be used to prevent it*, Londres), il prescrivait contre la peste, des quarantaines, des lazarets, des lignes, la purification de l'air, etc.

Enfin MACKENZIE (*Histoire de la Santé et de l'Art de la conserver*, trad. fr. 1759) fait le premier essai d'une histoire de l'hygiène, essai bien rudimentaire, mais intéressant, où j'ai trouvé des renseignements difficiles à trouver ailleurs. Il fait suivre cette histoire d'un petit traité où il explique, d'après les idées de l'époque, la justesse des règles des anciens.

« Une maison est bien située lorsque, placée sur
» le penchant d'un coteau, elle se trouve en un ter-
» roir graveleux, dans un canton sec et aéré. Il
» convient que les chambres en soient grandes sans
» être froides, etc. » Il semble regretter que la transfusion du sang ait été condamnée par le pape.

Parmi leurs règles de diététique, les médecins de cette époque ne négligeaient pas le moral de leurs clients, ils en faisaient grand cas; Théophile de BORDEU qui revenait à la tradition naturiste, se servait de ces moyens, et son ennemi féroce et irréductible même après la mort, BOUVART, soignant un banquier gêné dans ses affaires, laissa un chèque en même temps que son ordonnance (de 20.000 fr. je crois), méthode que tous les praticiens ne sont pas en état de suivre. Hoix, en 1752, publie un discours sur l'utilité des passions par rapport à la santé.

Antoine Le Camus publie en 1753 la *Médecine de l'Esprit*. (Il a aussi fait un mémoire contre l'usage de faire bouillir les plantes).

Doppet publie en 1784, un *traité théorique et pratique du magnétisme animal* (Turin) ; en 1786, le *Médecin philosophe*, ouvrage utile à tout citoyen, dans lequel on trouve une nouvelle manière de guérir, puisée dans les affections de l'âme et la gymnastique (Turin et Paris) ; en 1787, le *Médecin d'amour* (Paris) ; en 1788, la *Manière d'administrer les bains de vapeur et les fumigations* (Turin). L'Allemand Gesenius étudie l'influence de l'amour, de la haine, de la terreur (*Dissertatio de animis passionum in corpus efficacia præs*. Halle, 1784, in-4).

Le célèbre Cabanis en 1789, envisage *les rapports du physique et du moral* dans une œuvre qui restera comme un modèle.

Le philanthrope Tissot, publie en 1798, un ouvrage sur l'*Influence des passions de l'âme dans les maladies* (Paris, in-12).

Moreau de la Sarthe, en l'an VII, considère les passions comme modificateurs du système nerveux et pouvant remplacer les médicaments.

En somme, le XVIIIᵉ siècle ne néglige rien en hygiène, car il a reconnu, comme l'a énoncé un philosophe, Diderot : « Il n'y a jusqu'à présent » que quelques remèdes généraux auxquels on » puisse avoir confiance, comme le régime, les

» exercices, la distraction, le temps et la nature. »
Nous voyons aussi un autre écrivain, J.-J. Rousseau, s'occuper particulièrement de l'hygiène de
l'enfance, qu'il mettait personnellement si peu en
pratique.

*
* *

La mode des bains de mer a été lancée à cette
époque, d'abord par Buffon ; Richard Russell,
en 1760, formule les règles de la thérapeutique des
bains de mer, et la vogue augmente en 1769, après
le mémoire de Hugues-Maret, couronné par
l'Académie de Bordeaux, concernant la manière
d'agir des bains d'eau douce et des bains de mer ;
la campagne de Lefrançois, de Dieppe, accéléra
le mouvement. — En 1799, Thomas Reid donna
un bon ouvrage sur les effets d'eau de mer.
C'est le moment de signaler l'ouvrage de Gil-
christ, sur l'utilité des voyages et particulièrement de ceux sur mer, dans les maladies chroniques et la phtisie (*On the use of sea voyages in
medicine*, Londres, 1756).

L'usage des bains froids est aussi très répandu.
Nous trouvons encore au XVIIIe siècle, un autre
précurseur du guérisseur Kneipp.

Bernard-Marie de Castrogiaanne, capucin sici-
lien vers 1724, fit beaucoup de bruit en Europe,
en traitant les maladies par le seul moyen de la
glace et de l'eau glacée (V. Mercure, 1724 à 1725),
on le surnommait : *Del Medico dell. acqua fresca*.
Il en faisait prendre à l'intérieur et en appliquait à
l'extérieur.

Sigismond Hahm (1664-1742) médecin Silésien

s'est distingué entre les partisans les plus déclarés de l'emploi médical de l'eau froide *intus et extra*.

Jean-François Aubry qui commenta les Oracles de Cos, ce qui ne s'était fait depuis longtemps (1776), rappelle les pratiques d'Hippocrate et parle en plus des avantages des bains froids dans le traitement de quelques maladies chroniques. En 1781, Samoïlowitz fait une lettre sur les expériences des frictions glaciales pour la guérison de la peste et autres maladies putrides (Paris in-8).

En 1790, Ferro fait un traité de l'usage des bains froids (*Von Gebrauch der Kalten Balder*, Vienne 1781). « L'eau froide nettoie et fortifie la » peau, rafraîchit et abat la chaleur inflammatoire, » condense les solides et les liquides, convient » particulièrement dans les affections nerveuses ».

En 1791, Robert Jackson avait publié que les fièvres nerveuses et contagieuses sont effectivement traitées par les affusions d'eau froide, et Currie Jacques (*Médical reports on the effects of water cold and warm as a remedy in febrile diseases, etc.*, Liverpool in-8-1797), avait confirmé ces observations, et employait l'eau froide contre la scarlatine, les fièvres éruptives et les maladies convulsives.

En 1798, s'élève une vive discussion entre Winterfeld et Rehfeld au sujet de l'utilité des bains froids dans l'éducation physique. C'est notre compatriote Pomme qui tient la tête comme célébrité en cette matière, et développe la méthode en thérapeutique nerveuse.

En 1805, Gianini de Milan, traite toutes les fièvres contagieuses par des aspersions d'eau froide.

Henri-Mathieu Marcard, en 1793, fait un excel-

lent traité sur les bains et met en relief l'action for-
tifiante de l'eau tiède, de même que Louis FRANK
et J.-D. BRANDIS qui montre leur utilité pour diminuer l'état spasmodique dans les affections lentes
nerveuses. PARAT et MARTIN (*Recueil des actes de la
Soc. de Lyon*, an VI), étudient les effets du froid,
qui agit comme stimulant. ANDRIA NICOLAS (*Trattato delle acque minerali*, Naples. 1775) fait un traité
sur les eaux minérales qui est bien accueilli.

*_**

L'hygiène des enfants préoccupe beaucoup le
XVIIIᵉ siècle. DESESSARTZ, célèbre par son sirop,
fait un traité d'hygiène et d'éducation physique, de
main de maître (*Traité d'éducation corporelle des
enfants en bas âge*, Paris in-12. 1760). Jacques BAL-
LEXERD donne une dissertation sur l'éducation physique des enfants depuis leur naissance jusqu'à l'âge
de puberté (Paris, 1762) qui est très bonne et s'inspire des principes de LOCKE et J.-J. ROUSSEAU. Elle
fut couronnée par la Société des sciences de Harlem.

Guillaume DAIGNAN s'occupe de la gymnastique
des enfants convalescents, infirmes, faibles et délicats (Paris in-8, 1787).

En 1798, STRUVE et WENDELSTADT discutent sur
l'éducation des enfants.

Au point de vue de l'hygiène générale, nous pouvons encore citer BRUHIER D'ABLAINCOURT qui réé-
dite le traité des aliments de LEMERY (Paris 1775)
et y fait des additions considérables.

VANDERMONDE fait un essai sur la manière de
perfectionner l'espèce humaine (1756) qui est un
bon traité d'hygiène de la femme et de l'éducation

des enfants. En 1760, il publia un dictionnaire de santé, genre d'ouvrage très répandu à la fin du XVIIIe siècle. D'après BENVENUTI (Joseph) (*Reflessioni soprà gli effeti del moto a cavallo*. Lucques, in-4, 1760) l'équitation est avantageuse dans toute maladie provenant de débilité. Il se plaint qu'on néglige trop la gymnastique des anciens.

Le célèbre inoculateur génevois, Théodore TRONCHIN, dont toute la pratique consistait à conseiller des frictions, du mouvement, de l'exercice, de longues promenades à pied, l'usage du vin, de la viande froide, etc.. fit beaucoup d'envieux lorsqu'il vint à Paris, vers 1760, par suite de ses succès.

Nous devons signaler aussi l'hygiène thérapeutique d'ESSICH (*Auswahl der besten aus auserlesesten dietetischen Mittel zur Vorbauung oder Kur der Krankheiten*. Augsbourg in-8 1784); l'avis de James Makittrick ADAIR médecin à Bath (*Medical cautions...* Bath, 1787, in-8) qui s'adresse aux personnes valétudinaires, combat les maladies à la mode et les dangereux effets des appartements étroits et trop chauds.

Le XVIIIe siècle eût ceci de particulier, dans sa seconde moitié, que beaucoup de médecins pris de philanthropie, voulurent enseigner les moyens hygiéniques pour se préserver des maladies et guérir les légères indispositions, de là, des avis au peuple, aux familles, des dictionnaires de santé, des recueils de procédés, etc. Parmi les plus célèbres, il faut citer Clément-Joseph TISSOT qui fut en même temps un des praticiens les plus experts. Il a publié principalement, en 1781 une gymnastique médicinale, en 1798 le régime diététique dans la cure des maladies, puis les effets du sommeil et de la veille dans le traitement des maladies externes. Le plus connu des traités fut celui qui concernait l'hygiène des gens de lettres, par un autre Tissot (S. A.).

*
* *

Avant de quitter ce siècle si fécond, il nous faut parler de l'*antiseptie*, qui y prit naissance ; il est difficile de savoir à quelle époque fut créé le mot, mais il était d'usage courant dans la dernière moitié du siècle et disparut presque avec lui : les divers dictionnaires de médecine en font foi. On s'occupe beaucoup à cette époque de la putréfaction, du méphitisme, et l'on cherche les moyens d'en venir à bout.

Parmi ceux qui s'occupèrent principalement de l'antiseptie, nous pouvons citer : MACBRIDE (1763), BOISSIEU (1769), GODART, etc. (1). Vers 1750, DUHAMEL, connu par ses expériences sur l'accroissement des os, s'occupe des moyens de conserver la santé aux équipages des vaisseaux, avec la manière de purifier l'air des salles des hôpitaux. POINTE a laissé un ouvrage (1768) intitulé : *Essai sur la nature et les progrès de la gangrène humide, vulgairement dite pourriture, maladie chirurgicale assez fréquente dans les hôpitaux, considérée comme la cause et l'effet de l'impureté de l'air, inséparable de ces maisons.* Claude CHAMPEAUX (1770) a fait un mémoire : « Comment l'air, par ses différentes qualités, peut influer dans les maladies chirurgicales ; et quels sont les moyens de le rendre salu-

(1) Voir mon article : *Vieux-Neuf chirurgical. L'antiseptie et les anciens* (*Revue médicale*, mai 1900).

taire dans leur traitement. » (Prix de l'Acad. de Chir., t. V.)

A la même époque, de 1781 à 1784, Jean JANIN fait des travaux sur l'antiméphitisme.

En 1789, dans son rapport sur les hôpitaux, CABANIS les voudrait plus multipliés et moins étendus.

En 1796, SMITH, de Londres, commence à préconiser les vapeurs nitriques contre la contagion, sur les vaisseaux, dans les hôpitaux et les prisons, méthode qui fut très employée et que nous voyons encore suivre, en 1801, par Louis ODIER (*Instruction sur les moyens de purifier l'air et d'arrêter les contagions au moyen de fumigations d'acide nitrique*. Genève, in-8°, 1801).

*
* *

En résumant cette revue historique, il nous est facile de montrer quelle était à cette époque la tendance évolutive.

Dans le lointain, nous voyons l'hygiène des Grecs exercer une énorme influence sur l'émancipation et le développement intellectuel de ce peuple, puis nous suivons le contre-coup qui se transmet à la nation romaine ; quand les républiques prennent le goût du luxe, de la bonne chère, lorsque la luxure, les orgies et les bacchanales chassent l'hygiène, la force de la race diminue, les peuples s'amollissent et succombent dans une décadence graduelle amenée par une déchéance progressive ; il semblerait que MONTESQUIEU ait eu cette impression, lui qui accordait tant d'influence aux agents extérieurs. Avec l'hygiène croît la civilisation dont la déviation amène la chute commune dans l'ignorance et la saleté. Quelle longue éclipse après laquelle renaît petit à petit la lumière ! On commence par épeler les anciens, puis on les suit aveuglément par une interprétation plus ou moins éclairée, ensuite on explique leurs règles d'après les idées courantes, et enfin au dix-huitième siècle, la société imprégnée de toute l'antiquité, arrive à bien l'interpréter, la médecine inspire les philosophes qui réagissent sur elle en lui apportant un coucours dévoué, l'ère des recherches méthodiques commence et progresse rapidement. La vie est ouverte dans trois directions de progrès, l'hygiène individuelle se fait sentir comme une nécessité, le retour au traitement naturiste des maladies s'accentue, l'amélioration des hôpitaux et la salubrité des agglomérations sociales est esquissée, il n'y a qu'à aller de l'avant, la race va devenir supérieure et se fortifier.

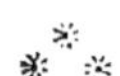

Le lecteur qui ne connaîtrait pas le XIXᵉ siècle, arrivé là, se dirait : le XVIIIᵉ siècle est un précurseur du nôtre, il est encore inférieur à l'antiquité, mais sûrement la suite de l'histoire va nous montrer notre époque surpassant celle-ci ? Erreur colossale ! Malheureusement, nous allons trouver le XIXᵉ siècle, de beaucoup au-dessous de la fin du XVIIIᵉ, au point de vue de l'acquit du progrès social hygiénique Pour nous consoler, nous ferons luire une lueur d'espoir vers la fin, qui nous permettra de supposer que, si le siècle nouveau veut s'instruire de l'expérience de son prédécesseur et profiter du travail de l'antiquité au lieu de le négliger, l'évolution de l'hygiène suivra sa marche ascendante et perfectionnera les règles de la Grèce.

Quelles sont les causes de l'arrêt, au commencement du XIXᵉ siècle ? Je crois qu'il faut les attribuer en grande partie aux variations politiques de l'époque. La Révolution désorganise tout pour organiser sur un mode nouveau, mais hâtif, peu étudié ; la bourgeoisie, au bénéfice entier et exclusif de laquelle a servi la rénovation sociale, se corrompt rapidement pendant le Directoire et le Consulat ; dans sa hâte à jouir, elle néglige l'hygiène et la morale sociale, personne ne parle plus des réformes. L'Empire, avec ses guerres continuelles, ne laisse pas de répit, et lorsque cependant tout se réorganise péniblement, arrive la Restauration qui bouleverse tout à nouveau, élimine des postes élevés de la médecine les hommes indépendants et de véritable valeur, y place des individus tout ordinaires, mais intrigants, qui ne pensent qu'à s'élever au-dessus des autres, et avec la complicité desquels le baron Portal fonde l'*Académie de Médecine* qui nous dotera d'une aristocratie que ne connaissait heureusement pas l'Antiquité.

La Médecine, de même que la science, se trouve fonctionnarisée et dans les mains du gouvernement. Comment voulez-vous que ces hommes habitués à faire la roue ou à se contempler le nombril, ces despotes de la science, arrivés à force de congratulations réciproques à se croire des génies supérieurs, admettent que les autres puissent produire quelque chose de valeur, et propagent les idées nouvelles non issues de leur milieu ?

Pour se faire une situation brillante dans le public, il faut flatter ses goûts et non le morigéner ;

pour le soigner, employer de bonnes petites drogues, satisfaire son palais et non le corriger par l'hygiène et la morale ; il faut faire croire que l'arsenal thérapeutique est inépuisable en ressources.

Voyez comme on se préoccupait du bien-être social : Au commencement du siècle, un membre de l'Institut, PETIT-RADEL (petit en tout), se prononçait contre le projet d'une canalisation au moyen de laquelle l'eau se fut portée d'elle-même dans nos demeures.

L'inconvénient était pour lui, que cette canalisation donnerait une telle facilité pour prendre des bains « que l'usage descendrait jusqu'à la classe qui » pense le moins à cette délicatesse »... « on a pu » remarquer que l'époque où l'usage des thermes » s'introduisait à Rome, fut celle du développe» ment dans son sein du premier germe de la dé» cadence que le luxe asiatique y avait apporté. »

Nous avons bien actuellement la canalisation; mais hélas ! la classe méprisée du membre de l'Institut n'a pas justifié ses craintes.

***

Les progrès de la chimie ont été pour beaucoup dans l'abandon de la diététique et pour le goût de la polypharmacie ; les admirables travaux de LAVOISIER, BERTHOLLET, FOURCROY, en reconnaissant la minéralisation de nos tissus et liquides, conduisirent à penser qu'il n'y avait qu'à chercher l'élément manquant et à le remplacer, pour combattre la perturbation, de là l'emploi sans cesse croissant de la droguerie chimique. C'est toujours la même

histoire, la confusion de l'anatomie et de la physiologie. Cent ans auparavant, les célèbres médecins (en même temps les plus brillants chimistes
de l'époque), STAHL, BOEERHAAVE, HOFFMANN, s'é-
taient élevés contre cette domination de la chimie
sur la médecine et en avaient fait ressortir tous les
dangers ; après eux, BORDEU et son école, THOU-
VENEL, etc., avaient encore mieux soutenu la même
thèse, mais à la renaissance de la chimie, on n'é-
coute plus ces CASSANDRE qui avaient raison à leur
époque, par suite du peu de sûreté des méthodes.
Cette science exacte et rigoureuse devait donc donner la clef de tous les phénomènes biologiques, et
c'est l'idée qui s'est propagée et règne toujours. Je
ne m'élèverai jamais assez contre cette notion, car
la chimie est à la biologie, ce qu'est l'anatomie à la
physiologie, elles ne peuvent se remplacer si l'une
ne peut se passer de l'autre.

Ce n'est pas que le XIXe siècle n'ait fourni de nombreux travaux sur l'hygiène, mais la plupart, comparés à ceux du XVIIIe siècle, ne manifestent aucun
progrès, et les autres se basent sur les théories.
Cette science primordiale doit faire abstraction de
toute notion autre que celle basée sur l'observation
de la nature, elle doit évoluer indépendante pour
conserver sa valeur, car elle ne s'améliorera que par
l'expérience (ne pas confondre avec expérimentation,
ce qui est important en médecine). Il faut cependant citer les importants travaux de PARENT-
DUCHATELET, RÉVEILLÉ-PARISE, MICHEL LÉVY, TAR-
DIEU, etc.

La diététique, au lieu de progresser, a toujours
été constamment en décroissant. Cependant, de
notables essais ont été entrepris ; ainsi, en 1811,

BERNIER publie une hygiène thérapeutique de valeur, voulant propager les idées de BAGLIVI et d'HOFF-MANN ; on y trouve une foule de préceptes excellents; voici un passage qui suffira pour caractériser le travail : « Rappeler au médecin qu'il doit toujours » porter son attention sur l'air qui entoure les mala-» des, le renouveler souvent, éloigner tout ce qui » peut altérer sa pureté, c'est répéter un sage pré-» cepte que chacun met en pratique ; mais proposer » de rendre l'air un remède puissant, en changeant » artificiellement les qualités physiques et en lui » donnant une force active qui puisse opérer une » mutation avantageuse dans l'état actuel du corps » malade, c'est tenter de remettre en faveur une » méthode prônée dans l'antiquité. mais négligée » de nos jours. » BROUSSAIS a poussé la diète à toute sa rigueur, méthode bonne quoiqu'un peu exagérée dans la plupart des maladies aiguës. FOR-GET (*Principes de thérapeutique générale et spéciale*, Paris 1860) souhaitait un ouvrage bien fait d'hy-giène thérapeutique, que RIBES donna la même année, et qui est ce qui a été de mieux fait jus-qu'ici. Dans le même genre, on peut encore citer le livre de l'hygiéniste FONSSAGRIVES (*Hygiène ali-mentaire des malades, des convalescents et des valé-tudinaires, ou du régime envisagé comme moyen thérapeutique*, Paris 1887). Malgré tous ces travaux, la diététique est inconnue de notre génération et ce ne sont pas les théories microbiennes qui ont le moins contribué à cette disparition par l'en-gouement pour les produits antiparasitaires. et les virus atténués, puisqu'elles abandonnent le malade pour ne s'adresser qu'à la soi-disant cause. Alors, comme l'ont si bien mis en relief PETER et JACCOUD, en voulant annihiler le microbe, c'est le patient que l'on tue.

*
* *

Cependant, la doctrine parasitaire que je combats comme une compréhension erronée des faits, a eu une énorme influence sur la dernière moitié de notre siècle au point de vue chirurgical.

Ceci ne doit pas nous étonner, l'histoire de la médecine nous ayant souvent démontré que les idées les plus bizarres laissent une trace pratique dans l'art, en mettant en relief des principes naturellement communs à toutes les sectes. J'ai fait voir (*loc. cit.*) que les antiseptiques avaient été employés couramment depuis longtemps et que ce qui avait empêché l'extension de leur emploi provenait des accidents de leur application. La pratique amenée par des idées théoriques, frappant vivement l'imagination par leur simplicité, permit de régulariser la méthode et d'écarter en partie les dangers.

Cependant, la réaction est venue, l'asepsie ou la propreté rigoureuse a succédé avantageusement à l'antiseptie ; on verra avant peu l'idée que j'ai émise en 1897, faire des progrès, on se rendra compte que les antiseptiques ne sont pas le mode le plus avantageux et le plus rapide de traitement des plaies. Un coup dur à la doctrine microbienne a été porté dernièrement, lorsqu'on a fait voir que les pansements avec une solution de bicarbonate de soude (que LE RICQUE DE MONCHY, élève de Béchamp a démontrée, il y a plus de trente ans, être un réservoir de microorganismes ferments), donnaient des résultats extraordinaires contre la suppuration, laquelle était ramenée par un pansement antiseptique ordinaire, pour être rapidement tarie à nouveau par le retour à cette solution si propice au développement des microbes.

Que devient la théorie de l'antiseptique, alors ?

La guérison si prompte et si facile des érysipèles de la face (résistant aux badigeonnages antiseptiques qui souvent même les aggravent) par une simple couche de collodion qui agit par action mécanique, est encore en opposition avec la doctrine. Tous ceux qui sont revenus à ce procédé, préconisé vers 1850, par Robert DE LATOUR, s'en sont admirablement bien trouvés.

Ce que n'avaient pu réaliser l'expérience de plusieurs siècles et les travaux de célèbres chirurgiens, la peur le provoqua.

Les chirurgiens du XVIIIe siècle avaient accumulé un labeur considérable qui fut augmenté au siècle suivant, la théorie et le mode opératoire s'étaient perfectionnés, mais combien la pratique était éloignée et au-dessous de celle des chirurgiens d'Alexandrie, qui ne craignaient pas d'entreprendre les opérations les plus graves, telles que celles que l'on fait communément aujourd'hui. Les plus petites interventions donnaient lieu à des désastres, la septicité sous forme de pourriture ou de gangrène, était inhérente à l'opérateur.

Les chirurgiens du commencement du siècle connaissaient bien, ou, plutôt, auraient dû connaître les antiseptiques étudiés à la fin du XVIIIe siècle ; ils savaient, de plus, que l'action néfaste était due à un poison septique (considéré d'essence chimique) qui se communiquait par les linges et les objets chirurgicaux ; pourquoi ne prenaient-ils pas leurs précautions en conséquence ? incurie, routine !

Mais lorsqu'on leur eût montré le virus sous forme tangible, le microbe, une sainte crainte les saisit, et ils se lancèrent dans les extravagances les plus ridicules. Des stérilisations exagérées, des cautérisations véritables par les antiseptiques forts, des monceaux d'ouate stérilisée protecteurs, des pulvérisations phéniquées à odeur repoussante, tout fut employé.

Des salles d'opérations d'un luxe inouï, coûtant des prix fous, des mécanismes compliqués, des bottes stériles et des gants de caoutchouc servaient aux opérateurs. Le plus risible était de voir le débutant s'oubliant à se moucher, ou laissant dégoutter dans un abdomen entr'ouvert, la sueur qui perlait à son front.

Peu s'en fallut qu'on ne vit les opérateurs, absolument nus et épilés, sortant de bains antiseptiques, opérant sous un globe de verre au milieu de nuages d'eau phéniquée.

Il est avéré aujourd'hui qu'une propreté minutieuse suffit, et que les résultats des anciens étaient dûs principalement à cette cause et au milieu dans lequel ils opéraient.

Peu importe la voie détournée, le but est à peu près atteint et la pratique restera, en se modifiant et perfectionnant, et ce sera la plus grande gloire de Pasteur de nous avoir conduit là, il faut lui en rendre le juste hommage.

* *
*

Le milieu opératoire nous amène à parler des hôpitaux. Inconnus des Grecs. ils semblent avoir été inventés sous la décadence de l'Empire d'Orient. Au début, maisons de refuge pour la pauvreté et les désillusionnés au milieu desquels vivaient entassés les malades, ce furent des asiles de misère et de saleté.

Peu à peu, on les sépara en hospices et en hôpitaux, et à la fin du XVIIIe siècle, on voyait encore les malades entassés dans d'infectes chambres mal éclairées et aérées, partageant souvent le même lit à plusieurs. Cet encombrement était le plus beau nid de virulence. C'est alors que des médecins éclairés, tels que CABANIS, voulurent leur suppression, le traitement à domicile et l'établissement d'infirmeries nombreuses et répandues. mais restreintes au point de vue local, espèces de dispensaires sociaux.

L'encombrement était ainsi évité et la bienfaisance moralisée.

Malheureusement, le fonctionnarisme nous dota de l'*Assistance publique* placée sous la coupe du pouvoir politique, qui réalisa la plus belle hypocrisie du siècle. Sous cette belle administration, les foyers de contagions et épidémies régnaient toujours, malgré les réformes demandées ; ces rassemblements créaient des atmosphères morbides rayonnant alentour. Les directeurs et employés, bien nourris et chauffés, logés confortablement et grassement rétribués, se moquent un peu des desiderata.

Malgré les rapports de Le Fort, en 1862, les salles restèrent mal aérées et ventilées, toujours encombrées et la mortalité stationna effrayante ; les médecins et chirurgiens de l'Académie, pris d'un beau zèle, discutèrent ; Michel Levy et le baron Larrey demandèrent l'aération des salles, la dissémination des malades, de petits hôpitaux avec de vastes salles contenant beaucoup d'air et peu de malades ; ils auraient pu ajouter l'établissement à la campagne dans un milieu boisé et ensoleillé. La plus belle et la plus inepte réponse fut la construction de cet Hôtel-Dieu, palais où s'engloutit l'argent des malheureux, d'où l'on chasse les pauvres phtisiques condamnés à errer d'hôpital en hôpital jusqu'à leur mort, afin que les bourgeois et les agents électoraux recommandés par les conseillers municipaux et les gros bonnets, puissent venir impudemment s'y faire soigner aux frais de la princesse.

La comparaison faite pendant la guerre de 1870, entre les hôpitaux et les baraquements et ambulances mobiles, toute en faveur de ceux-ci, n'a pas encore fait revenir des erreurs. Sous l'influence des idées Pastoriennes l'administration, sous la poussée publique, a enfin réalisé quelques améliorations dans l'aération et l'aménagement des salles, mais épuisée par ses dilapidations, et les dépenses extraordinaires et inutiles faites d'après les exigences exagérées des chirurgiens d'hôpitaux, elle se trouve actuellement réduite à l'impuissance, n'ayant accordé que peu aux légitimes demandes.

***

Les Chirurgiens Grecs et Modernes, hardis dans leurs interventions, et heureux dans leurs résultats, car ils taillaient, entérotomisaient et trépanaient facilement, n'opéraient pas dans de tels milieux, mais à domicile, où le patient isolé d'autres malades et entouré de soins affectueux, pouvait résister au choc opératoire ou à une suppuration légère, mais non putride. C'est encore le cas, pour nos médecins de campagne, qui ont l'air pur comme agent médicamenteux énergique, et qui réussissent aussi bien, si ce n'est mieux, que les grands maîtres de Paris. La propreté suffit.

Lorsqu'on attribue à l'antisepsie seule, le progrès chirurgical de la fin du siècle, il y a une certaine exagération, car enfin, il faut entrevoir combien différentes sont les conditions actuelles avec les passées.

Une personne destinée maintenant à subir une grave opération, ne reste plus, comme anciennement, dans la salle commune (déjà bien moins encombrée), on la place dans un cabinet à part, elle a une surveillance spéciale et des soins plus minutieux, plus concentrés et assidus; c'est déjà un grand atout. Mais il y a plus, l'anesthésie entre bien pour moitié dans l'audace et le succès opératoire, et le nom de Jackson nous semble devoir rester à la postérité à un autre titre que celui de Pasteur.

Encore faudrait-il que ce progrès ne serve pas au détriment de l'humanité, et que les chirurgiens ne pratiquent pas leur art par pur dilettantisme opératoire. Combien d'opérations inutiles fait-on, à l'imitation des allemands, toujours grands bouchers ?

Anciennement, sur 1000 cas de gynécologie on en opérait 100, et l'on avait 30 morts, maintenant on en opère 900 avec une léthalité de 5 à 7 o/o, ce qui procure 45 à 68 décès, je n'y vois qu'un progrès négatif ; d'autant que beaucoup d'échappées auxquelles on a extirpé les ovaires pour des kystes minimes plus ou moins causes d'accidents névropathiques, deviennent fréquemment complètement détraquées.

Heureusement qu'à ces opérateurs enragés tels que DOYEN (un allemanisant) et autres, comme celui que les internes avaient surnommé Deibler, nous avons encore à opposer des chirurgiens conservateurs tels que TILLAUX et DUPLAY qui maintiennent la moralité de l'art.

Au point de vue de l'hygiène privée, la théorie microbienne n'a pas donné de grandes améliorations. Tout au début, il y a eu légère panique, chacun voulant se mettre à l'abri des terribles animaux (car dans le vulgaire, le parasite passe pour un animal) ; il y a même éu un effet démoralisant, en mettant en défiance contre tous les malades, (pouvant transmettre les fameux microbes), que pour un peu on aurait traités en pestiférés. On ne pouvait entrer chez un client, sans être suffoqué par cette odeur cadavérique de phénol répandu partout ; les gens croient toujours que masquer une mauvaise émanation suffit et ne se rendent pas compte que c'est la cause qu'il faut faire disparaître ; mais ces nuages aromatiques ont au moins, d'après un ancien médecin célèbre, le résultat de forcer à ouvrir les fenêtres et provoquer la ventilation qui est la seule efficace.

Depuis, le public est devenu sceptique ; il a appris que ces microbes se trouvaient et pullulaient partout, que ses aliments les plus naturels en étaient farcis, et comme en continuant ses petites habitudes, il ne s'en trouvait pas plus mal, il en est arrivé à blaguer l'infiniment petit, et bientôt il n'y croira plus. Les acharnés bactériologues ont été contre leur but par leurs découvertes minutieuses ; il ne fallait plus lire dans les bibliothèques publiques sous peine de graves malheurs, car les livres étaient des réceptacles à microbes ; les billets de banque et les pièces de monnaie étaient des cloaques infectieux, etc. ; c'en était trop, les chercheurs auraient dû se souvenir du vieux proverbe, toujours mis en pratique : L'argent n'a pas d'odeur. Les doctrines microbiennes, de ce fait, n'ont été la cause d'aucun progrès dans l'hygiène individuelle. Les résultats dans l'hygiène publique sont à discuter, nous en parlerons à propos des constitutions épidémiques.

Allez chez les riches bourgeois, et pendant que vous attendrez au salon (généralement la pièce la mieux située et la plus confortable), prenez la fantaisie de lever le tapis, ou de passer votre main sous les meubles, vous ramènerez une épaisse couche de poussière ; comme la lumière et l'air vous arrivent parcimonieusement distribués à travers d'épaisses tentures, écartez les rideaux et examinez les revers, vous constaterez que les domestiques, dans leur paresse, chassent ce qui est visible du côté non visité.

Interrogez les tapissiers qui changent les ameublements chez les opulents, ils seront unanimes à vous dire que règne l'incurie la plus complète, et que la poussière s'accumule dans ces brillantes étoffes pendant des mois entiers. Où sont les améliorations de l'hygiène particulière dans la classe aisée ? Les chambres à coucher, étroites, surchargées aussi de falbalas, ne fournissent qu'un cubage d'air très vite ruminé.

Le portrait de la chambre à coucher du malade que traçait PETER, est toujours le même. Dans le vêtement, dans les habitudes pernicieuses de table ou des soirées mondaines, y a-t-il progrès ? Oui, mais vers l'accentuation des mauvaises conditions hygiéniques. l'alcoolisme est aussi effrayant dans la classe dirigeante que dans la dirigée.

Tel bourgeois qui fulmine contre l'ivrognerie du prolétaire, s'enferme depuis midi jusqu'à une heure avancée de la nuit, dans un café ou un cercle, consommant des poisons plus raffinés que ceux de l'ouvrier, mais tout aussi violents ; et la tuberculose, la démence, croissent sans cesse.

Transportez-vous de là chez l'ouvrier, où vous trouverez souvent la maisonnée autour d'une table avec de maigres reliefs, mais où trônera la bouteille d'absinthe et le café. dans une chambre sale, encombrée, enfumée, peu aérée, exhalant une odeur mixte de corps humain, de cuisine, de renfermé et de pot-de-chambre ; le père de famille à moitié ivre, étendu sur un grabat, lançant des nuages de fumée de tabac, lit son journal et vocifère contre ces gueux de patrons.

Indiquez-moi donc les progrès de l'hygiène domestique accomplis pendant le XIXᵉ siècle, dans un tel milieu? Ils sont plutôt rétrogrades!

Est-ce un acquit de l'hygiène, le nombre sans cesse croissant des cabarets et des comptoirs, où l'homme, la femme et les enfants pressés, consomment, assis ou debout?

*
* *

Ce n'est pas la peur du microbe qui combattra ces dispositions et favorisera la propreté intime ou ramènera à la vie régulière et normale. Le microbe, on n'en a plus peur, de plus, lorsqu'il y a un cas de maladie contagieuse, on désinfecte, on le tue, donc rien à craindre. Vos doctrines microbiennes sont même néfastes, car elles propagent que le danger vient de l'extérieur et font méconnaître cette grande vérité que c'est l'homme qui fait sa maladie en grande partie. Tant que l'humanité ne sera pas convaincue que les germes morbides naissent d'elle et de sa manière de vivre, l'hygiène ne progressera pas.

Quels sont donc ceux qui doivent réagir contre cet état de choses, accentué par les mœurs politiques, si ce ne sont les médecins? Au XVIIIᵉ siècle, écrivains et docteurs se donnaient la main et marchaient à l'assaut des idées arriérées pour l'amélioration sociale, mais actuellement notre littérature soutient plutôt des thèses désespérantes; ce n'est pas en disséquant les caractères morbides avec une légère teinte de science puisée au contact des carabins, que nos auteurs réprimeront les écarts, ils exciteront plutôt une curiosité malsaine;

ce n'est pas par une relation didactique des perversités et des turpitudes qu'on les réprime, c'est en montrant les dangers de toute déviation des voies naturelles. Ce sont ces règles hygiéniques qui peuvent facilement donner naissance à une littérature moralisante, qu'il faut faire connaître et mettre en pratique.

Pour mener à bien cette œuvre, l'éducation des médecins n'est pas faite. Notre génération actuelle ne connaît plus le malade (témoin les doléances de CHARRIN), elle ne connaît que la petite bête ; la clinique sombre sous le microscope et l'aspiration de la thérapeutique est de trouver le virus spécifique à l'entité morbide, ramenée et développée par PASTEUR contre les idées anciennes.

On n'enseigne pas la diététique à la Faculté et on ne l'apprend pas à l'hôpital. L'hygiène ne se préoccupe que de tuer le bacille et d'empêcher sa venue par voie de terre et de mer ; les hygiénistes en chambre, de par le microscope, employés officiels, vont à la frontière arrêter le choléra lorsqu'il sévit à Paris et reviennent chamarrés de décorations.

Le macrobe abandonné pour le microbe, voilà le progrès.

*
* *

Heureusement, nous voyons dès maintenant une réaction se manifester ; on a reconnu l'inanité du combat contre les bactéries, et l'hygiène renaît, mais que de temps perdu ! Les microbiens ne désarment pas encore, mais ils y seront forcés par l'évolution comme je l'ai montré au chapitre II ; la marche ascendante renversera ces théories anti-philosophiques. Pour battre en retraite en bon ordre, sous prétexte de question de terrain, on daigne s'occuper de l'individu, on en revient tout bonnement aux idées anciennes ; les vieux cliniciens, restés tels, vont triompher.

Non seulement nous avons vu remettre en usage les bains froids et chauds dans la thérapeutique active des fièvres et maladies chroniques (méthodes que beaucoup croient nouvelles), mais de tous côtés on revient à la physiothérapie, à la balnéothérapie, à la mécanothérapie, l'aérothérapie, etc... Malheureusement, au lieu d'en faire le principal du traitement, on ne s'en sert que comme adjuvant.

Ce n'est pas assez ; ce qu'il faut, c'est un enseignement de l'hygiène et de la diététique complètement en dehors de toute théorie médicale ; c'est l'éducation des générations futures qui devront se montrer au lit des malades, c'est l'instruction sanitaire du peuple préparée par les médecins pour combattre l'abrutissement progressif. Il n'y aura pas de meilleur agent social que l'hygiène ; c'est par elle que l'ouvrier pourra s'élever à l'égalité qu'il réclame.

*
* *

Une des questions que la bactériologie a fait considérer comme une futilité ou un préjugé, est celle des constitutions épidémiques. Du moment que le microbe suffisait à l'anéantissement de l'espèce humaine, point n'était besoin de s'occuper d'influences cosmiques bonnes à reléguer au milieu des causes imaginaires. Cependant, l'observation nous montre que ce ne sont pas des quantités

négligeables, et qu'une saine appréciation des faits
doit envisager l'étude de la météorologie. Il ne
faut pas, certes, revenir à l'astrologie qui florissait
au Moyen Age, mais il importe de faire remarquer
qu'il est avéré qu'il y a une relation entre les perturbations magnétiques et météoriques et les appa-
ritions de phénomènes dans la photosphère solaire,
que les périodes lunaires non seulement produisent des phénomènes marins, comme le flux et le
reflux, mais agissent aussi sur notre atmosphère ;
or, comme les phénomènes atmosphériques, les
météores lumineux et magnétiques ont une action
sur la végétation, de même que sur la vie humaine
ou animale, il s'ensuit qu'il y a toute une étude
d'observation à entreprendre avec les données et
ressources de la science actuelle, étude qui nous
réserve de grandes surprises, probablement. Notre
monde, avec toutes ses productions, est d'origine
cosmique, il ne peut donc en être indépendant dans
aucune de ses parties.

* *
*

Une petite revue historique ne sera pas inutile.
Les *Aryas* avaient reconnu la toute-puissance du
soleil dans la production des phénomènes terrestres ; *Indra*, par sa chaleur bienfaisante, aidait à la
végétation et provoquait la formation des nuages
et, par suite, les pluies qui étaient indispensables
à la vie ; les phénomènes météorologiques étaient
sous cette dépendance, donc l'homme ne devait
pas en être à part. Certains vents amenaient des
maladies. De plus, nous savons, par les relations
de voyageurs contemporains, que les coups de lune
sont très dangereux dans ces contrées, ce qui nous

montre que l'opinion populaire qui attribue encore à la lune, la production de la cécité, repose sur un fait probant (inexact pour nos contrées) propagé par la tradition. La succession des règles chez la femme a des analogies avec les périodes lunaires ; l'intervalle de deux menstruations est égale à la révolution de la lune, et il y a beaucoup de probabilités pour qu'au début, il y eût concordance entre l'apparition des menstrues et la nouvelle lune, coïncidence ayant disparu par suite des écarts de la vie génitale ; scientifiquement, il serait intéressant de vérifier ces donnés sur les périodes de rût des femelles animales. J'ai, d'ailleurs, remarqué que les fausses couches, les métrorrhagies, se montraient plus fréquentes dans les trois ou quatre jours les plus proches du commencement de la période lunaire. Il me semble que pour les accouchements, il y a aussi proportion plus forte à ces époques ; c'est une statistique à faire en grand Ces divers faits montrent qu'il fut facile à l'antiquité d'établir une astrologie médicale.

Dans la médecine des Indous, il y a une idée dominante, le rapport constant entre les éléments cosmiques, les éléments physiologiques et les éléments pathologiques. Dans le *Kalpa S'thana*, Susçruta attribue à la lune ou plutôt à ses rayons une influence sur le développement de certaines exacerbations nocturnes, influence nuisible qui, selon lui, se fait même ressentir chez des personnes bien portantes.

Les *Chinois* croient que la chaleur innée qui domine pendant le jour est d'une nature solaire et que l'humide radical qui règne la nuit est de nature lunaire ; ce sera la thèse du Moyen Age.

Le printemps exerce son empire sur le foie, l'été sur le cœur, l'automne sur les poumons, l'hiver sur les reins. L'estomac est soumis à chacune des quatre saisons ou au moins aux 18 derniers jours des quatre mois lunaires qui sont le 3ᵉ, le 6ᵒ, le 9ᵉ et le 12ᵉ ; c'est-à-dire en rapport avec les changements de saisons ; l'action solaire étant combinée avec la lunaire.

On croit généralement que c'est en *Chaldée* que prit naissance l'astrologie en même temps que l'astromie. C'est par les *Egyptiens* qu'elle se répandit dans l'antiquité et par les *Juifs* au Moyen Age.

Les *Egyptiens*, chez lesquels la pureté de l'atmosphère facilitait les observations, étaient très versés en cet art, et leurs calculs étaient bien conduits. Isis, qui vient du phénicien Asis (humidité) est le symbole de la lune dont les diverses phases occasionnent le retour périodique des maladies ; de là, la puissance médicale d'Isis.

Hippocrate admettait une certaine relation entre la production des maladies et divers signes qui accompagnent le coucher ou le lever des astres, mais seulement comme déterminant des modifications sensibles ou inappréciables dans l'atmosphère. Parmi les constellations dont l'influence lui paraît plus marquée, il nomme les *Pleïades*, *Arcturus* et le *Chien*. Mais où le grand homme excelle, c'est en météorologie ; dans ses épidémies, dans le traité de l'air, des eaux et des lieux, avec quelle minutie il détaille l'influence des changements de saison sur la production des maladies, celle des vents ; combien il se préoccupe de l'exposition d'une contrée et des vents dominants et comment il explique les variations de tempérament des habitants. Il détaille la constitution endémique et la constitution épidémique, et si l'on était resté dans ses idées, les notions sur ces influences n'auraient pas sombré, car on aurait remarqué que c'était par suite de la position particulière du pays que l'influence générale se trouvait quelquefois annihilée et la loi en défaut.

ARISTOTE (Hist. anm.) attribue l'évacuation périodique des femmes, à la lune.

GALIEN (lib. III. de dieb. décret. cap. II) dit que la lune et les autres étoiles ont une grande puissance sur les corps sublunaires. Il attache plus d'importance à cette planète, qu'HIPPOCRATE ; il imagine un mois médicinal analogue au mois lunaire, et les jours critiques correspondent aux diverses phases.

Le temps des menstrues est déterminé par la lune, et le retour des accès épileptiques en dépend aussi, participant plus ou moins du soleil ; car tout languit quand elle est dans le croissant ou le déclin ; au contraire, tout reprend de la vigueur quand elle est pleine.

« Si l'aspect réciproque des astres ne produisait
» aucun effet, et si le soleil, la source de la vie et
» de la lumière réglait seul les 4 saisons de l'an-
» née, elles seraient tous les ans exactement les
» mêmes et n'offriraient aucune variété dans leur
» température, puisque le soleil n'a pas chaque
» année un cours différent. Puisqu'on observe
» tant de variations, il faut recourir à quelque
» autre cause dans laquelle on n'observe pas

» cette uniformité ». (*Comment. in secund lib. Porrhetic*).

D'après le méthodique Antyllus, « la lune pro-
» duit des changements dans l'air, de la même ma-
» nière que le soleil..... mais le soleil, par sa vertu
» propre, réchauffe les corps, tandis que la lune les
» humecte plutôt. Pour cette raison donc, elle rend
» le cerveau plus humide, fait pourrir la viande et
» rend plus humide et plus torpide le corps de ceux
» qui couchent en plein air ; c'est pour la même
» cause qu'elle occasionne aussi de la pesanteur de
» tête et des accès d'épilepsie ».

Daphnus, d'après Athénée, préférait les repas de
la nuit à ceux du jour, par la raison que la lune,
comme celle qui putréfie, aide à la coction et à la
digestion des aliments (Avis aux noctambules !)

Arétée avait aussi parlé des constitutions médicales imitant Hippocrate, comme plus tard Galien.
Celse de même ; il nous indique aussi que l'homme
faible « prendra garde de ne point s'exposer au clair
de lune, surtout avant la conjonction de cette planète avec le soleil (liv. i, ch. iv). »

A la fin de l'Empire Romain, l'astrologie était en
faveur ; Crinas, médecin de Marseille, contemporain de Pline, assujettissait le régime au cours des
astres. Dioclétien fut obligé de publier un édit
défendant l'astrologie.

*
* *

Les *Arabes* cultivèrent l'astrologie avec ardeur,
cependant ils l'appliquèrent peu à la médecine, ce
n'est qu'Averrhoès, Haly-Abbas, puis ensuite les
médecins juifs avec la Kabbale, qui répandirent les

théories astrologiques qui firent fureur aux XIIIe, XIVe et XVe siècles. D'après la médecine du prophète : « L'apparition du printemps est l'époque des » saignées, des évacuants, des calmants généraux, » de la copulation répétée. »

Au XIIIe siècle, on croyait à une liaison des plus intimes entre le corps humain et l'univers, le médecin ne manquait jamais d'interroger les constellations, et l'astrologie, branche essentielle de la médecine, servait à pronostiquer l'issue des maladies, elle était l'objet d'un cours spécial dans les écoles d'Italie au XIVe siècle.

Pierre d'ABANO en était un grand partisan ; les jours critiques pour lui aussi étaient déterminés par l'influence de la lune, et la conjonction de la lune avec les planètes produisait les plus certains.

Bernard de GORDON, en 1309, allait plus loin et indiquait le mouvement des humeurs aux différentes époques du jour.

Au XVe siècle, Jacques GANIVET cherche les épidémies dans la conjonction des planètes. Les maladies d'un individu dépendent de la constellation qui l'a vu naître ; cette influence est due à des sympathies et antipathies.

PIC DE LA MIRANDOLE, GERSON, la *Faculté de Paris*, eurent beau condamner cette doctrine, elle continua à prendre de l'extension.

VALERIOLA, adversaire de l'astrologie, disait que les formes d'une jolie femme incitent plus à l'amour que la planète Vénus. En 1470, Marcile FICIN dans un traité de l'Art de conserver la santé, conseille de consulter tous les sept ans un habile astrologue ; les planètes ont une énorme influence sur la santé humaine.

L'apparition de la syphilis fut attribuée par beaucoup d'auteurs à l'influence des constellations, entre autres Jean ALMENAR (1502), Natalis MONTAGNAGNA (1497) GRUNBECK (1500) BENEDICTUS (1508) et plus tard PARACELSE. PINCTOR incrimine les rapports de Saturne avec la tête d'Ariès.

UÇAY (1699) sera obligé de s'élever contre ces idées : « Il semble qu'ils aient cru que les astres » allaient au bordel, qu'il se passe parmi eux quel- » ques maquerelages : je ne sçay pourquoi n'ont- » ils pas dit, qu'ils prenaient eux-mêmes la vérole » et qu'ensuite ils la communiquaient aux hommes » par leurs influences ».

*
* *

PARACELSE que nous voyons propager l'idée des rapports du macrocosme et du microcosme, s'occupa fortement d'astrologie.

L'homme est semblable aux astres, le médecin doit donc élever des regards vers le ciel. « La médecine entrant sous la dépendance des astres est régie et protégée par eux. Ainsi, celle qui a trait au cerveau est conduite au cerveau par la lune ; celle qui conserve la rate y est amenée par Saturne ; celle qui est consacrée au cœur y est conduite par le soleil. Vénus régit les reins, Jupiter le foie, Mars la bile ». La première action qui agit sur les corps est la vertu des astres (*ens astrale*).

« Notre dessein étant d'enseigner comment l'être » astral peut nous nuire, je dois d'abord vous » apprendre que les astres, les planètes ou les

22.

» étoiles du firmament, quelles qu'elles soient, ne
» créent rien de notre corps, ni pour la couleur, la
» beauté, les habitudes, les vertus, ni pour les
» autres propriétés. » ... « Vous devez croire que
» les hommes et les créatures animales ne peuvent
» absolument subsister sans le firmament et les
» astres ; mais ni les hommes, ni les animaux ne
» sont crées par les astres. Prenons un exemple :
» la semence confiée à la terre produit son fruit
» d'elle-même... Cependant sans la chaleur du
» soleil, elle ne pousserait pas ».

Pour lui donc, les astres n'agissent pas comme
générateur, mais modificateur, par une propriété
physique ou cosmique.

« Il y a une chose qu'on ne voit pas, qui nous
» défend et conserve notre vie, et, avec nous, tout
» ce qui vit et sent. Cette chose vient des
» astres. » ... « Les astres eux-mêmes ne donnent
» pas l'inclination, mais leur influence corrompt et
» souille le grand M, lequel nous transmet cette
» corruption. » ... « La vie des hommes n'est autre
» chose qu'une sorte de baume astral. » .... « Tous
» les médicaments ont aussi leurs formes : l'une
» est visible, l'autre invisible ; l'une est corpo-
» relle, élémentaire, l'autre spirituelle, astrale. »

Ainsi, à part nombre d'obscurités ou de superstitions, PARACELSE n'émet pas une opinion si
absurde que cela sur les influences extérieures.

Il admet aussi beaucoup l'influence du moral ;
ses médecins de la 5ᵉ secte (fidèles) au nombre
desquels il se place, expulsent et guérissent les
maladies par la foi. « Répondez-moi : La médecine
» n'est-elle contenue que dans les plantes, les

» arbres et les pierres, et non aussi dans les
» paroles ? »

Barthélemy ARNIGIO (1523-1557), médecin à Brescia, est parmi les modernes celui qui a fait le traité le plus ancien, au sujet de l'influence de l'atmosphère sur les corps organisés (*Meteoria ; owero discorso intorno alle impressioni imperfette umide e secche e mixte*, Brescia, in-8, 1568).

SETTALA prétend que les planètes ont de l'influence sur les forces du corps : le soleil agit sur la force vitale, la lune sur la force végétative, Mercure sur l'imagination, Vénus sur le désir, Mars sur l'aversion, Jupiter sur les forces naturelles et Saturne sur la force retenante.

Clément CLÉMENTINUS soumettait les principales parties du corps à une planète et à une constellation particulières.

** **

Avec les hippocratistes de la *Renaissance*, les Constitutions médicales prennent un essor plus scientifique, quoique FERNEL fît encore intervenir les influences sidérales. Christophe DE VEGA (*de arte méd.*, Lugd., 1564) s'occupe beaucoup des constitutions épidémiques et des vents régnant en Espagne. Il tirait de l'anomalie du temps le pronostic le plus certain d'une peste imminente.

Mais les BAILLOU, les DURET, les HOUILLIER, les RIVIÈRE ont laissé le souvenir de grands observateurs et de bons cliniciens.

BAILLOU, dont les éphémérides sont intéressantes à consulter, nous dit : « Il y a tout lieu de rappor-
» ter les diverses influences et modifications que ce

» dernier subit (le bas-monde) à l'action des corps
» célestes. Mille faits prouvent l'étendue de cet
» empire, quelle qu'en puisse être, au reste, la rai-
» son…. et qui expliquent la facilité avec laquelle
» notre corps sent les qualités de l'air et ses diver-
» ses mutations. » Et plus loin : « La terminaison
» des maladies chroniques tient au cours du soleil ;
» celle des maladies aiguës, au contraire, aux révo-
» lutions de la lune. »…. « Grande est l'influence
» des astres sur les êtres terrestres ; elle éclate sur-
» tout chez ceux à qui la maladie a occasionné une
» grande déperdition des forces. » Il raconte alors
une histoire d'éclipse, et dit qu'on retire de moins
bons effets de la saignée à la nouvelle lune.

Chifflet (*Singulares ex curationibus et cadave-
rum sectionibus observationes*. Parisiis, in-8, 1612)
attribue la mort de la plupart des malades à l'influence des astres.

Martin Pansa (*Aureus libellus de proroganda vita*,
1615) attribue aux planètes les plus grandes vertus
sur la santé ; il veut qu'on étudie avec soin les
aspects et les conjonctions des astres, qui sont
favorables ou nuisibles, selon le tempérament dont
on est, afin de s'établir et de se domicilier sur les
lieux sur lesquels ils versent leurs plus favorables
influences. Il faut surtout veiller au retour des
années climatériques (tous les sept ans) parce que
Saturne, planète malfaisante, gouverne chaque
septième année de notre vie.

Pour Van Helmont, les astres ne nécessitent et
n'inclinent pas, ni pour la vocation, ni pour les
vices et les vertus, comme l'avait déjà dit Paracelse ; la vie et la fortune ne dépendent point
d'eux. Mais il appelle *Blas* une force spéciale

venant du Ciel, qui exerce ses opérations sur les objets éloignés et inférieurs de la même manière que l'âme opère sur les organes. Les constellations répandent le blas motif et altératif de l'eau et de l'air qu'elles reçoivent des météores. Chaque viscère humain à l'imitation de son astre, se forme un blas intérieur dit Blas astral. Il y a aussi un blas météorisme qui est une force inconnue qui produit les météores.

Pour lui aussi, les astres n'ont d'action qu'autant qu'ils agissent sur l'atmosphère et produisent les météores ; ce qui est la notion la plus logique.

Jean AMMANN (Schaffouse, 1677) attribue la peste à l'influence de la lune.

Roger BACON croyait que l'on perd la vie quand on s'expose la nuit aux rayons de la lune, et son homonyme, le célèbre chancelier BACON, lord VERULAM, présentait une susceptibilité particulière, celle de s'évanouir à chaque éclipse de lune, et de revenir à lui lorsque le disque de l'astre réapparaissait.

TREW (*astrologia medica quatuor disputationibus comprehensa*. Altdorf. in-4, 1664) soutint que les affections de l'esprit de l'homme dépendent de l'action des astres.

BARTHOLIN (Obs. méd. cent. 2 hist. 72) dit : « J'ai vu dans ce pays-ci une sympathie remar-
» quable de la Lune avec le corps d'un épileptique.
» On a confié à mes soins une fille épileptique,
» elle avait au visage des taches apparentes dont
» la grandeur et la couleur changeaient aux phases
» de la Lune. Ce qui prouve la puissance des
» astres sur les corps sublunaires. » RUMBRUS
(Obs. med. 66) rapporte l'exemple d'un épileptique

dont l'accès le prenait en pleine lune. On peut en voir plusieurs autres dans les Ephémérides d'Allemagne (sec. 2. an. 2. Obs. 148, page 324) où il est fait mention d'une fille de 20 ans qui était toujours tourmentée de ces accès à la nouvelle lune.

D'après SANCTORIUS, l'homme en santé gagne une ou deux livres en poids au commencement du mois lunaire et il les perd à la fin.

*
* *

Mais le premier auteur qui s'occupa sérieusement des constitutions médicales fut SYDENHAM, le modèle des cliniciens et des observateurs. Il devrait beaucoup au Français BARBEYRAC, d'après certains auteurs. Voici comment il est arrivé aux Constitutions stationnaires ou fixes : « Il y a » diverses constitutions d'années qui ne viennent » ni du chaud, ni du froid, ni du sec, ni de l'hu- » mide, mais plutôt d'une altération secrète et » inexplicable, qui s'est faite dans les entrailles de » la terre. Alors, l'air se trouve infecté de perni- » cieuses exhalaisons qui causent telle ou telle » maladie, tant que la même constitution domine, » Enfin, au bout de quelques années cette consti- » tution cesse et fait place à une autre. » A côté, il y a les maladies intercurrentes ou sporadiques. La Constitution imprime un cachet particulier aux maladies, forme bilieuse, inflammatoire, putride, adynamique, etc... « Enfin, toutes les fois qu'une » constitution produit diverses espèces de mala- » dies épidémiques, elles sont toutes d'un genre » différent de celles qui, ayant absolument le » même nom, sont néanmoins produites par une

» autre constitution. » Les maladies d'une même constitution ont toutes la même cause : « une certaine disposition de l'air ».

RAMAZZINI s'occupa beaucoup aussi des épidémies, les constitutions dépendaient de sels alcalins ou acides dissous dans l'atmosphère. Il cite l'épidémie de 1690 dans laquelle les symptômes acquéraient le soir une intensité alarmante, alors que les malades pouvaient se lever le matin avec l'apparence d'une santé complète.

Dans les Const. ép. de Modène (sect. 14), il raconte que la fièvre était plus féroce après les pleines lunes, et que ses ravages étaient encore plus considérables au début de cet astre ou dans sa conjonction. Il remarque (sect. 15) qu'une éclipse de lune ayant paru la nuit du 21 janvier 1693, la plupart des malades moururent à la même heure de l'éclipse, et que plusieurs autres furent frappés de mort subite.

MENURET a enregistré un cas d'épilepsie dont les accès revenaient à la pleine lune. WALLISNERI assure qu'étant à Padoue, convalescent d'une longue maladie, il éprouva lui-même, le 12 mai 1706, pendant une éclipse de soleil, des faiblesses et des tremblements inusités. Maurice HOFFMANN dit avoir vu la fille d'une mère épileptique, à qui le ventre enflait tous les mois pendant que la lune croissait, tandis qu'il diminuait, au contraire, dans la période de décours. DIEMERBROECK, LIND, FONTANA, TOALDO, ont enregistré des faits en faveur des influences sidérales.

C'est MEAD (*de imperio solis et lunæ in corpora humana et morbis inde oriundis.* Londres, in-8°, 1704) qui voulut le premier expliquer scientifiquement les influences de la lune et du soleil. Il s'appuie sur les nouvelles découvertes de Newton, sur l'attraction.

Il y a dans l'air un flux et reflux qui amènent des variations dans l'atmosphère et diminuent le poids de la colonne d'air.

Il cite un enfant qui éprouvait toujours des convulsions au moment de l'opposition de la lune.

*
* *

Frédéric HOFFMANN, s'est aussi occupé de la question (*Diss. de siderum in copore humano influxu medico*, 1706).

Il considérait le catarrhe comme une affection générale produite par une altération de la sérosité, sous la dépendance des vicissitudes de l'air. Il était grand partisan des observations météorologiques, et regardait les années climatériques comme de très bonnes idées.

En 1757, SAUVAGES, fit aussi paraître un ouvrage sur l'influence des Astres, et TESTA, dans ses maladies périodiques, cherche à rapporter certains phénomènes au cours du Soleil. Le physicien et astronome Laurent BÉRAUD (1701-1777) a écrit une dissertation sur cette question : *La lune a-t-elle quelque influence sur la végétation et sur l'économie animale ?* (Bordeaux, 1760, in-4°).

Thomas GOULARD (*Remarque sur les maladies vénériennes*. Pézenas, in-12, 1760) prétend que certaines maladies affectent de se montrer en certaines saisons, et qu'il arrive parfois de voir de temps à autre beaucoup de personnes qui ont toutes les mêmes symptômes véroliques, ou des chancres, ou des bubons, des phymosis, etc.

Après SYDENHAM, nous trouvons encore un propagateur des constitutions épidémiques en STOLL, qui le prend pour guide.

Il divise les maladies, en stationnaires, qui règnent pendant un certain nombre d'années, en annuelles, qui reviennent chaque année, et en saisonnières. La lecture de cet auteur est extrêmement utile.

GESENIUS (*Ueber das epidemische fænlichte Gallenfieber in den Jahren 1785 und 1786. Leipsig. 1788*) confirme les idées de STOLL sur les constitutions épidémiques.

BALFOUR (*On the influence of the Moon in Fevers. Edimbourg. in-8°*) croit à l'influence de la lune sur notre être sain et morbide.

Il a étudié l'action des phases de la lune sur les actions fébriles. Au Bengale, le premier accès des fièvres se déclare toujours dans les trois jours qui précèdent ou suivent la nouvelle lune ; c'est à ces époques qu'elles récidivent et que le nombre de ceux qui en sont atteints augmente. A l'équinoxe, les fièvres sont plus fréquentes et plus meutrières.

Ces faits ont été confirmés par LIND (Bengale), CLEGHORN (Minorque), FONTANA (Italie), JACKSON (Jamaïque), GILLESPIÉ (Sainte-Lucie), en 1785.

AUBRY, le commentateur des oracles de Cos, a vu souvent des malades périr au déclin de la lune et dans sa conjonction, principalement les vieillards et les personnes usées ou d'une faible constitution soit dans les maladies aiguës, soit dans les chroniques.

GULDBRAND (*Dissertatio de sanguifluxu uterino, etc.*, Copenhague, in-8°, 1794) indique un grand nombre de métrorrhagies causées par la frayeur et la colère. Il cite des exemples de femmes réglées en été, non en hiver; l'apparition des règles chez un grand nombre de malades à la fois, par une journée remarquable par la pesanteur de l'air; quelques-unes de ces femmes avaient eu leurs règles quelques jours auparavant, d'autres ne les avaient pas eues depuis longtemps.

LEMPRIÈRE (*Practical...* Londres, 1799) étudie la fièvre jaune et confirme les remarques de BALFOUR et JACKSON relatives à l'influence des phases de la lune.

La *Société de médecine de Bruxelles* avait mis au concours cette question : *De l'influence de la nuit sur les malades.* Les mémoires ont été rassemblés dans un volume, en 1806. BALLY, en 1807, a fait une thèse intitulée : *De l'influence de la nuit.* En 1814, VIREY a traité la question sous le titre : *Éphémérides de la vie humaine* ou *Recherches sur la révolution et la périodicité de ses phénomènes dans la santé et les maladies.*

La théorie des influences lunaires a conservé, pendant la première moitié de ce siècle, nombre de partisans; depuis, on a admis que rien de ce qu'avaient dit les anciens n'était valable et on n'a plus insisté.

ARAGO disait éloquemment (*Annuaire du Bureau des longitudes.* 1833) : « En vérité, je ne sais trop » si l'on doit s'en étonner. N'est-ce donc rien d'a- » voir pour soi l'autorité des deux plus grands » médecins de l'antiquité? et, parmi les modernes, » celle de Mead, d'Hoffmann et de Sauvages? — » Les autorités, j'en conviens, sont peu de chose » en matière de sciences, à côté des faits positifs ;

» encore faut-il que ces faits existent, qu'ils soient
» devenus l'objet d'un examen sévère, qu'on les ait
» groupés avec habileté, et de manière à en faire
» jaillir les vérités qu'ils recèlent. Or, est-ce ainsi
» qu'on a procédé à l'égard des influences lunai-
» res? Où les trouve-t-on réfutées par des argu-
» ments que la science puisse avouer ? Celui qui,
» à *priori*, ose traiter un fait d'absurde, manque
» de prudence. Il n'a pas réfléchi aux nombreux
» démentis qu'il aurait reçus de nos jours. »

*
* *

Je ne crois pas qu'on puisse mieux poser la question que ne l'a fait ARAGO. BOUDIN (*Traité de géo-
graphie et de statistique médicale*, 1857), qui rapporte ce paragraphe, semble partager cette opinion,
qui est aussi la mienne, et ce ne sont pas les idées
microbiennes, qui passent sous silence ce qui ne
cadre pas avec la théorie, qui remettront la question sur le tapis. BOUDIN ajoute (p. 21) :
« C'est vers minuit que se déclare l'attaque des
» goutteux ; c'est au commencement du jour que
» se manifestent les sueurs de la fièvre hectique ;
» la fièvre quarte produit ses accès dans l'après-
» midi ; les démangeaisons dartreuses ont lieu spé-
» cialement le soir, et les douleurs ostéocopes
» coïncident avec le milieu de la nuit. » Son ouvrage est intéressant à consulter au point de vue
des influences atmosphériques.
Il met en relief que le maximum des naissances
a lieu de minuit à six heures du matin et le minimum des décès entre six heures du soir et minuit ;
que de 1826 à 1832, les admissions des aliénés à

Charenton ont suivi une progression parallèle à l'accroissement mensuel de la température, et leur nombre, de juin en juillet, a été de 50 o/o plus élevé qu'en janvier.

De 1835 à 1846, le nombre des suicides s'est élevé et abaissé presque parallèlement à l'élévation et à l'abaissement du thermomètre, au point d'acquérir en juin un chiffre quotidien double de celui de janvier et décembre.

De 1451 à 1845, dans une ville d'Italie, on a constaté que la proportionnalité de naissance des deux sexes n'a point varié dans le cours de quatre siècles ; que les mois de juin, avril et mai, qui étaient vers le milieu du XVe siècle les plus féconds, sont aujourd'hui encore les plus riches en conceptions ; que depuis le XVe siècle, le mois de septembre n'a pas cessé d'être un des mois les plus mal partagés sous le rapport des conceptions. Il en est de même pour Milan, Turin, Gênes ; de même en France de 1831 à 1840.

Le nombre des décès en France, de 1831 à 1840, a son maximum toujours au mois de mars, et le minimum en novembre :

Mars.....	87.315	Mai......	68.556
Avril.....	80.139	Octobre ..	66.438
Décembre.	76.101	Août.....	64.762
Janvier...	75.832	Juillet....	59 586
Février...	70.890	Juin......	59.442
Septembre	69.416	Novembre	57.326

Ce sont des données qu'il n'est pas permis de passer sous silence.

Ainsi, en 1891, le total des décès à Paris a son

maximum en mars, 5.530, et son minimum en septembre, 3.899.

En 1896, mars ne vient que le 2ᵉ avec 4.392 (janvier 4.448), et septembre reste en queue avec 3.153, et cependant dans une ville comme Paris, les causes locales très puissantes peuvent faire varier l'ordre. Ainsi janvier a tendance à passer en première ligne, et quelquefois août qui occupe généralement le 8ᵉ ou le 9ᵉ rang, par suite de la mortalité infantile, passe au 3ᵉ ou 4ᵉ. Ce n'est guère dans la capitale que les grandes lois peuvent être établies, mais dans les campagnes ou petites villes de la province. La banlieue parisienne offre déjà des écarts avec la métropole pour les époques épidémiques.

*
* *

En somme, l'action planétaire est à considérer au point de vue médical et se fait sentir probablement par des modifications atmosphériques que nous n'avons pas encore découvertes, notre attention n'étant pas encore attirée de ce côté ; influences peut-être en dehors des météores et dues à des oscillations magnétiques ou cosmiques inconnues.

Il serait donc désirable que chaque médecin fit en face de ses observations médicales, une table des perturbations météoriques (vents, pluie, gelée, orages), celle des variations barométriques et thermiques, et suivit les modifications magnétiques et électriques en regard de l'année astronomique ; sans oublier, bien entendu, les variations chimiques dans la composition de l'atmosphère.

En passant en revue mon exercice médical de 1896, 1897 et 1898, j'ai fait les remarques suivantes : j'ai été dérangé la nuit, beaucoup plus souvent aux environs de la nouvelle lune, ce qui offre au moins l'inconvénient de la direction dans une nuit noire.

A ces époques, les crises d'asthme, de coliques intestinales ou hépatiques sont assez fréquentes ; les vieux cardiaques sont pris souvent d'étouffements, les phtisiques et les bronchitiques ont des exacerbations. Les hémoptysies et métrorrhagies coïncident assez bien avec ces époques ; chez certaines femmes à métrite chronique ou fibromes muqueux, les hémorragies se produisent assez régulièrement avec le déclin et le plein de la lune, tous les quinze jours.

J'ai trouvé plusieurs fois les premiers cas de rougeole ou de scarlatine de l'année en rapport avec la nouvelle lune. Les exacerbations des maladies aiguës, pneumonie, pleurésie, congestions pleuro-pulmonaires, subissent ces influences chez les névropathes.

Enfin, le plus grand nombre des morts de maladies chroniques, s'est présenté en coïncidence avec cette phase de la planète. Ce n'est pas seulement le jour même qu'il faut considérer, mais un ou deux jours avant et après, période de quatre à cinq jours qui se trouve démonstrative.

Il y a là plus qu'une simple coïncidence. La morbidité est surtout accrue quand la période lunaire est proche ou en rapport avec les équinoxes. D'ailleurs, le 28 juin 1886, à l'Académie des Sciences, POINCARRÉ, d'après les bulletins des Etats-Unis et d'innombrables journaux de bord, constatait que la lune a une influence sur le temps, pourvu qu'on rapporte les dates aux déclinaisons de la lune et qu'on fasse intervenir l'action antagoniste du soleil. Bouquet de la Grye appuya ces conclusions ainsi que Mascart.

En février 1897, Wick (Soc. Imp. des méd. de Vienne) a indiqué qu'il faut rapporter l'influence des conditions non seulement au jour de la mort, mais aussi au début de la maladie. La mort par tuberculose correspondait aux températures basses, et la mort par pneumonie aux élevées. La diminution de l'état hygrométrique de l'air est accompagnée d'une augmentation de la mortalité. Pendant les grands vents ou les vents du sud-est, la mortalité est plus élevée, de même pendant les temps orageux. Lorsque la moyenne de la température mensuelle dépasse la moyenne ordinaire, la léthalité augmente ; en général les années les plus froides se font remarquer par une mortalité moins élevée.

On le voit, la question peut se poser scientifiquement.

***

Les théories de l'irritabilité et l'extension de la doctrine Brownienne, firent sombrer celle des constitutions médicales qui conserva cependant de nombreux partisans, surtout parmi les praticiens observateurs sagaces. Au milieu de notre siècle, l'Ecole de Montpellier les ramena à la lumière, puis ensuite Chauffard, Gavarret, Fuster ; — Casper (J. Ludwig) (1796-1864) de Berlin, a démontré que l'humidité est plus favorable à la santé que la sécheresse. Il a aussi beaucoup étudié l'influence des constitutions atmosphériques.

Ce sont surtout les médecins de l'armée et de la marine, bien placés pour étudier l'éclosion des épidémies, qui contribuèrent à cette renaissance. Si, actuellement, les auteurs n'étaient pas hypnotisés par cette recherche du microbe qui prime tout, s'ils s'abstenaient de tout parti pris en revenant à la méthode d'observation hippocratique, ils reprendraient fatalement le fil perdu. Les épidémies de grippe et celle du choléra de 1892, envisagées en dehors de toute théorie m'ont ramené à cette conception.

Je crois qu'il faut attribuer l'éclosion des épidémies à des influences atmosphériques et que la contagion y est pour peu de chose en ne donnant lieu qu'à des cas secondaires.

L'explosion spontanée est d'origine cosmique. D'après THOLOZAN qui n'est pas un hygiéniste en chambre, les épidémies de choléra étudiées sur des documents dignes de foi, ne permettent pas d'envisager comme vraie la marche signalée par les BROUARDEL et PROUST (Acad. d. Sc. 26 septembre 1892). Au lieu de trouver comme origine l'aire endémique (l'Inde), il faut considérer les points d'émergence des épidémies cholériques comme foyers d'origine.

Ils sont indépendants des épidémies envahissantes ou pandémies dues à des reviviscences ou exacerbations endémiques de l'Inde qui se produisent tous les trois, quatre ou cinq ans. Le même auteur qui a étudié la peste sur place. en Perse, où il a résidé de nombreuses années, État où les moyens prophylactiques sont nuls. nous dit (Acad. d. Sc. 29 août 1887) que la peste procède par périodes spontanées d'activité, suivies de longues années

d'accalmie pendant lesquelles le mal semble dispas
raître tout à fait. De plus, le fléau ne rayonne pa-
autour des localités atteintes, il semble, au contraire, se concentrer dans le foyer d'éclosion.

La nature de l'épidémie est très variable.

Ce sont des faits qui vont contre les théories
bactériennes, et entre les épidémiologues fabriqués
à l'Institut Pasteur derrière un microscope, et
THOLOZAN, il n'y a pas d'hésitation à avoir sur la
direction à suivre dans le choix des auteurs.

D'ailleurs, à propos de la peste, récemment,
CALMETTE dans la *Tribune médicale* (au commencement de novembre 1899), a fait un bel aveu d'impuissance contre cette maladie et même contre les
autres.

*
* *

A propos de la grippe de 1889, le Dr RENVERS
de Berlin a dit : « La maladie doit être consi-
» dérée comme infectieuse, mais l'agent infectieux
» est inconnu. Les épidémies qui se sont produites
» sur des navires depuis longtemps déjà en pleine
» mer et qui s'étaient approchés à la distance d'un
» mille des pays infectés, laissent supposer une
» contagiosité rapide. » Il m'est impossible, dans
ces cas typiques de considérer la cause comme due
à la contagion, mais je pense rationnel de l'attribuer
à un état atmosphérique.

D'ailleurs, depuis longtemps, on avait attribué
les épidémies catarrhales à l'ozone atmosphérique,
et celles du choléra à l'absence de cet agent.

SCHOENBEIN et BOECKEL à Strasbourg, sont les
premiers auteurs qui se soient occupés de cet

23.

agent. Boeckel concluait de recherches que l'ozone à fortes doses 1/2000 détermine rapidement un engouement pulmonaire mortel. A dose plus faible, mais longtemps continuée, il provoque des bronchites intenses et des pneumonies. « En gra-» duant davantage encore son action, ajoute-t-il, » on arriverait sans doute à produire des tubercu-» loses pulmonaires. »

En 1847, Schoenbein, aidé de médecins de Bâle, avait constaté l'augmentation parallèle des affections des voies respiratoires et de l'ozone. En 1848 Spengler étudiait une épidémie de grippe à Roggendorf (village de Mecklembourg), ayant sévi en janvier et février 1847 et due à une forte proportion d'ozone.

De même Clémens à Francfort. Scouttetten affirme qu'il a observé à l'hôpital militaire de Metz, une corrélation entre les variations de l'ozone et le nombre des irritations bronchiques.

En 1848, E. Lowe observe la coïncidence d'une forte épidémie de variole et d'une notable proportion d'ozone. Schwarzembach, Scouttetten, en 1858, Desplats, (1857), font les mêmes observations.

Granara (de Gênes) en 1858 subordonne les épidémies de fièvres catarrhales à l'ozonisation de l'atmosphère ; Ireland aussi (1863).

En 1877, la proportion d'ozone contenue dans l'atmosphère de Paris était assez considérable, aussi voyons-nous la mortalité par diphtérie, atteindre 2,393 au lieu de 1.572 en 1876, la coqueluche 519 au lieu de 196. tandis que la fièvre typhoïde tombe de 2,032 à 1,201. Plus récemment (*Annal. d. Sc. phys. et nat.* Genève 1886), Daniel

DRAPER indique qu'en 1883 et 1884, l'ozone était rare dans l'atmosphère, et qu'il y eût de belles lueurs crépusculaires ; nous avons eu le choléra en 1884. Par contre, d'après ses observations, (Directeur de l'observatoire du Parc Central de la Cité à New-York), il constate qu'une épidémie de pneumonie survint au début de 1885, et que les variatione de l'ozone sont en concordance avec la mortalité, les courbes offrant un parallélisme remarquable.

Plus récemment, FOVEAU de COURMELLES a montré que l'ozone manque dans les épidémies apyrétiques comme le choléra, et qu'il abonde en 1889-1890 dans la grippe. Il indique que les vents du Nord manquent d'ozone et que ceux du Sud ou de l'Ouest n'en sont jamais dépourvus.

Sait-on quelles peuvent être les influences de l'*argon* et de l'*hélium*, nouveaux gaz atmosphériques qui se rencontrent dans ceux des eaux minérales et auxquels BOUCHARD tend à attribuer les qualités curatives ? Et les autres que l'on découvre chaque jour, comme le *Krypton*, le *Néon*, le *Métargon* ?

CHIAIS (de Menton), au Congrès de Marseille (24 septembre 1891), a montré que dans les variations atmosphériques, l'élément agissant le plus activement sur la morbidité et la mortalité absolues par maladies aiguës des voies respiratoires, est constitué par l'abaissement au-dessous de 3 millimètres de la tension de vapeur d'eau, fait démontré par la comparaison des courbes climatériques et de celles de la morbidité et de la léthalité. C'est ce que WICK a confirmé comme nous l'avons vu plus haut.

E. Verrier, (Congrès des Soc. Sav., mars 1894) a fait voir, comme l'avait constaté Le Roy de Méricourt, que l'état électrique, les orages et les tornados, ont une grande influence sur la reviviscence de la fièvre jaune.

Ch. Féré, en 1896, dans ses expériences sur les éclosions des œufs, n'a-t-il pas montré que l'orage a une certaine influence ?

Il est indubitable que les épidémies doivent leur origine en grande partie aux influences cosmiques, mais la microbiologie ne peut pas envisager ces questions sans sombrer. Une bonne preuve de l'influence des idées préconçues, en est dans le rapport fait à l'Académie des Sciences, par Marey, le 31 août 1885, sur l'épidémie cholérique de 1884. Il annonce que lorsque l'épidémie est entrée dans la période de décroissance, les orages sont toujours suivis dans un espace de 48 heures, d'une recrudescence de la maladie. Il ajoute que les fortes pluies amènent les mêmes résultats, mais 'que l'effet est moins manifeste dans les villes que dans les campagnes. Il indique aussi que la transmission directe d'homme à homme paraît nulle. Tout ceci est subordonné à l'idée bactérienne ; j'y vois au contraire, une action manifeste des perturbations atmosphériques, lesquelles sont beaucoup plus actives en campagne que dans les agglomérations, celui qui a longuement habité les deux stations différentes, sera de mon avis.

Voici l'ordre des constitutions épidémiques, que je crois être à suivre dans l'étude clinique :

1° *Constitution épidémique*, c'est-à-dire formation du caractère de l'épidémie par les perturbations d'ordre cosmique agissant sur le milieu atmosphérique et se répercutant sur l'ensemble des êtres humains situés dans ce milieu.

C'est elle qui détermine le mode inflammatoire, catarrhal ou infectieux; c'est celle qui provoque les manifestations dynamiques ou adynamiques (sthéniques ou asthéniques, comme auraient dit les Browniens, ou mode du pouls fort et du pouls mou, comme disait RAYMOND, de Marseille, (1795).

2° *Constitution sporadique*, qui prédispose l'épidémie à prendre telle forme clinique, et se trouve en rapport avec l'exposition climatérique des localités ; là ce sera le choléra, autre part, la fièvre typhoïde ou la dysenterie, lesquels suivant la constitution épidémique offriront les différentes variétés (putrides, hémorrhagiques, adynamiques, etc).

3° *Constitution saisonnière*, qui détermine les localisations organiques (formes gastriques, bilieuses, pulmonaires, etc.) suivant les intempéries des saisons.

4° *Constitution individuelle*, qui tient à l'individu en particulier suivant son impressionnabilité personnelle ; c'est cette excitabilité ou irritabilité particulière qui fait qu'un individu est gravement ou légèrement atteint ou même indemne. L'hérédité y entre pour une part, au point de vue de l'appareil organique qui sera le plus éprouvé. La susceptibilité fonctionnelle y est aussi pour beaucoup.

5° Viennent ensuite les *Causes adjuvantes* ou secondaires, qui tiennent à la résistance de l'individu, considérée physiologiquement, à ses conditions hygiéniques, à son genre de vie, à son moral. C'est dans ces cas (les plus rares) qu'une personne soumise à la quadruple influence des constitutions, placée dans un équilibre instable, peut subir deux sortes de contages. D'abord la contagion microzymienne, étudiée plus haut, puis la contagion vitale morbide par rayonnement, extériorisation néfaste du sujet sous l'influence déclarée de l'épidémie, que nous étudierons plus loin. J'engage vivement les lecteurs à méditer les opinions du Dr BOUCHER, qui se rapprochent de celles-ci : (*Les origines épidémiques*, Paris, 1896).

*
* *

Ces considérations qui semblent nous avoir entraînés loin de l'hygiène, ont cependant leur importance au point de vue de la Société. Elles vont nous montrer que l'hygiène publique a plutôt fait un pas en arrière. Nous sommes encore loin des conditions que requéraient les Grecs pour l'installation des villes, l'orientation des rues et des maisons, et la disposition des habitations.

Les campagnes, si saines, se dépeuplent au profit des grandes villes, agglomérations anti-hygiéniques où les hommes vont crever la faim et s'intoxiquer par l'alcool, pour le plus grand profit de l'Etat qui encourage le vice, qui emplit ses caisses, et fournit un milieu politique et malléable à celui qui sait s'en servir au détriment de la masse.

L'encombrement, soit des habitations, soit des individus, forme des foyers morbides dont l'intensité rayonnante est en raison de la masse. DUPUY-TREN avait remarqué que dans les hôpitaux, la pourriture d'hôpital faisait son apparition à partir d'un certain chiffre de blessés. Les exhalaisons humaines ne sont pas seulement toxiques momentanément dans les salles de réunions encombrées et mal aérées, mais laissent des traces et provoquent de graves maladies ; dans l'histoire célèbre des assises d'*Oxford*, outre les victimes directes, il y en eût d'autres qui succombèrent à un typhus grave qui succéda à leur malaise passager. Les épidémies paraissent facilement dans les villes assiégées alors que les camps des assiégeants sont intacts.

Chomel pensait que les épidémies de fièvres puerpérales se développent d'une façon analogue à celle qu'indiquait Dupuytren pour la pourriture d'hôpital.

On confond actuellement épidémie et contagion, puisqu'on admet que la propagation de la maladie se fait toujours par un microbe. Pour nous, la contagion microzymienne n'est qu'un cas particulier d'extension de la maladie développée spontanément, et il y a une foule d'épidémies où elle ne se réalise jamais. Y a-t-il des maladies purement épidémiques ? La question est difficile à juger ; les anciens auteurs ne considéraient pas certaines pestes comme contagieuses, ni les typhus, ni la fièvre jaune, la dysenterie, etc. Assalini, médecin de l'armée française en Orient, dans ses observations sur la peste qui avait attaqué les troupes de *Bonaparte*, la regarde comme épidémique et non contagieuse, et *Napoléon* n'avait pas peur de toucher les pestiférés. Desgenettes se l'inocula plusieurs fois sans résultat. Larrey l'admettait en même temps contagieuse et épidémique, et cependant, il remarque que les plaies ouvertes en suppuration ont paru préserver de la peste, ce qu'avaient déjà admis GALIEN, Fabrice de Hilden et Ambroise PARÉ.

La fièvre typhoïde est essentiellement épidémique ; dans les diverses discussions devant les hôpitaux, il a fallu torturer les faits pour rassembler quelques cas de contagion qui sont discutables. Quant au microbe contaminateur des eaux, il nous semble hypothétique ; d'abord parce qu'en dehors de ce véhicule, la fièvre typhoïde typique peut être produite par l'ingestion des viandes peu fraîches ou l'absorption de conserves, faits qui doivent être une cause fréquente dans l'armée où les approvisionneurs trafiquants ne sont pas assez surveillés ; ensuite parce que le fameux bacille d'EBERTH que l'on trouve dans la rate des typhiques ne se rencontre pas dans les eaux incriminées, comme l'ont fait voir (au grand ennui des bactériologues) les dernières épidémies de fièvre typhoïde qui ont sévi à Paris, et fait plus de victimes, maintenant que l'on possède de bonne eau, que lorsque la Seine fournissait son breuvage infect.

*
 * *

Il y a des épidémies comme celles de la rougeole et de la scarlatine, où la contagion entre pour une bonne part ; encore pour nous, qui avons vu deux cas où la contagion ne pouvait aucunement être incriminée et où l'éclosion était spontanée, la question est difficile à résoudre. Les microbes de ces maladies réputées de tous temps comme les plus contagieuses, variole, scarlatine et rougeole, sont précisément inconnus, indécouverts, alors qu'on en

a trouvé dans celles qui ne passaient pas pour contagieuses, peste, fièvre typhoïde ; bizarre ?

En tous cas, dans la scarlatine et la rougeole, la
contagion paraît être plutôt par rayonnement que
microzymienne, car tout praticien observateur a pu
remarquer qu'elle se produit avant l'éruption, de
préférence dans la période d'invasion, où, d'après
les doctrines microbiennes, le microbe non encore
développé dans l'organisme ne pourrait se propager à plus forte raison au dehors. Les bactério-
philes ne notent pas cette particularité embarras-
sante, ou ceux qui l'indiquent ne se rendent pas
compte de sa portée antidoctrinaire ; SEVESTRE
(*Soc. méd. des hôp.*, 22 février 1889), disait : « La
» contagion de la rougeole peut s'exercer dès la pé-
» riode d'invasion, et je crois même que c'est à ce
» moment qu'elle se fait surtout ; elle n'est conta-
» gieuse que dans les premiers jours de l'éruption
» pour aller en diminuant ».

FŒRSTER n'a vu qu'un seul cas de contagion
après le 5ᵉ jour.

Alors, pourquoi, hommes logiques, exigez-vous
un isolement de 20 jours après la guérison ?

A côté de cela, il y a des affections nées spontanément d'un foyer morbide créé par l'encombrement, qui se propagent sutout par microzymas,
comme les maladies chirurgicales, que la dispersion et la propreté rigoureuse suffisent à faire
disparaître.

La difficulté de faire la part de la contagion et
de l'influence épidémique, tient à ce que dans tous
les cas de contagion, on peut objecter que le con-
taminé est soumis à l'effet de la constitution cosmique ; la contagion, souvent, ne servirait qu'à

détruire un équilibre instable dans un sens déterminé. C'est notre opinion.

* * *

Les anciens tablaient sur des notions à peu près semblables et leurs mesures prophylactiques étaient plus rationnelles. Ils avaient reconnu que les quarantaines et les cordons sanitaires étaient inefficaces, et qu'il valait mieux isoler les infestés séparément, après leur dispersion. On ne crée pas ainsi un foyer morbide qui ne s'éteint que très lentement par suite de l'agglomération de malades. C'est d'ailleurs le système que l'on emploie avec le plus de succès dans les établissements scolaires ; si le licenciement des élèves est fait au début, le nombre des victimes est restreint et l'épidémie est vite éteinte, et les patients transportés dans un milieu où ne règne pas le génie épidémique ne sont pas des foyers nouveaux de contagion en prenant quelques précautions

On suivait le même système dans l'armée en changeant la garnison ou le campement, et les typhiques ou dysentériques transportés, ne semaient pas le fléau, le nombre des atteints était en raison inverse de la rapidité du changement. Pourquoi n'avoir pas généralisé ces méthodes ? La bactériologie craignant la formation de centres morbides, par le transport à distance des malades, va à l'encontre de cette règle si logique ; elle isole en bloc et entasse les patients atteints de même maladie dans un seul endroit, où la gravité croît proportionnellement à l'importance du rassemblement ; endroits qui deviennent alors de puissants groupes à rayonnement morbide, ce qui fait que l'épidémie rompt le cordon sanitaire.

Je le répète, dispersion et isolement particulier, c'est la seule méthode qui donnera des résultats.

Si l'on avait employé ce moyen à propos de la peste d'*Oporto*, elle ne se serait pas concentrée si longtemps et n'aurait pas fait 30 o/o de victimes, car elle était peu maligne au début ; on a maintenu nombre d'habitants dans le foyer épidémique, par une ligne rigoureuse, de peur de l'extension, et l'intensité se maintint et même s'accrût ; Tholozan avait pourtant bien enseigné que de tels foyers s'éteignent d'eux-mêmes et ne rayonnent pas.

A ce propos, je ne puis passer sous silence la plus monstrueuse atteinte qui ait été portée contre la liberté et la vie individuelle. Les bactériologues officiels voulaient faire décréter l'inoculation préventive d'un sérum antipesteux dont la valeur toute théorique n'avait pas fait ses preuves, et les fit malheureusement sur le Directeur de l'Institut bactériologique, le Dr Pestana, qui mourut victime de la foi microbienne. Cette catastrophe fut un bien pour l'humanité, et j'espère qu'on en gardera le souvenir pour se garer de toute tentative de ce genre qui se produira ultérieurement, car les élèves de la rue *Dutot* qui apprennent l'art médical d'une façon nouvelle, en dehors de la médecine, se répandent de plus en plus à l'assaut de places officielles où leur audace ne connaît plus de bornes. Voilà la véritable peste de la médecine pratique, et le meilleur virus pour la destruction de l'organisme humain.

Les envoyés officiels des gouvernements prétendaient que l'injection sous-cutanée de ce sérum était curative et même préventive.

La preuve de la cure, c'est que la mortalité atteint 30 o/o, forte moyenne des légères épidémies ; dailleurs, le sérum de YERSIN avait fait un four dûment constaté dans l'Inde, ce qui n'a pas empêché la *Presse* de clamer partout que l'on avait un remède efficace. Les journaux étant payés pour cette glorification, c'est leur affaire ; mais le plus terrible est que la Faculté de Paris enseigna officiellement une pareille erreur, d'après de seules expériences douteuses de laboratoire. Quant à l'action préventive, ce n'est pas le mode opératoire qui pouvait l'établir ; les individus les plus sujets aux atteintes de l'épidémie, sont les classes pauvres, miséreuses, où l'hygiène fait défaut ; ce n'est pas parmi elles que l'on fit les injections préventives, car elles recevaient à coups de pierre les médecins sanitaires ; c'est dans la classe aisée, mais peureuse, qui avait peu de chances d'être atteinte. Le fiasco a d'ailleurs été complet et PESTANA, orienté morbidement par l'inoculation, a payé de sa vie les essais téméraires. Cela n'empêchera pas, d'ici quelque temps, alors que les moyens de contrôle auront disparu, les statistiques officielles de chanter victoire et glorifier le traitement.

Si l'automne ou l'hiver prochain, après l'exposition, éclate une violente épidémie (ce qui a beaucoup de chances d'arriver), nous verrons préconiser ces mesures homicides.

Je fais des vœux pour le bien de l'humanité et l'honneur du monde médical, qu'elles ne soient pas rendues obligatoires.

**
* *

La doctrine microbienne, comme je l'ai déjà dit, nous ayant exagéré un mode de contage, a produit de bons résultats que je suis le premier à mettre à son actif. La désinfection des locaux a sa valeur ; on pénètre dans des milieux où la literie sale est imprégnée de tous les déchets microzymiens et virulents de l'organisme accumulés depuis des années, effets qui ne sont jamais exposés au grand air, à la lumière, dans des chambres qui ne voient pas le soleil ; on passe à l'étuve tout ce qu'on peut et on l'assainit. Tout cela est très bien, recommandable, je n'en dirai pas autant de l'effet de ces pulvérisations ridicules sur les murs, les meubles et les tentures ; quiconque les a vu faire, se convaincra facilement que l'ancienne fumigation d'acide sulfureux, antérieure à la bactériologie, était préférable.

Le nombre des désillusionnés de la microbiologie augmente tous les jours dans le monde médical, et ses exagérations y contribuent pour beaucoup. Je veux citer une page d'un livre qui a eu beaucoup de succès, a été vanté par bien des médecins qui ne se sont cependant pas rendu compte de la dose d'ironie qu'il contenait ; cet ouvrage bien écrit, critique fortement la science officielle, sans en avoir l'air, il est dû au Dr FOVEAU DE COURMELLES. (*L'Esprit scientifique contemporain*, Paris 1899, p. 111).

« La crainte du microbe... étant le commence-
» ment de l'hygiène qui existait auparavant, mais

» qu'elle a fait évoluer, il faut la bénir ! Elle a
» inspiré la propreté chirurgicale rigoureuse, d'où
» ses succès actuels. Elle inspire l'isolement des
» malades atteints d'affections contagieuses ; elle
» motive la désinfection administrative obliga-
» toire, laquelle apprend au voisinage qu'il y
» a une maladie à craindre, qu'il faut avoir
» peur ; et le médecin, devenu malgré lui et
» gratuitement fonctionnaire, doit violer le secret
» professionnel (loi du 30 novembre 1892) alors
» que la famille devrait être obligée et non lui, de
» déclarer la maladie contagieuse. Ainsi est enseigné
» l'égoïsme, l'éloignement, presque la suppression
» de l'individu, de sa liberté, de son existence...
» pour sauvegarder la collectivité. »

Oui, la doctrine microbienne a rendu des ser-
vices, mais, devenue la proie d'accapareurs qui ne
vivent que par elle, elle dépasse son but et devient
nuisible en ses excès. La manie de la virulisation
qui se généralise, justifie ces paroles de E. Duval
(*Médecine contemporaine* 1ᵉʳ septembre 1898) :
« La variolisation nous livre sans défense au bon
» plaisir de ces hygiénistes en chambre qui veu-
» lent avant tout justifier l'indispensable nécessité
» de leur existence ; et que l'on tolérerait, malgré
» toutes leurs exigences, si, en même temps qu'à
» notre bourse ils n'en voulaient pas à notre vie. »
On pourrait presque en dire autant de l'*Institut
Pasteur* et de ses succursales sans cesse croissantes
où se casent les fidèles sectaires.

« Hélas ! oui, le sociologue, comme le dit
» M. d'Arsonval dans la *Semaine Scientifique*,
» se demande avec vive inquiétude ce que vaudra

» la descendance d'une génération inoculée de
» tous ces virus atténués. On peut déclarer,
» d'après toutes les apparences, qu'une race ainsi
» traitée ne saurait conserver sa vigueur et est
» vouée à une dégénérescence plus ou moins
» rapide (H. Boucher. *Les origines épidémiques*,
» p. 117. Paris 1896). »

..... « Avez-vous vu quelle extension énorme a
» pris depuis quelque dix ans, cette pratique Jenné-
» rienne : à tout âge de la vie, on est inoculé, et
» cela bon gré, mal gré, car les savants ne plaisan-
» tent pas. Dans l'armée, pendant les trois ans
» qu'il donne à la Patrie, chaque soldat subit cette
» opération une douzaine de fois pour le moins.
» Voilà le poison qui corrompt la sève en ses sour-
» ces intimes, qui envahit les moëlles, qui fait dégé-
» nérer les races (ibid. p. 118, et plus loin p. 122) :
« C'est ainsi que la grippe se révèle, dans ces
» dernières années, comme l'expression évidente
» des nuisances accumulées pendant tout un siècle
» d'inoculation. C'est l'échéance fatale qui, malgré
» tout, est arrivée et que nous devons acquitter. »

Ce long chapitre sur l'hygiène prophylactique et
thérapeutique, nous a montré l'évolution et a fait
toucher du doigt le pas en arrière fait par le XIXe
siècle, en ces questions, par suite de l'envahissement de cette science naturelle par les théories.
Espérons que le XXe siècle réagira et continuera la
tradition appuyée sur l'observation seule, en dehors
de toute idée d'école. Souhaitons que la prophylaxie des épidémies et des maladies se concentre en
des formules de pure hygiène et se débarrasse de
ces empoisonnements à échéance plus ou moins

éloignée (question qui sera traitée scientifiquement au dernier chapitre) virulences dépressives. Faisons enfin des vœux ardents pour que le public médical revienne à la médecine naturiste éclairée, dont la première base a été posée par l'immortel *Hippocrate*.

CHAPITRE V

HISTOIRE DE L'ORGANOTHÉRAPIE

> « Lorsqu'on voit par exemple le célèbre
> » Bayle prescrire le lézard contre le can-
> » cer, le spirituel Alibert, administrer le
> » suc gastrique de chouette contre les
> » scrophules, et le vénérable Hufeland, or-
> » donner les vermifuges au déclin de la
> » lune, ne semble-t-il pas vraiment que nous
> » en sommes encore aux beaux temps de
> » la cabale, de l'astrologie et des signatures. »
> « FORGET (*De l'autorité en médecine*). »

Ire PARTIE. — *Chez les anciens.* — *Empirisme*

Cette phrase nous indique l'état d'âme du XIXe siècle jusqu'il y a quelques années, mais elle nous est un enseignement précieux pour les égards que l'on doit avoir pour la tradition empirique et en même temps une leçon. Lorsque pendant de nombreux siècles, où les méthodes de thérapeutique ont constamment été renouvelées, il se conserve un usage, nous ne devons plus le condamner, même au nom de la science comptemporaine, car il y a beaucoup de chances pour que ce soit l'expérience qui l'ait établi, et celle-ci doit primer toute idée théorique, surtout en médecine. L'histoire de l'utilisation des organes animaux, en thérapeutique, donne la démonstration de ce fait ; elle remonte à la plus haute antiquité, s'est continuée jusqu'au seuil de notre époque, sans interruption, puis délaissée vient de reprendre un nouvel essor, et nous sommes cependant loin de l'époque de la Cabale.

*
* *

Les premières traces s'en retrouvent chez les *Hébreux*, où le fils *Tobie* guérit son père en lui frottant les yeux avec du fiel de poisson ; cet ingrédient est, chez les Grecs, les Chinois et les Indous, un merveilleux médicament contre les affections oculaires. Les Juifs (*Traité Nidah*, fol. 8) considéraient les menstrues comme une impureté dont on se débarrassait avec avantage. « Comme le levain est bon pour la pâte, ainsi les menstrues sont bonnes pour la femme ; la femme qui a beaucoup de menstrues a beaucoup d'enfants. »

En raison de la croyance sur la transmission des âmes, les *Indous* avaient de la répulsion pour la chair des animaux, aussi leurs substances animales pharmaceutiques sont-elles peu nombreuses. Les testicules d'animaux et surtout ceux de bouc, entraient dans les aphrodisiaques destinés à ceux qui avaient de nombreuses épouses à contenter. Un remède, composé de testicules de crocodile, de rat, de grenouille, de moineau, avait la réputation de donner à l'homme le pouvoir d'exercer le coït indéfiniment, pourvu qu'il ne touchât pas le sol. Les excréments de chèvre leur servaient de caustique et la bouse de vache était administrée dans un grand nombre de cas.

Les *Chinois*, dont l'art thérapeutique n'a guère varié depuis les temps les plus reculés, sont de grands partisans de la médecine animale. Comme tous les *Grecs* et leurs successeurs, ils emploieront, à côté d'indications bien nettes, des mélanges ou des produits dus à la superstition; cependant, il faut ajouter qu'il y en a, parmi eux, dont l'action ne nous paraît pas plausible et qu'il serait nécessaire d'expérimenter sérieusement.

Contre l'impuissance, ils employaient le pénis desséché ou torréfié de quelques mammifères, du bouc, par exemple; ils se servaient aussi des Holothuries.

Comme antidotes, les crustacés fossiles, le sang de canard ou de poulet; contre les empoisonnements, le reptile Kin-ché.

Comme anti-fébriles, le Tsia-mia ou farine de froment torréfiée, mêlée avec du sang de tortue et mise en pilules, le Ché-kia ou crabe fossile, qui était en outre un reconstituant et dépuratif du sang

Contre les maladies d'intestins, vomissements, dysenterie, etc., les matières fécales torréfiées, bonnes aussi pour les hydropisies et les empoisonnements; le fiel de bœuf, la fiente de poulet, efficaces contre les ballonnements du ventre; l'os de seiche pulvérisé pour les diarrhées opiniâtres, la poudre de térébratule contre la dysenterie.

Les cigales, la salamandre étaient vantées contre l'épilepsie; la peau de couleuvre macérée dans du vin plusieurs semaines, était souveraine contre certaines paralysies musculaires et le mal caduc. La peau des cigales et libellules en poudre était employée contre la variole. Le musc purifiait le mauvais air, chassait les miasmes putrides, guérissait la mélancolie et préservait de la morsure des serpents.

La vésicule biliaire, extraite des hommes tués à la guerre, était efficace contre les maux d'yeux; le placenta humain favorisait l'accouchement; les pilules de cheveux torréfiés servaient contre les pétéchies violettes et arrêtaient les vomissements de sang.

Le Lou-jong ou corne de bœuf torréfiée était utile dans les maladies inflammatoires du poumon, de la vessie, des intestins.

Le Nieoû-hoang ou bezoar de vache était prescrit contre les catarrhes pulmonaires les plus invétérés.

Le N'go-kiaô ou colle de peau d'âne noir, vantée contre les maladies inflammatoires du poumon, rendait la respiration plus libre, facilitait l'émission des urines, arrêtait les crachements de sang, la diarrhée, etc...

Le sang de cerf, tiré de l'animal encore vivant, au moyen d'un petit tube que l'on enfonçait dans la veine que l'on venait d'ouvrir, guérissait la phtisie et les maladies d'épuisement, à la condition que le cerf eût été pris au piège et non poursuivi par les chiens. Le sang de lièvre avait les mêmes propriétés, mais était moins énergique. Le sang d'âne guérissait la folie et la manie, celui du cheval excitait les règles et les lochies. Le lait de femme, dans lequel on faisait tremper des yeux d'éléphants, servait contre les ophtalmies.

**

Les *Grecs*, avant *Hippocrate*, faisaient aussi usage de remèdes semblables. Les temples d'Esculape conseillaient aux lépreux de prendre à l'intérieur des médicaments où il entrait la chair de vipère. Œlien nous rapporte que, dans un de ces temples, on ordonna à un hémoptysique de boire du sang de taureau, à un phtisique de manger de la chair d'âne, et à un homme atteint d'éléphantiasis d'user des vipères.

Cependant la croyance qui remonte à Sophocle, Hérodote, Aristophane, était que le sang de taureau avait des propriétés vénéneuses. Hérodote admettait que l'urine d'une femme qui n'a jamais eu de rapport qu'avec son mari, a été un remède souverain contre une cécité qui durait depuis dix ans, et dont un roi d'Egypte, Phéron, avait été affligé pour avoir manqué de respect au Nil débordé !

Arthémise, reine de *Carie*, espérait se consoler de la perte de son époux en mêlant ses cendres dans sa boisson.

Nous pouvons donner, d'après Leclerc *(Histoire de la médecine*, 1729) la liste des médicaments animaux employés par Hippocrate ou dans les recueils hippocratiques : arrière-faix d'une femme, asne et sa fiente, beurre, buprestis (animal et herbe), cantharides, castoréum, chèvre (graisse, lait, fiente, ordures de sa peau, cornes), chien, cornes de bœuf, cerf, et chèvre, râpées et brûlées, écrevisses, épervier, escargot, fiel de bœuf, de pourceau, de scorpion marin, graisse de divers animaux, grenouille, hérisson, hérisson marin (?), lait (chèvre, ânesse, vache, brebis, jument, chienne), petit lait, lièvre et son poil, méconium et excréments, mulet et sa fiente, œufs, oie (graisse, moëlle, fiente), renard et sa fiente, sèche et os de sèche, serpent, taureau (foie, fiel, urine), torpedo (poisson), veau marin et son poumon, urine.

Parmi les diurétiques, il prenait quatre cantharides, ôtait les ailes et les pieds et faisait boire la poudre avec du vin et du miel.

Le fiel de taureau en suppositoire avec du miel, lui donnait de beaux résultats contre l'engorgement intestinal. Dans la diarrhée, il préconisait le lait ou le petit-lait dans lequel on avait éteint des cailloux (lait saturé de chaux).

Arétée est le premier médecin qui se soit servi des cantharides en vésicatoire, il prescrivait peu de médicaments animaux. Le castoreum lui servait dans toutes les maladies chroniques, les presûres de lièvre, mulet et chevreau dans le crachement de sang ; contre l'épilepsie, il vante les testicules de castor pris plusieurs fois par mois dans de l'eau miellée, ou la cervelle de vautour, le cœur de foulque, la chair de chat, le foie humain, le sang d'un homme qu'on vient d'égorger. La chair de vipère est recommandée contre l'éléphantiasis. Contre la goutte : on prend une chèvre à laquelle on fait manger de l'iris jusqu'à satiété, on la tue et on plonge les pieds du malade dans le ventre de l'animal encore chaud, au milieu des excréments.

***

Pline raconte que les *Grecs* de jadis étaient capables de distinguer et caractériser le goût de chaque membre, de chaque viscère et même des rognures de l'ongle (de l'homme). — Qu'on traitait alors l'épilepsie par le sang chaud de gladiateur ou la moëlle des jambes, ou la cervelle des enfants (Pline, liv. xxviii).

Miletus faisait frotter l'œil de fiel humain pour combattre les ophtalmies, et Antée préconisait contre la morsure des chiens enragés un breuvage où il entrait du crâne de pendu.

Archelaus et Orphée rapportent que l'on guérit l'esquinancie en frottant la gorge avec du sang humain. Eschine, d'Athènes, la traitait avec la cendre d'excréments et nommait ce remède *botryon*.

Dans la trichiase, Papias, de Laodicée, arrachait les cils, puis employait le caméléon blanc avec le sang de reinette. Xénocrate, d'Aphrodisie, se servait du sang de chauve-souris et Galien le blâme d'avoir attribué des vertus magiques au cerumen des oreilles, au sang menstruel, etc.

Erasistrate, le chef de l'Ecole méthodique, s'élevait avec force contre les médecins qui cherchent des médicaments dans les trois règnes de la nature, car pour lui, le régime et l'hygiène passaient avant tout ; cependant nous voyons son successeur Sérapion recommander contre l'épilepsie, le castoréum, la cervelle de chameau, la présure de veau marin, les excréments de crocodile, le cœur de lièvre, le sang de tortue et les testicules de sanglier.

MITHRIDATE EUPATOR, roi du Pont, blessé dans une bataille, fut guéri avec des médicaments dans la composition desquels entrait du venin de serpent.

NICANDER DE COLOPHON a écrit un recueil de remèdes où presque tout est tiré des animaux et des plantes (Leclerc. *Loc. cit.*).

THÉOPHRASTE recommandait contre le mal caduc la dépouille d'un lézard nommé Stellio.

ŒSCHRION, d'après GALIEN, prescrivait contre la morsure des chiens enragés la cendre d'écrevisses de rivière, pêchées quand le soleil était au signe du *Lion* et le 18ᵉ jour de la lune.

ASCLÉPIADE PHARMACION recommandait contre les aphtes, la moëlle de bœuf et l'axonge de porc avec le miel. Il est le premier, dit-on, qui fit manger des excréments animaux dans diverses maladies et même ceux de l'homme.

CRATERUS fit manger des vipères en guise de poisson à un de ses domestiques dont la chair se séparait des os, et le guérit.

C'est MUSA, médecin grec, qui introduisit le premier à Rome, l'emploi de la chair de vipère contre les ulcères malins et probablement lépreux.

Nous voyons donc ce genre de thérapeutique très en faveur chez les Grecs, qui en firent passer l'usage à Rome, et CELSE nous initie à cette pharmacopée.

Dans l'épilepsie on fait prendre à jeun du castoréum dans de l'eau. Il en est qui se sont délivrés de cette maladie en buvant du sang chaud de gladiateur qui venait d'être égorgé (liv. III, ch. XXIV).

Dans l'angine, il est bon d'oindre le palais avec du fiel de taureau (liv. iv, ch. iv). Si l'on mange un petit d'hirondelle, on est exempt d'angine toute l'année ; on peut encore, dit-on, le conserver dans du sel, et lorsqu'on est attaqué de cette maladie, on le broie, on le réduit ensuite en poudre que l'on mêle dans de l'eau miellée, et on fait avaler le tout au malade qui ne manque pas d'être soulagé.

Dans l'asthme, le foie du renard desséché et ensuite mis en poudre, que l'on donne dans une potion, est un remède qui est vanté avec raison. On peut aussi manger le poumon frais de cet animal, ou rôti, mais cuit sans le secours du fer (ib).

Dans l'hépatite, le foie du pigeon frais et crû, convient (liv. iv, ch. viii). Lorsque la rate est affectée et gonflée, on se trouve aussi fort bien de manger de la rate de bœuf (ch. ix).

Parmi les médicaments *cicatrisants*, les limaçons pilés avec leur coquille (liv. v, ch. vi). Parmi les *détersifs*, la fiente de lézard, le sang de pigeon, de ramier, d'hirondelle.., la présure, principalement la présure de lièvre, qui a la même propriété que les autres présures, mais qui est plus forte ; le fiel, le jaune d'œuf crû, la corne de cerf (liv. v, ch. v). Parmi les *corrosifs*, le fiel de taureau (ch. vi) ; parmi les médicaments qui rongent, la salamandre, le fiel (ch. vii). Dans le nombre des *résolutifs*, les ordures que l'on ramasse dans les lieux où s'exercent les lutteurs.., le jaune d'œuf crû... (liv. v, ch. ix).

Pour provoquer les menstrues, on fait un pessaire avec de la pulpe de concombre sauvage délayée dans du lait de femme. (liv. v, ch. xxi). S'il y a inflammation de matrice, on donne le pessaire de NuMÉNIUS ; il est fait avec du safran, de la cire, du beurre, de la graisse d'oie, deux jaunes d'œufs cuits et un peu moins d'un verre d'huile (liv. x, ch. xxi).

Contre la morsure du scorpion, cet animal est lui-même un excellent remède, intus et extra (liv. v, ch. xxvii).

Quelques paysans assurent, d'après leur propre expérience, qu'on peut se guérir des écrouelles en mangeant un serpent (liv. v, ch. xxviii). La dartre légère se guérit en la frottant tous les jours, à jeun, avec de la salive (ib). (On sait que la salive d'un homme à jeun était réputée dans l'antiquité comme poison ét venin).

Contre la faiblesse de la vue, on se frotte les yeux avec le jus qui découle d'un foie de bouc ou de chevreau qu'on fait rôtir, et manger ce foie ensuite (liv. vi, ch. vi.)

« Dans l'ecchymose de l'œil, on applique sur
» l'œil, du sang de pigeon ou de ramier, ou d'hi-
» rondelle. Ce n'est pas sans raison, car lorsque
» les oiseaux dont je viens de parler, ont été
» blessés à l'œil, leur vue se rétablit bientôt dans
» son premier état, et même très promptement
» dans l'hirondelle. D'où est venue la fable qui
» lui attribue la science de guérir, avec une herbe,
» les yeux malades de ses petits, tandis que cette
» guérison arrive naturellement. Nous pouvons
» donc trouver dans le sang de ces animaux un
» excellent remède contre les blessures de l'œil ;
» mais il faut savoir que relativement à cette pro-
» priété, tant pour eux-mêmes que pour nous, le
» sang le meilleur est celui de l'hirondelle ; puis

» celui du ramier ; et enfin celui du pigeon qui est
» le moins efficace (liv. VI, ch. VI). »

***

Sous les Empereurs Romains, l'étude des poisons ayant amené une criminalité exagérée, on rechercha des antidotes de tous côtés, le règne animal eût grand succès et les animaux venimeux entrèrent surtout dans ces médicaments.

ANDROMAQUE, médecin de NÉRON, inventa la thériaque, où se trouvait de la chair de vipère, composition qui traversa tous les siècles.

Un des collyres les plus répandus chez les Latins était composé de miel attique, oppobalsanum, fiel de vipère, perdrix ou autre animal et suc de fenouil. On faisait des pastilles avec toutes les parties des plantes et des animaux.

XÉNOCRATE, d'Aphrodisie, d'après PLINE, avait écrit un livre sur la matière des médicaments. Les uns étaient tirés de l'hippopotame, l'éléphant, les autres étaient pris de cervelles, foies, chairs, sang d'homme, urine, matières fécales, etc. (Environ cent ans avant GALIEN).

GALIEN, malgré sa médecine toute organique, n'emploie les animaux que sous l'influence de l'empirisme antérieur et n'apporte aucune idée scientifique à cet usage. C'est surtout par les extraits d'ORIBASE que nous connaissons cette partie de la thérapeutique des médecins Grecs de la décadence.

GALIEN considérait avec avantage le foie du loup dans la jaunisse avec obstruction du foie ; ORIBASE, au même sujet, nous dit :

« Quand il existe uniquement une obstruction du
» foie et que le tempérament de ce viscère ne pèche
» point par le chaud, on triture avec soin un foie de
» loup et on en donne une drachme dans du vin
» d'un goût sucré. Ce médicament a fait suffisam-
» ment ses preuves et convient contre tous les vices
» de tempérament du foie, attendu qu'il n'agit pas
» en vertu de quelque qualité élémentaire, mais
» par les propriétés spéciales de sa matière. »

Rufus d'*Éphèse* (trad. Daremberg), suit la tradition. Contre la pierre des reins, on choisit un
bouc dans la force de l'âge, c'est-à-dire de 4 ans
environ. Il faut avoir soin, avant de le tuer, de lui
faire manger du fenouil, de l'amomum et d'autres
plantes de cette nature afin de donner bonne odeur
à son sang.

Le sang de ce bouc est desséché, puis broyé, et
on en donne une cuillerée pleine dans du vin sucré
de Crète.

D'après lui, les parties des grands lézards avoi-
sinant les reins (probablement les testicules), ad-
ministrées comme breuvage portent à l'érection du
membre viril et engendrent le sperme.

Contre l'hydrophobie : Ecrevisses de rivière
grillées sur des sarments de vigne blanche dans
un vase de cuivre ou d'airain, 2 cuillerées ; racines
de gentiane pilées, 3 cuillerées, avec deux scyathes
de vin vieux non trempé. Prendre cette potion pendant quatre jours. Certains font manger au malade
le foie du chien qui l'a mordu. La thériaque de
vipère est aussi efficace.

***

ORIBASE (*Sur l'avantage qu'on retire des animaux*, d'apiès GALIEN, trad. Daremberg) : Le petit lait est détersif, le lait en entier est un remède sédatif ; le fromage mou a des propriétés répercussives, il favorise la perspiration ; le beurre est maturatif et nutritif.

Les présûres sont âcres, atténuantes, favorables à la perspiration et sont en même temps desséchantes. La bile est échauffante, âcre et corrosive chez les oiseaux ; les excréments favorables à la perspiration et contre les tumeurs squirrheuses ; la crasse des hommes desséchante ; la crasse des brebis (suint) mâturative et perspirative (on en tire actuellement la lanoline) ; la chair de vipère perspirative, desséchante, échauffante ; la chair d'escargot pilée et triturée, desséchante convient pour l'hydropisie, etc.

Dans la trichiase, il frottait l'endroit où étaient implantés les cils avec du sang de punaise, du fiel d'oiseau et autres substances semblables. Il était très partisan de la chair de porc, qu'il considérait comme se rapprochant le plus de la chair de l'homme, il a écrit tout un chapitre là-dessus. Il assurait que les œufs d'araignée mêlés avec de l'huile de nard guérissaient le mal de dents (au Brésil, au Kamtchaka, on emploie les araignées pulvérisées comme puissant aphrodisiaque).

Alexandre de TRALLES employait beaucoup la thériaque, les eaux chaudes naturelles, le lait. Comme reconstituant, il recommandait le gibier, la perdrix, les testicules de coq auxquels il avait une grande confiance, certains poissons, les jaunes d'œufs.

Aëtius et Paul d'Egine ne sont que des copistes qui emploient les procédés de Galien et des méthodistes, et admettent toutes les idées superstitieuses.

Pamphile, surnommé *Migmatopoles*, prescrivait contre la lèpre un remède qui lui acquit une belle fortune, il consistait en un mélange d'arsenic, de sandaraque, de cuivre brûlé et de cantharides.

Scribonius Largus employait la torpille contre la goutte.

Il recommande le poumon de cerf réduit en poudre et pris dans un sirop chaud, pendant 3 jours, contre l'asthme.

Archigène, d'Apamée, dit que la chair de vipère est un des principaux remèdes efficaces contre la lèpre.

Cœlius Aurélianus, de la secte Méthodique, employait peu les remèdes animaux considérés comme spécifiques, voici comment il en parle : « D'où vient qu'on donne à ceux qui ont le haut » mal de la chair de belette sèche, ou de la chair » humaine, ou une certaine excroissance qui vient » aux jambes des chevaux ? Ou pourquoi fait-on » prendre à ces malades du membre et des testi- » cules du chien d'eau, des cloportes, de l'eau où » les forgerons ont éteint leur feu, du cœur de liè- » vre et de chameau, du cerveau d'un oiseau aqua- » tique que les Latins appellent Gavia ou Larus, » etc... On ne peut pas dire aussi qu'on ait décou- » vert ces remèdes en raisonnant, ou en tâchant de » pénétrer dans ce qu'on appelle les causes ca- » chées. On ne peut pas dire aussi qu'on ait décou-

» vert les effets de ces différentes matières dans la
» maladie dont il s'agit, par des effets que le ha-
» sard ait procurés, comme les Empiriques préten-
» dent que la plupart des remèdes ont été trouvés.
» On ne voit point comment le hasard peut avoir
» introduit ces matières dans l'usage de la méde-
» cine, puisqu'elles sont presque toutes si abomi-
» nables, qu'on ne peut concevoir comment on a
» pu en prendre sans y penser. Si l'on dit que
» c'est un fruit des essais que les premiers méde-
» cins ont faits exprès et par fantaisie, il y a lieu de
» s'étonner que ces médecins aient choisi ces ordures
» pour faire des expériences et qu'ils ne se soient
» pas plutôt attachés à découvrir les grands usa-
» ges que l'on peut tirer de l'air, des veilles, du
» sommeil, de la nourriture et des autres choses
» dont personne ne peut se passer, en réglant
» chacune de ces choses, selon que chaque maladie
» le demande. »

Malgré cela, on voit Cœlius employer quelques-
uns de ces spécifiques, comme le fiel, la râpure de
corne de cerf, etc.

*
* *

Les temples d'Esculape continuaient à fonction-
ner : Un soldat aveugle, nommé *Valerius Aper*,
(tablettes votives), ayant consulté l'oracle, en a
reçu pour réponse qu'il devait mêler le sang d'un
coq blanc avec du miel, et en faire une pommade
pour s'en frotter l'œil pendant trois jours, et il guérit.

D'après Eusèbe, les prêtres de *Jupiter Capitolin*
avaient conseillé à Constantin, pour se délivrer

d'une maladie, de se baigner dans le sang d'enfants innocents.

Dioscoride au XV⁰ siècle, vante dans les fluxions hépatiques le foie de loup séché et pris en poudre ; dans la cachexie hépatique, le foie pris dans un breuvage. Il préconise le poumon du renard desséché dans les maladies de poitrine ; il met en usage le sel essentiel des vipères ; il administre comme nauséabonds les punaises dans la fièvre quarte, la corne de cerf brûlée contre les maux de dents ; la laine encore salie par la graisse et la sueur contre les plaies et douleurs locales ; la présure de jeunes animaux contre un grand nombre d'affections.

Mais c'est dans l'*Histoire Naturelle de Pline l'Ancien*, (79 ans av. J.-C.), que nous trouvons rassemblés tous les éléments de la pharmacie animale ; elle y forme plusieurs livres.

Il trouve que les remèdes animaux sont plus efficaces que ceux des plantes et les appelle remèdes vivants (liv. xxviii), cependant, il condamne les coutumes féroces qui conduisaient à mettre à mort des gladiateurs ou des enfants.

La morsure de l'homme est regardée comme une des plus dangereuses, sa salive à jeun est un spécifique contre le venin des serpents, elle fait avorter les furoncles naissants, les lèpres, les dartres, la chassie des yeux.

Le sperme, la cire des oreilles guérissent les piqûres des scorpions et des serpents. L'urine est bonne contre les taies, les brouillards, les nuages, les ulcérations des yeux et des paupières ; gardée quelque temps et mélangée avec des cendres d'huîtres calcinées, elle guérit la gourme des enfants ;

elle est efficace contre les brûlures et les ulcères.

Le lait de femme est excellent dans les fièvres lentes et les gastrites, dans les faiblesses et déchirements d'estomac ; il calme et guérit l'œil blessé, sert d'antidote aux venins, est efficace pour les maladies du poumon. Le lait de truie guérit le ténesme, la dysenterie et la phtisie ; celui de vache ou de chèvre soulage les maux de gorge avec ulcères inflammatoires ; celui d'ânesse efface les rides, rend la peau délicate, blanchit le teint.

Les femmes en règles ont la propriété de détruire les insectes, d'arrêter les orages, de troubler les récoltes, etc. Leur sang est bon contre les tumeurs, écrouelles, goutte, etc. ; desséché avec l'huile rosat, il calme les maux de tête des femmes.

Le sang d'éléphant, surtout mâle, arrête les fluxions et les rhumatismes, et il est très utile dans le marasme ; celui d'hyène, pris avec du gruau, sert dans les tranchées. Le sang de bœuf avec un peu de vinaigre est bon contre l'hémoptysie, il faut se garder du sang de taureau ; le sang de chevreau a les mêmes propriétés ; le sang de bouc vaut contre les maux de foie, le sang d'élan dans l'asthme, le sang de cerf contre les cours de ventre, tandis que le sang de chèvre relâche ; le sang de chauve-souris, mêlé au chardon est un des meilleurs spécifiques contre les piqûres des serpents ; le sang de mouche, en friction, guérit l'alopécie.

Le foie d'éléphant est bon contre l'épilepsie, de même, le fiel du lion, qui est aussi utile à la vue ; le fiel du chameau en boisson dans du miel est bon pour l'épilepsie et l'esquinancie; le foie d'hyène sert contre la fièvre, en boisson, il guérit les tranchées et les calculs, son fiel sert pour la vue ; le fiel de cheval passe pour un poison ; le foie de loup, sert (pris dans du vin tiède) pour faire cesser la toux, de même le fiel d'ours avec du miel. Pour les maux de foie on prescrit le foie de loup dans du vin miellé ; le foie d'âne sec, broyé dans du miel avec 2 parties d'ache et 3 noix ; ils s'apaisent quand on mange le foie d'une belette sauvage. La congestion du foie causée par les fièvres se trouve diminuée par l'usage du foie de lion ou d'hyène. Le foie de renard dans du vin noir, le fiel d'ours dans l'eau, rendent la respiration plus libre. Le foie de sanglier, de bouc, de porc, avalé frais, fait cesser le cours de ventre, le fiel de loup relâche ; le foie de vache est opposé aux dysenteries et gastrites ; le foie de loup dans du vin est bon contre la phtisie.

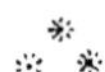

La cervelle de chameau pulvérisée, prise dans du vinaigre, guérit toute espèce d'épilepsie. La moëlle épinière de l'hyène, mêlée avec de la vieille huile et du fiel soulage les névralgies. La cervelle d'âne fumée dans les feuilles de choux à la dose d'une demi-once par jour, est bonne contre l'épilepsie ; celle de lièvre dans du vin est efficace contre l'incontinence d'urine. La moëlle épinière de porc est un aphrodisiaque. La cervelle de coq avalée dans du vin, encore chaude, neutralise le venin des serpents, de même celle de poulet, d'après les *Parthes*. La cervelle de belette vieille, de furet, sert contre l'épilepsie ; pour la phrénésie, c'est celle de rat prise dans l'eau ; celle de chauve-souris est dépilatoire.

Le poumon et le palais du cerf daguet, séchés

dans du fumier, pilés dans du miel et pris tous les jours en looch servent contre la toux. Le poumon du renard dans du vin noir agit dans l'asthme en rendant la repiration plus libre ; de même la cendre de poumons du même animal séchée et avalée dans l'eau. On fait cesser le vomissement de sang en prenant du poumon de vautour brûlé avec du sarment de vigne, moitié de fleurs de grenade (en poids), autant de coing et de lis. Le poumon d'ours dans l'eau, calme les mouvements respiratoires ; de même les poumons d'hyène. Contre la toux, on donne pendant trente jours dans du vin blanc, les poumons de lièvre, conservés dans le sel et trois parties d'encens.

Le rein d'hyène est employé contre les douleurs de rein. Les rognons de lièvre gardés depuis longtemps et pris dans du vin expulsent aussi les calculs, ceux d'âne servent pour les maux de vessie ou l'incontinence d'urine.

La rate d'hyène guérit les maux de rate ; pour cette guérison, un remède plus efficace encore est une vieille rate d'âne dont l'effet se fait sentir au bout de trois jours, de même la rate de bœuf. La rate d'un chien, enlevée à l'animal vivant et prise comme aliment, délivre aussi du mal de rate ; d'autres donnent à manger au malade, mais sans qu'il le sache, la rate d'un petit chien de deux jours ou d'un hérisson.

Les parties sexuelles de l'hyène mangées dans du miel sont aphrodisiaques ; les testicules de lièvre broyés dans du vin sont utiles contre l'incontinence d'urine ; les testicules d'ours et de sanglier, pris dans de l'eau ou du lait de jument, ceux de porc, d'âne salés sont souverains contre l'épilepsie ;

ceux de cheval, d'âne, ou les membres virils de ces animaux et du taureau sont aphrodisiaques, de même, l'humeur séminale que laisse échapper la jument après la monte. Les testicules de coq sont employés aussi pour l'épilepsie.

Une pincée de cendres d'excréments de chameau guérit la dysenterie, de même celle d'hyène et surtout de celle qu'on trouve dans les intestins. La présûre de lièvre sert contre le crachement de sang, prise en breuvage, et la crotte du même animal, absorbée en poudre, le soir, et dans du vin, empêche de tousser la nuit. La présûre de chevreau avec du vinaigre formant les deux tiers du tout, arrête l'hémoptysie ; celle du lièvre combat la dysenterie tandis que celle de cheval relâche, mais l'une et l'autre sont bonnes dans les gastrites et les dysenteries, de même que la cendre de fiente de sanglier, porc ou lièvre ; la cendre de fiente de bouc avalée dans du passum fait du bien aux phtisiques. Le jabot des volailles, séché et mêlé dans quelque breuvage ou grillé sur des charbons, diminue la pituite et la toux rhumatismale. L'estomac de perdrix dans du vin noir est bon contre la colique intestinale ; celui d'orfraie, séché et pris en breuvage, fait le plus grand bien à ceux qui ne peuvent digérer et son intestin parfait la digestion.

La fiente de pigeon dans du miel, sert dans la colique.

Le remède par excellence pour l'hémorragie est cette sanie épaisse qu'étanche le foie d'un bouc coupé en deux ou la cendre tant du sang que de la sanie.

Les cantharides pilées avec de la poix fondue guérissent l'alopécie. Manger des escargots est un excellent remède pour l'estomac ; pilés et pris en boisson dans l'eau, ils sont bons pour ceux qui crachent le sang. Les tortues mangées dans leur jus, guérissent les écrouelles ; les cancres d'eau douce cuits dans leur jus sont bons aux phtisiques ; de même les grenouilles, lézards verts, limaçons, etc.

Les asthmatiques doivent boire 27 cloportes délayés dans du miel attique, à l'aide d'un chalumeau, car le mélange noircit tout vase où on le met. PLINE pensait que les serpents avaient été rangés parmi les attributs du dieu de la médecine, parce qu'ils fournissaient à cet art plusieurs remèdes précieux.

Les œufs de fourmis, broyés avec des mouches, noircissent les sourcils, etc., etc...

* * *

L'organothérapie se continua au III siècle par SEXTUS EMPIRICUS et PLINIUS VALERIANUS, au IV par le roi des empiriques et des crédules superstitieux, MARCELLUS. Au VII siècle, Paul d'EGINE insiste encore sur le poumon du renard salé pour aider la respiration (ch. VII). AÉTIUS (l. XIII) dit que par une admirable prévoyance et bonté, où est le mal se trouve souvent le remède. Le scorpion écrasé sur la plaie qu'il a fait la guérit ; la chair des vipères préserve de mort celui qui est mordu des vipères ; aux abeilles, musaraignes, cantharides, se rencontre la même faculté.

Les *Arabes* s'occupaient plutôt des minéraux et des plantes que des animaux, cependant ils tiennent des Grecs de la décadence un certain nombre de recettes.

25.

Avenzoar dans l'entropion arrache les cils à mesure qu'ils poussent et frotte la plaie avec du sang de chauve-souris.

Il se sert aussi beaucoup des bezoars contre la jaunisse, surtout celle qui survient dans les empoisonnements.

Avicenne recommande l'arsenic et la graisse de reinette comme moyens propres à favoriser la chute spontanée des dents.

Il recommande les tétines de brebis et chèvre cuites avec leur lait pour les nourrices qui ont peu de cette substance. Mésué lui empruntera plus tard la formule du looch de poumon de renard pour les affections pulmonaires et la toux.

Je dois citer comme emploi thérapeutique d'animaux, la pratique bizarre d'Abul'Kasem qui raconte que les empiriques, pour réunir les plaies d'intestins, rapprochaient les bords de la division, les faisaient mordre tous les deux à la fois par des grosses fourmis et coupaient ensuite les corps de ces animaux dont les têtes restant en place, servaient de suture.

Hally-Abbas déterminait la chute des dents par l'application du lait d'ânesse combiné à l'assa-fœtida.

Abdallah ben Gebrail ben Baktischwa (copie de 700 de l'hégire) médecin chrétien, a écrit un traité sur l'utilité des animaux en médecine. de même Abdorrachmann ben Abizenad (trad. lat. 1647, par Ebrahaam Echellensis).

Albucasis (Xe siècle) s'exprime ainsi : « Il faut » nourrir et raffermir le cerveau de l'homme avec » des cervelles de coq. le poumon avec du poumon » de renard, l'estomac avec des gésiers de poule

» et surtout avec les membranes internes qui s'y
» trouvent; le foie et les reins avec le foie et les
» rognons de cerfs, la vessie avec la vessie de be-
» lette. L'entretien et le rétablissement d'un or-
» gane se fait par l'organe semblable, car chaque
» corps et chaque portion du corps a sa propriété
» spéciale ».

Le Moyen Age, à qui presque rien n'appartient
en propre continue nécessairement la tradition.

Mésué, arabe chrétien, qui sera reproduit souvent par les auteurs du Moyen Age, vanta le foie
du loup mélangé à l'athanasie contre les maladies
du foie. La formule de son looch au poumon de
renard, contre la phtisie et la toux, passera jusqu'à
la fin du XVIe siècle, dans les pharmacopées.

L'*Aboud Djafar Ahmad*, d'après G. Dugat, est
un livre arabe qui contient des préceptes de médecine. Nous y trouvons que dans l'hydrophobie on
se servait des écrevisses de rivière en boisson,
d'après Galien et K'rât'imous. Les cheveux
d'homme trempés dans le vinaigre, étaient appli-
qués sur la morsure.

Tariadour prétendait que le crottin d'âne arrosé
de vinaigre, lorsqu'on le respirait, arrêtait l'hé-
morrhagie.

La médecine du Prophète nous cite la chair du
pigeon, les coqs, comme aphrodisiaques. Les mouches s'emploient avantageusement en frictions sur
les piqûres de guêpes et scorpions.

La tétine des bisulques est un aliment qui augmente le lait des femmes.

Les fourmis réduites en poudre empêchent les
poils de pousser lorsqu'on s'en frotte les paupières;
elles font disparaître la lèpre blanche.

Le sang menstruel est un sang dépravé, malsain, nuisible aux organes génitaux de l'homme, y engendrant des ulcérations.

***

Au début, la médecine fut exercée par les moines, et les abbesses possédaient le même privilège, puisque nous voyons HILDEGARDE, abbesse du couvent de Rupertsberg, ordonner le hareng dans la gale, la cendre de mouton contre toutes les affections de la peau (XIIᵉ siècle).

A la même époque, ALBERT LE GRAND, auquel on a attribué faussement bien des superstitions alchimiques, astrologiques, magiques et autres, était un homme d'une grande valeur, qui refit la zoologie d'ARISTOTE ; il employait dans les affections hépatiques, les foies de loup, brebis, âne, lion, vautour, etc.

GILBERT D'ANGLETERRE cherche dans l'apoplexie à procurer la fièvre par des œufs de fourmis, l'huile de scorpion et la chair de lion. Renouvelant une idée des anciens, il prétend procurer l'expulsion des calculs vésicaux en faisant boire le sang d'un jeune bouc nourri avec des herbes diurétiques telles que le persil et le saxifrage.

A la fin du XIIIᵉ siècle, PLATEARIUS avait coutume de prescrire le foie du loup lavé dans du vin doux et fumé, contre les douleurs hépatiques.

Ecole de Salerne. — Les femmes de Salerne mangeaient elles-mêmes et faisaient manger à leurs maris des excréments d'âne frits dans la poële, pour combattre la stérilité.

.... La rate de Chevreau
Pour la rate obstruée est un remède nouveau.

Mal caduc

Donnez, dit Avicenne, à ce cœur foudroyé
Avec le suc de rue, un crâne humain broyé.

Verrues

D'urine âcre de chien, humecte la verrue,
Bientôt s'effacera l'excroissance charnue.
Résistante, elle veut d'un sang tout chaud ;
Elle aime aussi le vin, la fiente de chevreau.

De la fistule, écoute un étonnant secours ;
C'est d'un crapaud, le foie, appliqué pour deux jours.

COPHON purge d'une façon indirecte. Pendant huit jours, il fait manger de l'ellébore à un poulet, le tue, le fait cuire dans l'eau et recommande le bouillon comme purgatif.

Au commencement du XIVe siècle, Jean de GADDESDEN attribue au cœur de rossignol la propriété de rétablir la mémoire.

Les excréments de porc sont le meilleur moyen pour arrêter toutes les espèces d'hémorragies. Il fait tomber les dents avec la graisse de reinette dont l'efficacité est telle, dit-il, qu'un bœuf qui vient à mordre par hasard un de ces reptiles, perd à l'instant même toutes ses dents.

Bernard de GORDON, en 1395, nous dit (liv. IV, ch. V), que le phtisique : « doit menger et boire cho-
» ses nettes et prendre en petite quantité affin qu'il
» le puisse digérer et doit user de coullons de
» renards et du polmon aussi, car ils y compètent

» merveilleusement. » Plus loin, il ordonne contre l'impuissance, les testicules de renard, la cervelle de passereau et le priape de taureau.

Au début du XVe siècle, Pierre de la CERLATA ou d'Argelata emploie avec succès les cantharides (à la dose d'un scrupule) contre l'hydropisie ; et, à la fin du même siècle, BRAUNSWEIG, chirurgien de Strasbourg, qui considérait les plaies d'armes à feu comme venimeuses, se servait d'antidotes comme la thériaque à l'intérieur et un morceau de lard enfoncé dans la plaie. Il traitait l'hydropisie par l'usage interne des cantharides.

*
* *

Au XVIe siècle, l'organothérapie prit beaucoup plus d'extension. Nous voyons PARACELSE, dont nous avons analysé les idées, l'employer, seulement il change les méthodes et cherche, par les moyens chimiques, à extraire les quintessences des organes. Il considérait le sang des menstrues comme un poison. Contre le calcul vésical, il emploie l'arcane suivant : « le sang doit être immédiatement » coagulé dans une fiole de verre au moyen d'eau » bouillante, puis bien calciné ; on l'extrait avec » son eau propre et on le rend volatil, afin qu'il » ne reste en lui rien qui tende à monter. Ajoutez » à cette préparation, par moitié, le liquide de la » glace dure, et administrez avec une seringue dans » la vessie ». Il professe que la chaleur des vierges et des femmes prolonge la vie dans le corps des vieillards. Tout est poison et rien n'existe sans poison. « Jetez les yeux sur un crapaud : quelque » venimeux et horrible à voir qu'il soit, la grande

» vertu mystérieuse qu'il renferme est souveraine
» pour le traitement de la peste. »

« Vous savez que la thériaque est tirée du ser-
» pent vipère ; pourquoi donc n'attaquez-vous pas
» votre thériaque qui contient le venin de ce ser-
» pent ? Mais vous gardez le silence parce que vous
» avez éprouvé que la thériaque est utile et non pas
» dangereuse. »

Il emploie la fiente de pourceau contre le panaris,
la glû de verre de terre. « Si le sang ne s'arrête par
» ces remèdes (poil de lapin, mousse des crânes de
» cadavres, cendre de grenouille) principalement
» par les deux premiers, à grand peine s'arrê-
» tera-t-il jamais ». Il emploie surtout la mumie
tirée des corps.

« La mumie est une liqueur esparse par tous les
» membres du corps, de telle vertu et force qu'il
» est requis, divisée toutefois de cette façon : en la
» chair selon la nature de la chair, en l'os selon la
» nature d'iceluy, aux artères et ligaments selon
» leur nature, en la moëlle, aux veines et au cuir,
» comme ès-autres. » « D'où s'ensuit que la mumie
» de la chair guérit les playes de la chair. » En
somme, son organothérapie n'en est pas une, car
il modifie tellement les substances qu'elles sont de
simples produits chimiques artificiels.

LE TRÉSOR DE POURES (Paris 1517), recommande
contre la toux de manger la langue du mouton, et
contre la phtisie, d'employer le poumon de renard.

D'après Pierre d'ESPAGNE (1525), la cendre d'excréments humains guérit toujours la taie et le pan-
nus, et pour se préserver des maux d'yeux, il faut
porter des yeux de loup sur soi.

Au XVᵉ siècle, Pierre d'ABANO avait fait un traité

des venins, mais au siècle suivant (vers 1530), Balde Ange Abbatio étudie l'anatomie et la nature de la vipère ; sa chair est alexitère, capable de prolonger la vie, et la thériaque lui doit sa qualité de contre-poison.

Au milieu de ce siècle, Manard, pendant les épidémies de peste, conseille un antidote préparé avec le sang desséché de canard, de bouc et d'oie, la rue, le fenouil, le cumin, etc.

Il attribue aussi aux anchois des vertus spécifiques contre ce fléau et ajoute foi aux amulettes d'arsenic et d'huile de scorpion.

***

En 1559, Mathée traduit les six livres de Dioscoride et, en 1561, Matthioli, médecin siennois, y ajoute des commentaires. « Le poumon du renard » séché et réduit en poudre et pris en breuvage, » sert à ceux qui ont difficulté d'haleine, p. 135. » « Contre les fluxions et cachexies du foie, les plus » estimés médecins d'Italie font état du foie de » loup, lequel ils accommodent de cette sorte : ils » le font sécher, puis le réduisent en poudre, de » laquelle ils baillent pour remède souverain à » ceux qui sont travaillés du foie et aux hydropi- » ques. »

Benoît Veltori, en 1562, recommande contre les convulsions un remède composé de graisse d'oie, de chair de chat rôtie et de quelques aromates. Simon de Valambert (*De la manière de nourrir et gouverner les enfants dès leur naissance*, 1565) : « Les tétines de brebis ou de chèvre, cuites avec

» leur lait, favorisent la production du fait des
» nourrices. »

Le célèbre FERNEL, dans sa matière médicale,
dit que le poumon de renard séché et bu soulage
ceux qui ont la courte haleine, rejoint les ulcères
des phtisiques et fortifie la substance des poumons.

J.-B. PORTA, en 1569, explique, d'après la sympathie ou l'attraction des parties similaires, l'action
des cervelles d'animaux sur les forces de l'âme humaine.

Théodore ZWINGER s'élève contre PARACELSE
(1571). Disciple de RAMUS, il ne veut point entendre
parler des principes chimiques, alléguant pour raison que le médecin a besoin de connaître les parties qui existent réellement dans les corps, et non
celles que l'art en retire par des moyens violents.

ALCACAR (1575) prétend que la vérole est nées
de l'absorption de chair humaine par les soldats.

Jean GŒUROT, en 1579, recommande aussi le
poumon de renard contre l'asthme, la dyspnée, la
toux.

JOUBERT, professeur à Montpellier, dans son
Recueil de formules, parle aussi du looch de poumon de renard, de MÉSUÉ.

LAUREMBERG, à la fin du XVIe siècle, prétend
s'être guéri d'un énorme calcul vésical par l'usage
des cloportes.

Pierre FOREST, à la même époque, guérit un
ptérygion par l'emploi, longtemps continué, d'un
remède dans la composition duquel entraient différents sucs de plantes et du fiel de poisson.

Il obtint également la guérison d'une autre affection semblable avec du lait de femme, du safran et du fiel de chèvre.

Le Suisse Félix PLATER ordonne, dans les maladies nerveuses, les frictions sur la colonne vertébrale avec des huiles excitantes, telles que celles de scorpion et d'euphorbe.

THADDAEUS DUNUS, en 1592, rapporte l'observation remarquable d'une maladie, dont sa propre femme fut atteinte à la suite d'une piqûre de scorpion, et qui fut guérie par la ligature du doigt blessé, la thériarque et l'application de scorpion pilé.

A la fin de ce siècle, GABELCHOVER avait composé un traité sur le loup et l'emploi de ses parties en médecine. Il ne fut pas imprimé malheureusement.

BAUDERON (1588) et Jean de RENOU (1608) se sont beaucoup occupés de l'emploi des organes animaux.

Ainsi nous voyons que l'empirisme se maintient avec les mêmes procédés que chez les peuples primitifs. BRUUN-NEERGAARD (*Etude sur l'art de guérir en Danemark, d'après les temps les plus reculés*, 1818) nous dit que ses ancêtres les Danois, regardaient le sang des animaux féroces, ours et loups, comme un remède fortifiant ; les œufs de poissons étaient reconnus utiles dans beaucoup de maladies; le lait de vache servait contre la dysenterie et celui de la femme pour les maux d'oreilles, etc.

**
* **

Ce sont les XVIIe et XVIIIe siècles qui forment un réveil dans la pratique de thérapeutique organique.

Le célèbre BACON, au commencement du XVIIe siècle (*Historia vitæ et mortis*, Londres, 1613) prétend que les animaux qui ont une longue gestation, qui s'accroissent lentement et se nourrissent de chair, vivent plus longtemps, de même les hommes qui emploient la chair animale.

André LIBAVIUS (*Examen philosophæ novæ, quæ ibrogandæ opponitur*. Francfort, 1615) émet le premier une idée qui fit du bruit, la transfusion du sang d'un animal à un autre, et propose l'application en thérapeutique. Le curé anglais, membre de la Société Royale, de Londres, François POTTER, proposa aussi en 1640 de guérir les maladies par la transfusion du sang. Le toscan François FOLLI (*Stadera medica.. etc.* Florence, 1680) se vante d'avoir exécuté la première transfusion, le 23 août 1654, en présence de Ferdinand II ; mais la première opération de ce genre avérée, fut tentée en 1638, par HANSHEAU. En 1665, LOWER perfectionne l'opération, quoiqu'en 1664, Jean-Daniel MAJOR, de Breslau, eût traité de la transfusion du sang et de l'infusion des médicaments dans les veines (*Prodomus a se inventæ chirurgiæ infusoriæ*, etc. Leipsig, 1664). En 1666, J.-B. DENYS, de Paris, injecta du sang de veau dans les veines d'un jeune homme épuisé par les fièvres et les saignées, et le guérit ; en 1667, Richard LOWER injecta du sang de brebis à un homme, alors qu'il ne l'avait fait jusqu'ici que sur des animaux. DENYS voulut étendre cette pratique et prétendit avoir guéri un cas de folie. Les anglais KING et COXE suivirent cet exemple, de même que CASSINI et GRISONI. Paul MANFREDI, en 1668, écrivit un ouvrage sur les avantages de cette méthode. Guillaume RIVA, Piémontais, chirurgien à Rome, fit en 1668, la transfusion du sang à un phtisique, mais le malade n'ayant pas survécu longtemps, la Cour de Rome condamna le procédé ;

le parlement de Paris suivit la même procédure. Cela n'empêcha pas en 1683, à Francfort-sur-l'Oder, les chirurgiens Balthazar KAUFFMANN et Mathieu-Godefroy PUZMANN de guérir un lépreux en lui faisant passer dans les veines le sang d'un agneau.

Je profite de l'occasion pour citer FRACASSATI, médecin de Bologne, qui invoqua les injections médicamenteuses intra-veineuses. Il pensait qu'il serait possible de guérir les apoplectiques en faisant pénétrer par les veines quelques substances capables d'aller dissoudre dans le cerveau le caillot de sang qui y est épanché (1665) ; de même ELSHOLTZ en 1665 publia un ouvrage (*Clysmatica nova*, etc. Berlin) qui renferme beaucoup d'expériences d'injections médicamenteuses dans les veines, faites sur des animaux et des hommes.

*
* *

Revenons à l'organothérapie pure. Vers 1624, DUCHESNE sieur de la VIOLETTE, recommande des dragées faites avec du poumon de renard, du sucre, de l'anis et de l'hysope, contre toutes les maladies du poumon ; le renard et le lièvre servaient pour les gens riches, le veau et l'agneau pour les gens pauvres.

Son aristocratie pharmaceutique se montre de même dans l'emploi du foie de veau macéré dans l'eau avec la chicorée, la rhubarbe, l'eupatoire, etc. ; ce remède sert dans toutes les maladies du foie, les dysenteries et lienteries (*Conseils de médecine à l'usage des principaux savants étrangers*).

CORTESI, médecin de Bologne, en 1625 recommande encore le crâne humain pour la guérison de l'épilepsie. L'allemand Tentzel, en 1629, suivant les idées de Paracelse, décrit tout au long les Mumies, leurs vertus, leurs propriétés et la manière de s'en servir dans les maladies. En 1630, Strobelberger employait l'huile de bouillon de grenouilles pour tuer les vers, présumés auteurs de la carie dentaire et Godefroy Schulz les faisait sortir au moyen du suc gastrique de cochon.

Nicolas Abraham de La Franboisière (*Œuvres* Paris 1613 et 1631), passe en revue toutes les pierres qui se trouvent dans le corps des animaux, depuis les calculs biliaires du taureau, les pierres d'écrevisses, jusqu'aux bezoars employés en médecine.

Contre la phtisie, il emploie beaucoup le lait, surtout celui d'ânesse et par-dessus tout, le lait de femme : le poumon de renard lui sert souvent aussi. Il nous redonne la formule de Mésué.

Du looch de pulmone vulpis :

> ℞ *Pulmonis vulpis siccati*
> *Succi glycyrrhizæ*
> *Capilli veneris*
> *Seminum anisi et fœniculi, ana partes*
> *œquales cum melle passulata fiat*
> *eclegma.*

Il ajoute que le poumon de renard est singulier contre les ulcères du poumon parce qu'il les consolide et fortifie la substance de la partie ulcérée.

Guillaume Van den Bossche (*Historia medica, in qua Libris quator animalium natura et corum Médica utilitas*, etc. Bruxelles 1639), décrit, mais sans critique, tout ce que les naturalistes et les médecins ont dit sur les remèdes tirés du règne animal.

RAUCHIN, qui fit don à la Faculté de Montpellier dont il était chancelier, d'une robe neuve pour remplacer celle de Rabelais, publia en 1640 (*Traités divers et curieux de médecine*, Lyon), divers chapitres dont l'un roulait sur la nature et les propriétés du cerf,

David PLANIS CAMPY dit l'*Edelph* (*Œuvres*, Paris 1646), est un alchimiste qui emploie des arcanes dans le genre de ceux de PARACELSE.

L'eau de sang humain distillée est admirable contre la pleurésie, les douleurs de côté, la goutte, etc. ; elle fait des miracles dans toutes les affections internes. L'eau distillée de fiente humaine est incomparable pour l'entière guérison des ulcères, chancres, etc.; l'eau des crabes, pour les inflammations, brûlures, cancers ; celle des écrevisses contre les arquebusades ; celle de semences de grenouilles de mars (Paracelse l'appelle Esperniolle) vaut contre les brûlures, érysipèles, rougeurs de visage; celle de limaces pour les éthiques et personnes émaciées, de même celle de tortue ; celle des vers pour la goutte, panaris, hernies ; celle de vessie natatoire des harengs pour l'expulsion des urines ; celle du sang menstruel d'une femme, arrête les pertes de sang, du poumon de renard bon aux pulmoniques ; celle de la secondine (placenta) d'une femme, n'a pas sa pareille contre la rétention des fausses membranes, etc.

Il est à remarquer que ces eaux distillées de chair des animaux, se chargeaient de produits aromatiques, d'alcaloïdes volatils et qu'elles n'étaient pas inertes, si elles n'étaient pas spécifiques.

A côté de cela, il extrait directement, sans eau, par l'action du feu, des huiles empyreumatiques qu'il préconise ; celle de graisse humaine d'alentour le cœur et le poumon humain est admirable à l'ephtisie (la phtisie)... aux intestins, à la dysenterie; du sang humain contre la goutte et l'épilepsie.

Ensuite, il calcinait, pour obtenir des sels d'un grand usage aussi ; de corne de cerf contre le flux des femmes et des petits enfants ; d'ongle de cheval contre les écrouelles ; de secondine contre l'épilepsie et l'apoplexie, de même de chair de loup et de son poumon ; le sel de crapaud, en application extérieure contre la peste ; de vipères contre la gale, lèpre et autres maladies contagieuses, etc.

Un traité latin traduit de l'arabe en 1647 et attribué à HOBDARRAHMANUS, met en vogue plus que jamais les extraits organiques, et Gaspard HOFFMANN dans sa pharmacopée allemande (1649) nous en préconise aussi l'usage : le foie de loup est très employé contre les affections hépatiques.

VAN HELMONT que nous avons vu le créateur de la théorie des ferments internes localisés aux organes, aurait dû logiquement en déduire l'organothérapie, tandis qu'au contraire, il s'en moque, ce qui ne l'empêche pas, tout en réfutant l'usage du poumon chez les gens de courte haleine, d'employer des remèdes animaux, bizarres, produits de la superstition, comme des ceintures de crapauds ou de peaux de serpents, pour effrayer l'Archée. Il se traita par le sang de bouc dans ses pleurésies.

Nous avons vu qu'ETMULLER qui produisit de 1648 à 1691, était un fervent partisan de la doctrine des ferments, c'était aussi un organothérapeute convaincu. Contre l'asthme produit par les tubercules et pierres des poumons, il emploie les cloportes, dans celui de cause nerveuse, la corne de cerf et le sel de crâne humain ; la rate lui sert contre les cachexies des filles par suppression des mois ; les écrevisses écrasées sur les morsures venimeuses sont salutaires, le crapaud ou la semence de grenouilles remédient aux piqûres de vipères ; la verge de cerf ou de la baleine est spécifique contre la dysenterie ; le sang des animaux étant bu tout chaud par un homme, communique aux buveurs les façons et les airs de la bête : le sang d'un lièvre très longtemps chassé guérit la dysenterie ; le sang d'un âne (animal pesant et assoupi, tiré près des oreilles, guérit les maniaques les plus dangereux ; la râpure de corne de taureau, râpée pendant le coït de l'animal (ce ne devait pas être facile), rend les gens vigoureux en amour ; le sang et le cerveau d'un moineau tué dans le même temps, sert au même usage, de même le sang et les testicules du cerf tué près de la biche en rût. Le poumon de l'agneau est recommandé dans la phtisie et autres affections du poumon, ainsi que celui de renard.

En 1698, il commente la pharmacopée de Schrœder et se montre très partisan de l'idée de Kirkerus qui, dans son *Art magnétique*, soutient que les parties des animaux, conviennent aux mêmes parties de l'homme. Les foies de loup et de renard conviennent aux hépatiques. La décoction de foie de veau est estimée pour fortifier le foie.

Un livre de 1655, intitulé le *Médecin royal* nous initie encore à toutes les conditions médicales tirées des animaux ; parmi les médicaments spermatiques, nous trouvons la cervelle de passereau, les testicules de coq, le priape de cerf, de taureau, de civette, les huîtres et le musc ; parmi ceux qui provoquent les mois, le castor, la fiente d'épervier ou de faucon, la poudre de testicules de cheval taillés par morceaux et lavés dans du vin blanc, puis desséchés au four ; l'arrière-faix de brebis, en poudre, aide l'accouchement ; parmi les drogues thoraciques ou pneumoniques. il cite le poumon de renard lavé dans du vin et desséché, pris depuis le poids de 1/2 à un draghme.

*
* *

Robert BOYLE, dans son *Sceptical chymist* (Oxford. 1661) établit d'une manière générale que l'analyse des principes, par le moyen du feu, en détruit plusieurs, et que cette méthode de les chercher. est d'ailleurs infidèle; parce qu'ils sont quelquefois le produit du feu, et qu'ils n'existaient pas dans les corps avant de les avoir soumis à la torture de cet agent. Ce qui ne l'empêche pas (*Apparatus ad historiam naturalem sanguinis humani*. Londres, 1684) de rechercher l'esprit alcalin du sang qu'il croyait un grand remède.

François BAYLE (*Dissertationes medicæ*, Toulouse 1670) fait dépendre la sympathie des organes de leur analogie de structure et de fonction ; quoique très savant, il était superstitieux, et assurait s'être guéri d'un saignement de nez opiniâtre en s'appliquant sur la peau de la poudre de crâne humain.

ZWELFER, disciple de VAN HELMONT (*Pharmacopea regia,* 1675) vante l'usage du foie de loup dans les affections hépatiques ; s'il suit son maître dans

26

l'emploi de trochisques de crapaud contre la peste, il est plus organothérapeute que lui.

Le *Cours de Médecine*, en français, contenant le *Miroir de la Beauté et Santé corporelle*, par Léon GUYON DOLOIS, et la *Théorie* avec un accomplissement de *Practique selon les principes tant dogmatiques que chimiques*, par Lazare MEYSSONNIER (Lyon 1671) indique la poudre d'organes desséchés dans le traitement de certaines maladies, et surtout les poumons de renard contre la phtisie. (D'après le Dr Mathot, *Chronique Médicale*. 1899.)

Moïse CHARAS publie en 1669, l'ouvrage suivant : *Nouvelles expériences sur la vipère, les effets de son venin, et les remèdes exquis que les artistes peuvent tirer du corps de cet animal* (Paris).

Jean DOLÉE (*Theatrum theriacæ cœlestis Hoffstadianæ*, Hanovre, 1680) passe en revue les substances médicamenteuses des trois règnes de la nature.

D'après VANDER WIEL, 1687 (tr. Planque, Paris 1758), *Lucila* femme de *Lucrèce*, soupçonnant son mari d'infidélité lui aurait fait boire du sang menstruel dont il devint si fou qu'il se tua. BORELLUS (Obs. rar. 64. Cent. 1, p. 63) raconte qu'un théologien, près de Chartres, ayant pris du sang des mois d'une femme dans un ragoût de lièvre, devint si furieux qu'il tua son propre père.

« Il y en a, dit BECKER (*Spargyr. microsm.* lib. 1, » p. 14) qui préparent des philtres avec du sang » menstruel, mais bien loin de venir à bout de leur » entreprise, ils ne font que procurer de la folie. »

« VANDER WIEL ajoute : « Quoiqu'il se soit ren- » contré des hommes qui ont été occupés de celles » dont ils avaient bu le sang menstruel, je crois » que cela n'est arrivé que parce que dans leurs

» délires, l'image de la personne connue se pré-
» sentait plus fréquemment à leur esprit. PLINE,
» PLUTARQUE, COLUMELLE, etc., ont dit que rien
» n'était plus dangereux que le sang des mois. Le
» vin nouveau se tourne, les fruits se flétrissent,
» les greffes périssent, les boutons se dessèchent,
» et autres effets plus merveilleux. C'est de la
» superstition... Je ne disconviens pourtant point
» qu'il ne renferme quelque chose qui ne soit
» point naturelle ; car il se fait alors dans le sang
» une fermentation et un mouvement extraordi-
» naire que l'éther excite dans certains quartiers
» de la lune. »

« Il est encore certain qu'un peu de sang mens-
» truel pris dans la suppression des mois, contri-
» bue beaucoup à la guérison, quoique ce remède
» d'ailleurs soit vilain et rebutant. »

« WEDELIUS (*Physiol*. Sect. III. cap. XXIX. § 2,
» p. 210) rapporte qu'une jeune fille, ayant pris
» dans une suppression, une infusion qu'on avait
» faite avec des morceaux de toile teinte du pre-
» mier sang menstruel et desséché, eût des symp-
» tômes fâcheux. »

« Un de mes parents me raconta dernièrement
» qu'une servante avait bu dans du vin, du sang
» menstruel de sa maîtresse et qu'il eût le succès
» qu'elle désirait, malgré le trouble et l'agitation
» qu'elle en ressentit... »

« Il n'est pas surprenant que si peu de sang
» menstruel fasse tant d'effet, puisqu'on voit tous
» les jours que très peu de levain fait fermenter
» une grande quantité de pâte et lui fait prendre
» la nature de ferment. Or, nous avons remarqué
» qu'une semblable fermentation se fait dans le

» sang des jeunes filles dans certains quartiers de
» la lune. »...

« Le changement qui arrive à la femme après le
» coït, et la chair des animaux châtrés, est une
» preuve de l'esprit séminal du mâle.»...

« Quelques femmes se servent du sang de l'ar-
» rière-faix pour enlever les taches de naissance.
» Elles l'emploient tout chaud et font usage ensuite
» du sang de leurs règles. »

« HAFFENRESSERUS (lib. 1, de *cutis affect*. Cap. VI,
» p. 57) assure que l'expérience lui avait appris
» que les taches de naissance disparaissaient en les
» frottant plusieurs fois avec le sang du placenta. »

« HŒSSERUS HERCUL (med. lib. VII. Cap. VI, p.424)
» avertit de les frotter souvent avec l'arrière-faix
» d'une femme nouvellement accouchée. Beaucoup
» se servent de salive à jeun. »

* *

Parmi les adversaires du traitement organique
à cette époque, nous devons citer PRIMEROSE (trad.
Jean de Rostagny 1687). Mais le nombre des partisans était très élevé. D'après le Dr WITHINGTON,
on trouve dans la *Pharmacopeia Londinensis* de
1691, le *spiritus cerebri hominis*, emprunté au cerveau d'un homme jeune et récemment tué et prescrit à la dose de 1 à 4 scrupules contre l'épilepsie.
SYDENHAM n'emploie pas les remèdes animaux,
comme se rapprochant trop de la nature de
l'homme, et, par suite trop puissants.

TURQUET DE MAYERNE (*Pratique*, Lyon, 1693)
nous donne encore un grand nombre de recettes
semblables. La toux convulsive des enfants se
guérit par la poudre de souris. Contre l'asthme :

« Prenez les poumons d'un pendu ou d'un homme
» sain mort de mort violente, ou à défaut, (ce qui
» devait être fréquent), les poumons d'un renard,
» d'un agneau ou d'un veau. Faites-y plusieurs
» taillades ou incisions,... lavez le tout avec du
» bon vin blanc, soit vin d'Espagne, soit vin Grec.
» Coupez-le par petits morceaux que vous ferez
» sécher sur un aix, au four, après qu'on en a tiré
» le pain...» C'est la mumie des poumons qu'on
mélange avec différents ingrédients. « La mumie
» défend parfaitement les poumons contre la
» putréfaction et la corruption et elle opère puis-
» samment à cause de la ressemblance de la subs-
» tance »...

« La fiente récente de cheval, délayée dans du
» vin blanc, puis exprimée est très efficace, j'en ay
» donné l'expression à plusieurs pleurétiques dé-
» sespérés qui en ont été guéris par le moyen d'une
» sueur copieuse ».

Contre la phtisie : « L'eau de toutes les fleurs,
» c'est-à-dire la fiente de vache distillée au mois de
» may est reconnue pour spécifique ».

C'est une singulière manière d'administrer les
simples digérées.

Il se sert aussi d'un mélange de poumons, d'escargots, d'écrevisses et de diverses plantes, qui
devait être très efficace.

« La chair de vipère est très salutaire contre l'é-
» léphantiasis qui est un cancer universel, et sans
» doute, elle ne l'est pas moins pour le cancer par-
» ticulier, avec les véhicules appropriés ». Contre
l'épilepsie : « On fait un remède spécifique et excel-
» lent des entrailles de la taupe, de même du cor-
» beau, de l'hirondelle, de la pie, du geay et des

» vers de terre », il se sert aussi de poudre de crâne humain. L'huile de crapaud est utilisée contre les écrouelles, un linge trempé dans le sang d'âne pour les maniaques, les œufs de fourmis pour l'hydropisie, etc.

Luc Tozzi, médecin de Naples, en 1693, employait l'eau distillée de serpents dans la consomption.

Davach de la Rivière (*Le Trésor de la Médecine*, 1697) met sur les cancers la chair d'escargots bouillie, l'huile de grenouilles vertes, les grenouilles vertes pilées.

** * **

L'abbé Rousseau, capucin et médecin du roi (*Les secrets et remèdes éprouvés dont les préparations ont été faites au Louvre, de l'ordre du roi*, 1697) veut voir emprunter les éléments à l'homme.

Le foie de lièvre (à défaut de celui de l'homme) soulage les hépatiques, le foie de loup remédie aux vices du foie, à l'hydropisie, à l'atrophie, à la toux.

Daniel Becker (*Mundus microscomicus*, etc. Rostochii 1622 et Londres 1660) avait tenu le raisonnement suivant que rapporte Rousseau : « la belle » et divine harmonie qui se trouve entre les parties » par laquelle un membre est propre à soulager le » même membre et les mêmes parties, prouve combien il est évident et certain qu'on peut tirer de » très grands remèdes du corps humain, les choses » semblables étant conservées par leurs semblables. » Si véritablement, que certaines parties des brutes » soulagent et guérissent les mêmes parties du » corps de l'homme, par exemple, la cervelle de

» lièvre est bonne aux maux de tête, ainsi que le
» poumon de renard et de veau aux phtisiques et
» aux pulmoniques, le cœur de cerf est un grand
» cordial, le gésier de poule fortifie l'estomac, le
» foie de loup est bon aux hépathiques, la verge de
» cerf aide à la génération ».

Nous arrivons à LEMERY, le grand pharmacologiste de l'époque (*Traité universel des drogues simples*, 1732) chez lequel nous trouvons à glaner. Nous voyons presque tous les serpents aptes à résister aux venins, à chasser par transpiration les mauvaises humeurs, à exciter les urines, à combattre la peste. Le sang des alouettes, canards, oies et autres volatiles sont bons pour les coliques. L'estomac d'alose desséché et réduit en poudre sert à fortifier l'estomac. Le foie du canard est bon pour arrêter le flux hépatique.

Les excréments d'oie, d'épervier, etc., excitent l'accouchement.

Chez le sanglier, les testicules et autres parties de la génération sont propres à exciter la vigueur, étant prises par la bouche ; le fiel résout les tumeurs scrofuleuses. Beaucoup d'oiseaux, par leur sang ou leurs cervelles servent contre l'épilepsie. Le sang d'âne est sudorifique (dose 1 dragme), son urine est estimée pour les maladies des reins, sa fiente propre à arrêter le sang ; le sang de hibou, bon contre l'asthme ; la poudre de crapauds est un antidote et guérit l'hydropisie. Les calculs vésicaux sont apéritifs et désobstruants.

Les homards, écrevisses, langoustes, excellentes contre la phtisie.

L'excrément de chien *Album Græcum*, est détersif, atténuant, résolutif, propre contre l'esquinancie, la pleurésie, la colique, étant pris intérieurement. Le cerveau d'un jeune homme sain, mort de mort violente ou d'un pendu, à la dose de 2 dragmes pendant 12 ou 15 jours est propre pour l'épilepsie. L'araignée est estimée pour les fièvres intermittentes, particulièrement pour la fièvre quarte.

Les punaises, prises intérieurement, excitent l'urine, poussent l'arrière-faix, chassent les fièvres intermittentes, on en avale 7 ou 8 à l'entrée de l'accès. Les coccinelles empêchent l'avortement.

Les divers excréments sont bons contre la dysenterie ; les priapes, les testicules, les cervelles de beaucoup d'animaux servent contre l'impuissance ou l'épilepsie. Le sang, le cœur, le poumon, le foie de lièvre étant préparés, desséchés et mis en poudre, sont propres pour arrêter la dysenterie et cours de ventre, atténuer la pierre du rein, exciter l'urine et les mois aux femmes, pour la fièvre quarte et l'épilepsie ; sa cervelle fortifie les nerfs ; ses testicules et reins provoquent la semence, atténuent la pierre du rein, arrêtent le flux d'urine et fortifient la vessie (dose : un scrupule à un dragme). Le foie du loup, séché et pulvérisé est propre pour l'hydropisie et la phtisie ; ses intestins bons pour la colique venteuse (dose : de un scrupule à un dragme). Le poumon du renard est détersif, pectoral, propre pour l'asthme ; son foie et sa rate sont estimés propres pour les duretés du foie et de la rate ; son sang desséché est apéritif, propre pour la pierre, la gravelle, etc.

*
* *

Saint-Hilaire, 1702 (*Remèdes des maladies du corps humain*) signale ces remèdes sans donner son opinion. Helvetius (*Maladies les plus frequentes*, 1703) médecin du duc d'Orléans, indique un remède excellent contre la pleurésie : « Prenez » le poids de quatre onces de fiente de mulet » ou de cheval entier ; mettez-la dans un pot de » terre, versez-y dessus un demi-setier de bon vin » blanc ; faites-le infuser sur des cendres chaudes, » pendant six heures, ensuite de quoy vous le » passerez par une étamine, avec expression. » Faites avaler ce breuvage au malade, le plus » chaud qu'il se pourra ». Dippel, vers 1711, préconise son huile animale, encore employée contre les crises d'asthme (pyridine) ; elle peut servir à tout. Drake, en 1717, reconnaissait dans la bile un excellent excitateur du flux menstruel.

Ferrein (*Questiones medicæ..... 1732*) essaye à nouveau de prouver la possibilité et l'utilité de la transfusion du sang dans les animaux de diverses espèces. Digby, pour conserver la beauté de sa femme, ne lui laissait manger que des chapons nourris uniquement avec des vipères.

Pomet (*Histoire générale des drogues*, 1735) recommande le foie de loup désséché aux malades sujets aux affections du foie. « Nous vendons encore » la graisse, les poumons et rognons de renard.

« Les poumons désséchés. — Les poumons » désséchés et mis en poudre sont spécifiques pour »' soulager les pulmoniques et ceux qui ont la » courte haleine. »

Le *Dictionnaire pharmaceutique* d'ALEXANDRE en 1738, nous renseigne encore sur l'usage courant de ces médicaments, mais à partir de cette époque il y a déclin. La cause doit en être attribuée, d'abord à ce que la vogue va de plus en plus vers les médicaments chimiques avec les progrès de la chimie, ensuite à ce que les décoctions, les extraits distillés, les sels par calcination, remplacent les macérations et les poudres désséchées qui seules ont de la valeur thérapeutique. Les effets annoncés par l'usage empirique n'étant plus obtenus avec ces modifications, la vogue tomba nécessairement.

Nous voyons cependant le grand HOFFMANN (Frédéric), vers 1739, qui a de la peine à croire que dans l'épilepsie il y ait des remèdes meilleurs et plus certains que la poudre de vers de terre, celle d'arrière-faix humain, la râpure de crâne humain, le pied d'élan et la peau humaine, Dans la phtisie, le soufre est bon, surtout mélangé à la graisse animale, surtout l'axonge humaine (pas facile à se procurer). BAGLIVI ordonnait les cloportes dans l'ictère, l'ischurie et les regardait comme lithontriptiques, WALLISNERI, comme antiscrophuleux, GEOFFROY, comme antirhumatismaux ; ADANSON, regardait les cloportes et les écrevisses comme purifiant la sang.

GOTTLIEB SELLE (*Médecine clinique*, tr. p. Coray, Montpellier, 1787) recommande encore les cloportes, les cantharides, l'éponge dans le goitre. Pour lui, le fiel de bœuf est un bon résolutif que l'on peut employer dans l'ictère et, en général, dans tous les cas où le cours de la bile est supprimé (dose : une drachme par jour). L'huile animale de DIPPEL lui sert dans les maladies nerveuses ;

les proscarabées (1/2 ver par jour) dans l'hydrophobie ; le sel de corne de cerf dans les fièvres.

De Haen, vers 1760, emploie les limaçons contre la phtisie ; de même que Zaffius (*Synops. obs. med.*, p. 21) ; Boeckler fait de même et Quarin suit son exemple en y ajoutant le cochléaria et le cresson. Allen le recommande aussi.

Cohausen (Jean-Henri), dans son *Hermippus redivivus* (Francfort, 1742) veut prouver l'avantage d'une ancienne méthode qui consistait à soutenir et prolonger la vie des vieillards par l'haleine des jeunes filles et la transpiration qui émane de leurs corps.

Sloanne (*An account of a most efficacious medicine for soreness weakness and other distempers of eyes*, Londres 1745) indique un remède composé de graisse de vipère et de fines perles avec diverses plantes.

Geoffroy (*Traité de matière médicale*, 1730) nous dit encore que le vrai spécifique du poumon de l'homme est celui du renard qui agit par vertu consolidante et conservatrice.

Mais alors qu'il annonce que « les humeurs d'un » animal peuvent suppléer au défaut de sécrétion » qui ne se fait pas dans celui pour lequel nous » empruntons des secours étrangers », il substitue le bouillon de mou de veau aux poudres (d'après F. Brunet). C'est un traitement que préconise aussi Bender, médecin à Senlis, en 1759, ainsi que Rozière de la Chassagne, en 1770). Ce dernier (*Manuel des pulmoniques*) semble partisan des idées de Cohausen. « Quelques médecins anciens et mo-» dernes ont vanté un remède surprenant. C'est de » faire coucher les malades avec leurs nourrices,

» ou avec des jeunes filles bien fraîches et bien
» saines. FORESTUS en rapporte une observation
» fameuse et VAN SWIETEN attribue cela à une
» émanation subtile du corps de ces jeunes filles,
» qui s'insinue par les pores absorbants, dans le
» corps du malade épuisé et le ranime, au détri-
» ment de la jeune personne qui dépérit insensible-
» ment. » ROZIÈRE attribue l'effet à des désirs continuellement excités et jamais satisfaits qui agissent
comme un stimulus ou cordial.

FRIESE, dans son *Antisyphilitische Pharmakologie*
1791, préconise le lait, les sucs gastriques, les cantharides, etc.

FLOYER, dans son *Traité de l'Asthme*, en 1771,
indique que « Jean de GODDEFLEN ordonne deux
» gros poumons de renard dans de l'hydromel » et
il recommande encore le même remède.

Nous trouvons parmi les adversaires de cette
médication, le savant THOUVENEL, dont nous avons
analysé les idées sur le sang, qui, dans un mémoire
sur les substances médicamenteuses ou réputées
telles du règne animal (Bordeaux, 1778) ne les considère que comme des substances alimentaires.
AMSTEIN (1744-1794) a fait un mémoire sur l'efficacité du lézard contre le cancer.

Alphonse LEROY fait, en 1780, une consultation
médico-légale sur cette question : L'approche de
certaines femmes nuit-elle à la fermentation des
liqueurs? CARMINATTI (Bassiano) (*Ricerche sulla
natura et sugli usi del sugo gastrico in medicina ed in
chirurgia*, Paris, 1785) relate des expériences faites
avec du suc gastrique pris chez des animaux d'espèces très diverses, et administré à l'intérieur dans
certaines maladies.

Dehne, en 1788, fait un traité complet sur le ver de mai (*meloë proscarabéus*) et son usage contre la rage (Leipzig). Buchoz donne, en 1790, une dissertation sur les usages que la médecine tire de l'homme même, pour la guérison de ses semblables (Paris), que je n'ai malheureusement pu me procurer et qui, probablement, nous renseignerait parfaitement sur l'état de l'organothérapie à la fin du XVIIIᵉ siècle.

Gren (Halle, 1790), se basant sur l'action du principe chimique, condamne de parti pris, sans s'occuper de l'expérience (ainsi que le fera le XIXᵉ siècle), le fiel de bœuf, les yeux d'écrevisses, etc., etc.)

Ranieri Gerbi, de Pise, en 1794, fait connaître contre le mal de dents causé par la carie, le moyen suivant, qu'il dit avoir éprouvé plus de six cents fois. On écrase un coléoptère (le curculio antiodontalgique, qui vit sur un chardon), entre deux morceaux de cuir, qui, une fois imbibés des sucs de l'insecte, sont mis en contact avec la dent cariée, qu'on a également soin de frictionner avec eux. Par la suite, on proposa d'autres coléoptères dans le même but; Brugnatelli proposa les chrysomèles et les coccinelles; le dentiste Frédéric Hirsch, en 1798, s'assura que la *Coccinella septem punctatata*, écrasée entre les doigts et appliquée sur la dent cariée, suspend à l'instant les douleurs.

Un médecin de Florence, Chiarenti, eût l'idée de faire pénétrer à l'intérieur de l'organisme, au moyen de frictions extérieures, les médicaments mélangés à la salive, au suc gastrique, à la bile, etc. En 1797, Bréra et Ballerini confirmèrent les opérations semblables suivies de succès. Un médecin français, J. TOURDES, employait ainsi les cantharides.

*
* *

A partir de cette époque, les animaux ne sont plus guère employés (à part les insectes vésicants et les sangsues, pour l'usage externe), que sous forme de bouillons de mou de veau, d'escargots, de grenouilles ou de décoctions sucrées.

Comme remarque curieuse, on peut citer celle qui a trait à GALVANI, en 1791, et qui conduisit à la découverte de la pile. Mme GALVANI adorée de son mari, étant malade, celui-ci la réconfortait au moyen de bouillon de grenouilles qu'il préparait lui-même ; et ce sont ces animaux médicamenteux qui lui dévoilèrent le phénomène en attendant l'arrangement culinaire.

Nous pouvons citer un bel essai d'organothérapie, par le mucus naturel d'escargots, préconisé avec succès, vers 1847, par le Dr LEMARE *(Du traitement curatif de la phtisie pulmonaire par le mucilage animal, à haute dose)*, ouvrage très bien fait.

J.-M. GUARDIA, dans la *Médecine à travers les siècles*, p. 760 761), commentant l'ouvrage du médecin anglais ACTON, *(Fonctions et désordres des organes de la génération chez l'enfant, le jeune homme, l'adulte et le vieillard, sous le rapport physiologique, social et moral*, Paris, trad.), le blâme d'admettre la théorie de HALLER, sur la résorption du fluide séminal et s'exprime ainsi : « J'avoue que l'histoire « de ce jeune coq, qu'une ménagère prudente prive » de ses testicules, en les lui laissant toutefois » dans le ventre, de manière à lui permettre de co-

» cher les poules avec toute l'ardeur masculine,
» mais sans aucun résultat, j'avoue que cette his-
» toriette de basse-cour m'inspire peu de confiance,
» et que, pour la rendre vraisemblable, le D^r Ac-
» TON aurait dû plus scrupuleusement choisir ses
» autorités. Dans l'île Minorque, les bonnes fem-
» mes qui châtrent les cochets, ne manquent jamais
» de leur restituer par le bec les deux organes en-
» levés. »... « ... Le Dr ACTON pourrait-il en don-
» ner une explication raisonnable? »

Ce que pouvait demander vainement GUARDIA,
qu'ACTON n'aurait pu satisfaire, trouve aujourd'hui
sa réponse.

Dans la tradition populaire, l'usage des préparations organiques se continua pendant le XIXe siècle, mais rarement à l'état primitif. Certains médecins préconisaient l'absorption du sang pur et
chaud, aux abattoirs, contre l'anémie et la phtisie
(ainsi Vovard en 1865), et moi-même à l'âge de 15
ans, j'ai retiré un avantage énorme de ce mode de
traitement continué pendant plusieurs mois, et j'ai
vu également des co-hémophages s'en trouver très
bien.

La matière médicale actuelle des Chinois (D^r
Macgowan de Sang-Haï, *Monit. Scient.* Quesneville, 1878, p. 536), le Pun-Tsaô attribue des propriétés curatives à toutes les substances alimentaires. Presque toutes les parties des animaux
(sans exclusion du corps humain) sont considérées comme pouvant agir dans le traitement des
maladies.

Le vin de tortue est supérieur dans la bronchite
chronique, celui de chien échauffant et stimulant ;
celui de vipère sert contre la paralysie et la folie,

mais celui de mouton et de chèvre, reconstituant admirable, il fortifie l'estomac, les reins, etc. Il cite des cas de guérison.

Après la découverte des ferments solubles, on essaya thérapeutiquement avec succès, l'administration interne des diastases, pepsines, papaïnes, dans les digestions difficiles. C'était en somme de l'apothérapie scientifique. L'ère de l'empirisme était passée.

*
* *

IIe Partie. — *Période actuelle, scientifique*

Comme nous l'avons vu (ch. II) c'est avec Brown-Séquard que commença l'étude raisonnée des principes organiques : « Un champ immense » s'ouvre aux praticiens qui voudront employer » des liquides extraits des divers tissus et organes » comme moyen thérapeutique (1er juin 1889). »

Depuis cette époque, les travaux sont si nombreux que pour les envisager sainement, il faut examiner chaque organe séparément. A tout seigneur, tout honneur !

Testicule. — Brown-Séquard et d'Arsonval se servirent des extraits testiculaires glycérinés, comme dynamogènes, pour stimuler le système nerveux dans différentes maladies et augmenter la puissance musculaire. Onimus, Vitto Cipriati (*Annali di nevroglia.* 1892) confirment ces données, mais celui-ci eût de la tendance à les attribuer à la suggestion, opinion contre laquelle s'élevèrent les deux premiers auteurs, et qui fut infirmée par Zoth (*Arch. f. d. ges. Physiol.*, 1896) et Pregl. Uspensky, prétendit qu'il donnait l'immunité contre le charbon ; Nourry et Michel contre la tuberculose, ce qui n'est pas exact, mais ils fournissent contre celle-ci un médicament tonique non inutile. Chez les aliénés, on a obtenu des résultats variables, suivant les cas, ainsi que chez les paralysés. On a guéri le psoriasis (Bouffé). Le commerce pharmaceutique et extra-médical s'en est emparé, suivant la méthode ancienne, comme aphrodisiaque.

Ovaires. — Brown-Séquard (*Arch. de physiol. norm. et pathol.*, 1890) a cité des observations d'après lesquelles des femmes débiles, ou hystériques, ou affectées de maladies utérines, avaient retiré un grand profit des injections d'extraits d'ovaires. Werth (de Kiel) est le premier qui, en 1896, employa l'ovarothérapie avec succès contre les troubles de la ménopause naturelle ou à la suite d'opération chirurgicale. Peu après Mainzer (de Berlin) (*Deutsch. med. Woch*, 19 mars 1896), signala les mêmes résultats à la suite d'ovariotomie. R. Mond (*Münch. med. Woch* (7 avril et 8 septembre 1896) publia des observations analogues et quatre cas d'aménorrhée atrophique ou neurasthénique améliorés.

Jayle (*Presse médicale*, 9 mai 1896) est le premier, en France, qui en fit une application suivie contre les phénomènes dus à la castration. Puis vinrent Chroback (*Centrabl. f. Gynaek.* 16 mai 1896), Muret (*Rev. med. de la Suisse romande*, juillet 1896), Mairet (de Montpellier), Thouvenaint, Jouin, Blondel, Hegar, Knauer, Seeligmann Gilbert, Jacobs (1898) ; Mond, Mainger, Landau

(*Berlin, Klin. Woch*, 22 juin 1896) et Muret employèrent les extraits d'ovaires contre les métrorrhagies et autres accidents de ménopause.

Contre la chlorose, les ont employés : Spillmann Etienne, Demange ; contre certaines maladies nerveuses : Nacke, Régis, Clément, etc. On peut citer les thèses de Gomès (Paris 1898). Le Breton, Toulouse et Marchand (Soc. Biol. 18 février 1899) présentèrent cinq observations de femmes épileptiques traitées avec succès par la médication ovarienne, malades dont les accès étaient en rapport avec l'aménorrhée ou la ménopause.

Le Breton considère le corps jaune comme une glande à sécrétion interne, et lui attribue la partie active de l'ovaire. Il considère l'ovothérapie, continuée longtemps, comme très rationnelle dans l'abolition partielle ou complète, subite ou graduelle, de la fonction des ovaires.

Jayle (août 1898), Seeligmann (juillet 1897), Delaunay (mars 1899), ont essayé avec succès cette méthode contre la maladie de Basedow chez les femmes.

Richter et Horschfeld (Soc. de méd. int. de Berlin, 8 novembre 1899) estiment qu'on doit essayer l'ovigénine, pour traiter l'obésité chez la femme, car l'oophorectomie chez les chiennes diminue la consommation d'oxygène, et l'administration d'ovigénine augmente les échanges gazeux.

Ils indiquent une action parallèle pour les testicules

R. Bell a essayé le traitement de fibromes utérins par l'*extrait de mamelle*. John Shober aussi (*Journal of obstetric*, février 1899), Reinert, Bazy et d'autres auteurs, ont essayé l'*extrait prostatique* contre l'hypertrophie de la protaste. ORAISON (de Bordeaux) (*Annales de la policlinique.* 1898) conseille l'emploi de l'extrait prostatique et de l'extrait des vésicules séminales contre l'hypertrophie de la prostate ; OPPENHEIMER (*Dermatologisches Centralblatt*) s'en sert contre la spermatorrhée.

*
* *

Substance nerveuse. — Dès 1889, BABÈS traita par les extraits de substance cérébrale et médullaire, des rabiques, des mélancoliques, des neurasthéniques. des épileptiques, etc.

CONSTANTIN Paul (16 février 1892) présenta le suc cérébral comme un nouveau tonique, à l'Académie de Médecine. CULLIÈRE, ALTHAUS, MONCORVO, QUEEN, ayant suivi la même méthode ne le considèrent que comme un léger stimulant.

BRIAND, médecin de la marine, dans sa thèse inaugurale en 1898, la considère comme une médication tonique. qui paraît surtout active dans les maladies caractérisées par l'épuisement, la fatigue intellectuelle et physique. La neurasthénie. l'épilepsie essentielles sont les maladies dans lesquelles la transfusion nerveuse s'est surtout montrée efficace.

Autres organes. — CROS (de Lamalou) a essayé le liquide *céphalo-rachidien* dans un cas de tabes.

Le *corps pituitaire* a été utilisé contre l'acromégalie.

L'extrait de *corps ciliaire* a été employé par DOR et DARIER dans un cas d'iridocyclite sympathique.

L'*extrait de cœur* (cardine) d'après HAMMOND est bon contre la faiblesse du myocarde.

Samuel HYDE propose un extrait de cartilages

articulaires et de membranes synoviales contre l'arthrite sèche.

Rate. — C'est Cousin (12 octobre 1894) qui a publié le premier les résultats favorables du traitement splénique dans la cachexie palustre. Puis Critzmann et Cohnstein (de Berlin) contre les accès paludiques. Wood, de Philadelphie, obtient des résultats excellents chez les anémiques et chlorotiques ; il traita même avec succès un goître exophtalmique. Berlioz a recommandé l'extrait de rate comme antitoxique et reconstituant. Jez *(Collège médical des docteurs de Vienne*, mars 1899) a essayé la rate d'animaux injectés de bouillons de culture typhiques, contre la fièvre typhoïde.

Moëlle osseuse. — Dixon Mann a essayé la moëlle osseuse chez deux chloro-anémiques et chez un hémophile, avec succès.

Fraser l'employait dans le cas d'anémie grave ; Bigger dans un cas de leucémie splénique, Barross idem, Goldscheider, de Berlin, dit n'avoir pas eu de résultat dans l'anémie pernicieuse et la leucémie grave. Combe l'essaya contre le rachitisme et eût des guérisons. Whart améliora une leucocythémie ; Billing, Dummond, Alexiew de Féodosia, Barrs ont aussi obtenu de bons résultats. Charrin et Chassevant ont eu du succès chez une métrorrhagique. Gilbert et Garnier ont aussi publié des résultats intéressants. Voinitsh (*Wratsch*, n° 49, 1899) a obtenu la guérison d'un cas de maladie de Werlhof.

Brown-Séquard avait préconisé l'extrait de ganglions lymphatiques dans la leucémie, mais on ne paraît guère l'avoir essayé. Snow (*Medical Presse and circule*) a obtenu des améliorations dans le cancer.

Reins. — C'est Dieulafoy et Renon (Soc. méd. des hôp. 1893) qui employèrent la première fois l'extrait glycériné de reins dans l'urémie suite d'anurie. Teissier et Fraenkel (*Provence médicale* 1894), Gilbert, Picchini, Donovein, Schiperowitch (chez 35 brightiques) eut des améliorations, Arnozan et Conzette contre les troubles de l'urémie. Bra l'a essayé dans l'épilepsie, Bosc et Mairet disent ne pas avoir eu de résultats.

De Lignerolles (*Echo médical de Lyon,* 1899) a traité avec succès la néphrite chronique avec du sérum de veine rénale de chèvre.

Thymus. — Le thymus a surtout été employé associé à d'autres glandes contre le myxœdème ou l'acromégalie.

Macalister et Pitres (*Gazette heb. de méd. et chir.*, 8 janvier 1899) eurent des améliorations dans des cas de myopathie pseudo-hypertrophique. Ruhston Parker (*British med. journal,* 7 janvier 1899) eut des améliorations dans le goître exophtalmique. de même Boisvert, de Québec (*Rev. méd. de Montréal,* n° 47).

Thyroïde. — Depuis les expériences de greffe thyroïdienne, faites chez un myxœdémateux en 1890 par Lannelongue, J. Murray (*British med,* janvier 1891) réussit contre la même affection par l'extrait de glande. Ce sont : Hertoghe (Acad. de méd. Belgique, 26 octobre 1895), Bourneville (Congrès des aliénistes, Bordeaux 1895 et Soc. biol. 1896), et Hock (*Wien med. Woch.* 1896) qui lancèrent la méthode. Hertoghe, (Acad. Belg. 30 mai 1896),

27.

Jouin (Soc. obst. et gyn. Paris. 11 juillet 1895). Leith Napier (*Presse méd.* 27 juin 1897) emploient cette glande en gynécologie contre les métrorrhagies et fibrômes utérins.

Puis on l'employa pour une foule de maladies ; il serait fastidieux, difficile, de citer tous les auteurs qui en ont fait usage dans ces cas, et contre le goître exophtalmique, contre l'adiposité, certaines affections musculaires, diverses psychoses, l'acromégalie, le psoriasis, le mal de Bright. l'artériosclérose; pour la consolidation des fractures, Quenu. (Soc. chir. 30 novembre 1898), les affections rhumatismales (Lancereaux, Acad. méd., 3 janv. 1899), la polyarthrite déformante (Claisse). le cancer, etc... Il y a eu des succès très variables, suivant le cas et le mode d'application de l'organe, et même des intoxications.

Capsules surrénales. — Les premiers essais furent faits sur la maladie d'Addison.

Foa, Pellacani, Zucco. Pitres. Boinet, indiquent le traitement comme nocif : Abelous. Langlois et Charrin. Chauffard, Darier, Marie. Galliard, etc., le préconisent comme indifférent. Dans un cas, Langlois a eu de l'amélioration, de même Maragliano, Faisans, Marie, Dieulafoy, Olser, Oliver, Lanson, Lloyd. Dupaigne. Hayem. Widal. etc. Il y a eu un seul cas de guérison, cité par Béclère.

On a essayé l'organothérapie surrénale contre :

La neurasthénie (Huchard). l'hystérie, le goître exophtalmique, ont été aussi combattus :

Le diabète insipide, Clarck (*Bristish Médical,* 1895).

Gilbert l'a essayé inutilement dans l'asystolie.

Dans les kératites et conjonctivites Bates et Dor (*Bristish Med.* 1895), l'ophtalmie, Frank Lewis (*Medical. Record*, 22 avril 1899).

Contre le rachitisme : Stoltzner (de Berlin, 1899). Dans la fièvre des foins, Cohen (de Philadelphie, 1898).

Pancréas. — C'est naturellement dans le diabète sucré qu'a été expérimentée pour la première fois, l'organothérapie pancréatique, par Comby (Soc. méd. hôp. 1892), Mackenzie (*Bristish Med. Journ.* 1893, 14 janvier), Neville Wood (*Brit. Med. J.* 1893), Remond et Rispal (Soc. biol. 1893) ; Battistini (*Therapeutische Monatshefte* 1893), Hale White (*Brit. Med. J.* 1893), Goldsheider (Soc. méd. Int. Berlin 1894), Lisser, Ausset, Combes, Vanni et Burgagli (*Il Margagni* 1895), de Cérenville, Gilbert et Carnot, etc. Les résultats ont été très variables.

*
* *

Foie. — Cet organe a été employé dans les maladies du foie par Dauriac, Combes, Vidal (de Blidah), Roger, F. Vidal (de Paris). Landouzy, Gilbert et Carnot surtout ont fait une étude complète.

Dans le diabète sucré par Landouzy, Gilbert et Carnot.

Comme anti-hémorragique, par Mulette, Gilbert et Carnot ; ces deux auteurs sont ceux qui ont le plus fouillé l'étude de l'action organothérapique du foie.

SPILLMANN (Cong. Méd. Intern. Lille, juillet 1899), revint sur la même question.

TRANTAS traite l'héméralopie par l'ingestion du foie (Soc. fr. d'ophtalmologie 1899).

J'ajouterai que j'ai employé les extraits de foie avec grand succès dans le lymphatisme où ils remplacent avantageusement l'huile de foie de morue.

Chez certains cachectiques cancéreux, et chez un lymphadénique, ils ont été des stimulants utiles quoique passagers.

Poumons. — Ceux qui voudront avoir l'état complet de la question de l'organothérapie pulmonaire, de la *pulmothérapie*, comme j'ai dénommé la méthode, n'auront qu'à se reporter à mon article paru dans la *France médicale*, en octobre 1898.

En 1894, DEMONS et BINAUD emploient avec succès le suc pulmonaire, dans une ostéo-arthropathie hypertrophiante, d'origine pneumique (*Arch. gén. de Méd.*, août).

Fin 1896, Félix BRUNET communique son intéressant travail sur le suc pulmonaire, où il donne un certain nombre de résultats encourageants. Dans le courant de 1897, je relate, dans un mémoire à l'Académie de Médecine et à la Société de Médecine de Paris (paru dans la *France Médicale*, en juin) les essais entrepris par moi, avec grand succès, dans une foule d'affections broncho-pulmonaires, et les beaux résultats obtenus par ma méthode de préparation. A signaler encore le fait de GRANDE (*Riforma Med.*, 10 février 1897) et ceux de CASSAET (au Congrès de Montpellier, avril 1898). Depuis j'ai continué mon traitement, de nombreux confrères l'ont essayé aussi avec succès, et m'ont communiqué leur résultats.

J'ai presque toujours réussi dans les affections broncho-pulmonaires simples ou infectieuses, et dans la tuberculose pulmonaire, à côté de quelques guérisons, j'ai eu de nombreux résultats encourageants. Augmentation des forces, retour de l'appétit, expectoration diminuée, changée et facilitée.

Dans certains cas, la fièvre tuberculeuse que rien n'avait pu arrêter depuis des mois (et même plus d'une année chez un malade), disparaît en huit ou quinze jours.

La coqueluche, toujours diminuée d'intensité et de durée ne m'a jamais présenté de complications.

Dernièrement, j'ai constaté sur mes enfants, comme je l'avais vu sur bien d'autres, la disparition complète (en 24 ou 36 heures) de laryngites à toux férine. J'ai même vu en deux jours, *sans aucun autre traitement* (à titre d'essai), disparaître chez mon aîné, une angine avec grosse fausse membrane sur une amygdale.

Je concluerai en disant que la pulmothérapie est le meilleur mode de traitement des rhumes qui disparaissent en quelques jours (même les plus tenaces) et forme le prophylactique, par excellence, de la phtisie pulmonaire, chez les personnes aux bronches faibles.

Comme addition, j'ajouterai que le Dr FAUVEL (*Gazette des hôpitaux*, n° 4, 1899) a essayé le traitement de la tuberculose pulmonaire par l'extrait physiologique naso-pharygien.

** **

Conclusions. — A la fin de cette revue rapide, forcément incomplète. des médications par tissus animaux, de l'antiquité à nos jours, nous pouvons nettement affirmer que l'organothérapie est la méthode de l'avenir. Si les résultats n'ont pas toujours été probants, s'il y a eu des divergences dans l'appréciation des faits et des pratiques, c'est que le plan n'était pas uniforme, la méthode semblant à moitié empirique et à demi-scientifique.

Si beaucoup de médecins répugnent encore à cette thérapeuthique c'est qu'on ne leur a pas encore montré la base solide sur laquelle doit s'appuyer la direction des essais, c'est que les produits qu'ils ont à leur disposition n'offrent pas une garantie suffisante comme constance de préparation et procédé d'extraction. Pour la première partie. j'espère que l'étude des fermentations et de la vie normale, a répondu, dans mon travail, aux désiderata ; la deuxième garantie sera traitée dans un chapitre suivant.

Il ressort aussi, de cette histoire, qu'il serait nécessaire d'étudier à nouveau, soit les propriétés globales des sucs de mombreux insectes. des sangs de beaucoup d'animaux. car, d'après les anciens qui leur attribuaient des propriétés merveilleuses, ils doivent réunir certaines qualités spéciales, probablement exagérées, mais qui n'en peuvent pas moins exister.

Voici, d'après moi. quels doivent être les emplois des différents organes préparés d'après les principes développés plus loin.

Le sang, qui possède des qualités différentes, suivant les espèces animales, renferme une partie de toutes les sécrétions du corps. C'est un bon tonique lorsqu'il est pris chaud à la saignée ; on s'y habitue facilement en commençant par celui du veau qui est salé et agréable. Il n'est pas si indigeste qu'on a bien voulu le dire, et rétablit l'estomac des anémiques. Prendre celui du taureau de préférence.

Les hémoglobines et produits similaires n'ont aucune valeur thérapeutique nette.

Le testicule, chez les neurasthéniques et les épuisés ; quelquefois dans certaines névroses. Essayer à nouveau le tissu érectile.

L'ovaire contre les troubles de la ménopause ou de la castration chirurgicale ; contre l'aménorrhée d'une puberté difficile. Il faudrait voir les effets de glande mammaire chez les nourrices fatiguées.

L'utérus et *la prostate* contre les fibro-myômes utérins, les métrorrhagies, les métrites chroniques.

Il y aurait lieu d'expérimenter à nouveau l'arrière-faix, auquel les anciens attribuaient la faculté de favoriser l'accouchement et que certaines peuplades (où les suites de couches sont rares) emploient toujours.

La substance grise nerveuse, contre les parésies, les troubes psychiques, la neurasthénie.

La rate, dans la splénomégalie sans cause connue, dans les hypertrophies d'auto-intoxication, dans le paludisme.

La moelle des os, dans les chloroses et anémies, dans le lymphatisme.

Les reins, dans les néphrites aiguës et chroniques ; dans l'urémie rénale. Utile dans la lithiase rénale.

Les capsules surrénales, comme vaso-constricteurs, chez les hémophiles, dans le purpura et les fièvres éruptives hémorragiques.

Il faudrait surveiller l'emploi et se méfier de l'intoxication.

L'employer aussi, avec précautions dans l'addisonisme.

Le pancréas nous fournit d'abord une sécrétion externe, la pancréatine, bonne contre les digestions intestinales difficiles.

A part le diabète sucré (lorsque sa cause est nettement pancréatique). il devrait servir dans les troubles intestinaux.

Le corps thyroïde, dans le myxœdème, l'obésité myxœdémateuse ; se méfier de l'intoxication.

Le foie est une des glandes qui doit nous donner le plus de résultats.

Il facilitera les digestions intestinales, les régularisera, combattra certaines constipations et diverses diarrhées.

Il sera utile contre les intoxications intestinales et les dégénérescences hépatiques qui les accompagnent, de même chez les buveurs.

Il combattra l'ictère catarrhal et la cirrhose hypertrophique ; il soulagera la cirrhose atrophique. Essayer dans la colique hépatique. Il augmentera les échanges organiques.

Je l'ai vu ramener pendant un certain temps, chez des cancéreux, l'appétit, qui était complètement perdu.

C'est un anti-hémophilique.

Enfin, je crois que c'est un des meilleurs traitements du lymphatisme. Pour moi, guidé par cette idée, que tous les succédanés de l'huile de foie de morue et les alcaloïdes qu'on en a extraits ont un effet thérapeutique nul, que, d'après le mode de préparation de ce médicament, il doit contenir des extraits du foie, que l'épuration diminue ses qualités avérées, j'ai attribué le rôle de l'huile de foie de morue à ces extraits ; j'ai pensé qu'ils seraient utiles pour remplacer cette drogue salutaire, et mes résultats ont dépassé mes espérances. J'ai fait l'essai satisfaisant sur ma fille, avec bien d'autres.

L'extrait hépatique doit être préféré à l'huile de foie de morue, il est plus énergique et moins écœurant, facilite la digestion au lieu de l'entraver.

*
* *

Estomac et Intestins. — La pepsine nous sert déjà pour les estomacs paresseux ; il y aurait lieu d'employer les extraits d'organes des oiseaux, du coq ou de la poule.

Les extraits d'intestins devraient combattre utilement les diarrhées et les dysenteries. Nous avons vu que les anciens s'en servaient, mais ils employaient surtout des matières fécales à cet usage ; procédé qui nous semble répugnant et antiphysiologique.

C'est une erreur, il est démontré que les matières fécales sont, en majeure partie, le produit de la sécrétion de la muqueuse intestinale, par conséquent, contiennent des sucs physiologiques de cette membrane et peuvent avoir un résultat thérapeutique. Je ne proposerai pas cette médication dégoûtante, par les excréments, mais je préconiserai les extraits intestinaux préparés proprement.

Je les prônerai vivement dans les affections cutanées d'origine intestinale, et elles sont nombreuses. Dans la *France médicale* (fin décembre 1899), j'ai montré que les médications par levure de bière, que l'on a trouvées utiles contre les furoncles, certaines maladies de peau, et les diarrhées, étaient en faveur de cette manière de voir, l'invertine étant un produit de l'intestin, comme de la levure de bière, c'est une zymase agissante.

Le poumon sera employé contre les rhumes, bronchites, etc. Dans les broncho-pneumonies infectieuses, contre les laryngites striduleuses et croupales (il y aurait lieu de voir dans la diphtérie), contre l'asthme bronchique, contre la tuberculose pulmonaire (non la granulie) chronique, contre la coqueluche.

À la fin de ce chapitre, nous dirons avec GILBERT et CARNOT (Congrès de Montpellier, avril 1898) :

« L'utilisation thérapeutique des tissus animaux » doit être mise en parallèle avec l'utilisation thé- » rapeutique des végétaux. »

Au chapitre suivant, je dirai que l'organothérapie doit passer avant la végéto-thérapie et la minéro-thérapie.

CHAPITRE VI

LA VIE AGENT THÉRAPEUTIQUE

> « Rien n'est la proie de la mort
> « Tout est la proie de la vie. »
> (A. Béchamp).
> La vie ne se transmet que par la vie.
> La thérapeutique doit être le transformisme vital.

Ire PARTIE. — *La vie thérapeutique animale*

Nous avons vu dans l'introduction que la vie est d'autant plus active qu'elle est plus extériorisée et qu'elle est d'autant plus délicate. C'est dans cès conditions qu'elle se communique le plus facilement et qu'elle sert de modificateur actif. Nous devons donc nous servir avant tout, contre la perturbation vitale, des agents vitaux les plus actifs et les plus en rapport avec notre organisme.

N'oublions pas que quelle que soit la force vitale employée, suivant l'idée de Paracelse « tout est poison et tout vie, et qu'il n'y a qu'une question de plus ou de moins », elle peut donc être salutaire ou néfaste, il faut la doser suivant l'individu à soigner. La thérapeutique n'est qu'un transformisme vital qui doit être en rapport avec les besoins.

C'est l'homme qui doit être le premier agent médicament, non comme brute, mais comme être spirituel qui représente la vie manifestée sous la forme la plus exquise. Le médecin est la drogue la plus utile au malade, je pourrais même dire la seule vraiment intensive, quoiqu'un garde malade sympathique et intelligent fasse quelquefois beaucoup plus que lui. C'est la force morale active qui prime tout, que l'on désigne sous le nom de suggestion, et qui s'intensifie dans les phénomènes d'hypnose. De même qu'un orateur rayonne dans la foule par l'extériorisation de son idée, de même le médecin vraiment digne de ce nom, doit rayonner la vie chez ses malades.

Hippocrate et l'École de Salerne nous enseignaient que le médecin doit être bien mis et surtout d'une santé épanouie, pour attirer la confiance du malade ; l'idée est excellente mais examinée à un autre point de vue que celui sous lequel on la traduit ordinairement ; l'épanouissement de son état sanitaire doit servir à la diffusion de la force vitale active.

Le docteur qui ne fait pas seulement un métier de son art, mais qui l'exerçant avec amour se montre plein de sollicitude pour ses clients, est une force extraordinaire qui se communique et sert à leur rétablissement, mais à son détriment personnel ; il s'use rapidement. Au contraire, le médecin malade, souffrant, peu communicatif, malgré tout son savoir, n'est qu'un adjuvant secondaire.

J'ai vérifié bien des fois ces données dans ma pratique ; les jours où je peinais de douleurs lom-

aires ou néphrétiques, mes malades allaient tous
plus mal et ma visite perdait de son efficacité ; au
contraire, lorsque j'arrivais le visage épanoui, tout
allait pour le mieux à ma sortie. Il y a un rayonnement morbide, comme il y a le rayonnement
vital ; de même qu'il y a une contagion nerveuse,
il y a une contagion matérielle non figurée, mais
très réelle.

**

On a la pernicieuse habitude, dans le corps médical, de traiter de charlatans ou de fous, ceux qui
s'écartent de la médecine officielle (laquelle se
charge souvent de propager les erreurs et d'étouffer
la vérité), ceux qui découvrent des lois nouvelles.
Il y a aussi un mélange de crédulité bizarre allié à
un septicisme irraisonné, qui fait que l'on nie certains faits embarrassants et obscurs et que l'on
accepte avec enthousiasme des idées fausses qui
semblent reposer sur des bases mathématiques,
dont on a négligé de s'assurer la solidité.

On nie les phénomènes de télépathie ou autres
d'ordre psychique sous prétexte qu'ils ne sont pas
tangibles, démontrables mathématiquement ou se
rapportant aux lois physiologiques courantes, et
l'on ne s'inquiète pas, si la soi-disant chimie vitale
enseignée, dont nous ne connaissons que les produits extrêmes, n'est pas une hypothèse à titre
égal.

L'histoire de l'hypnotisme devrait cependant
tenir en garde contre une incrédulité de mauvais
aloi ; elle nous montre aussi que souvent l'idée ne
se propage pas parce que ce n'est pas un *maître*

qui en est le promoteur. Il est prudent de se garder
d'un enthousiasme irréfléchi, autant que de ne pas
manifester un septicisme accompagné d'injures ou
d'épithètes malsonnantes.

Il n'y a point de vrai que ce qui est tangible, la
pensée se manifeste en nous d'une façon incompréhensible et ne nous permet cependant pas d'en
douter. Quand nous voyons certains êtres inférieurs,
pourvus de sens spéciaux leur permettant de saisir
des faits qui nous échappent, de recueillir des
impressions qui nous sont inconnues, pouvons-
nous nier que dans l'espèce humaine il n'y ait des
individus doués de qualités spéciales, plus extériorisés que nous, formant une tendance évolutive
vers l'avenir. Combien de ces fous géniaux, de ces
incompris, rentrent dans cette catégorie ; leur cerveau (je laisse de côté les lésions pathologiques) est
plus délicat que le nôtre et saisit des phénomènes
hors de notre portée vulgaire ; ils ont une intuition
de faits qui ne seront démontrés que dans les siècles futurs, ils sont en avance.

Paracelse et Van Helmont ont été de cette classe
d'individus, et les philosophes grecs nous ont laissé
des théories que nous reprenons successivement,
en les appuyant sur des expérimentations que nous
croyons irréfutables. Ces sauts alternatifs, sur des
idées tour à tour abandonnées ou reprises, sont une
cause de progrès. Était-il fou ou précurseur, celui
qui a dit : « Avant que la fin du monde arrive, un
» grand nombre d'arts qu'on regarde généralement
» comme les œuvres du diable et des vice-hommes,
» se dévoileront aux yeux de tous, et alors on
» reconnaîtra que la plupart de ces effets dépendent

» des forces naturelles. (Paracelse. *Philos. ma-*
» *gna*) » ?

*
* *

Revenons à notre expansion de santé ou de
maladie, que je caractérise par la dénomination
d'*extériorisation vitale*, que d'autres nomment
magnétisme animal, ou force vitale (BARADUC) ou
électricité vitale (FOVEAU DE COURMELLES). Je répéterai avec LODGE et BARADUC : « La vie n'est pas de
» l'énergie, elle n'est ni chaleur, ni électricité, ni
» lumière. Elle peut les engendrer. »

L'histoire du magnétisme animal remonte assez
haut. L'action des aimants a été employée pour la
première fois par PARACELSE qui s'en servait contre
les hémorragies, l'hystérie ou l'épilepsie, il nommait ventre le pôle attractif, et dos le répulsif.

Au milieu du XVIIe siècle, TALBOR *(Birch His-*
tory, etc., vol. IV) ; J.-J. WECKER *(De secretis,* in-4°
Basil. 1667, lib. II). Pierre BORELLI *(Hist. et obs.*
physico-medic., cent. VI, p. 35) firent connaître
d'heureuses guérisons, surtout contre les céphalal-
gies ou les odontalgies, au moyen de l'aimant.

Au XVIIIe siècle, Guillaume KLARICH, HOLL-
MANN et KŒSTNER *(Gœttinger,* etc., année 1765)
constatèrent les mêmes effets, puis Christophe
WEBER, J. AUGUET, Philippe GESNER, de la CON-
DAMINE, et Jean-Daniel REICHEL ; puis vient Antoine
MESMER qui indiqua que l'aimant ne met en jeu
que le magnétisme humain. Depuis, les expériences
se sont multipliées et les faits ont été mieux étudiés.

Ces propriétés magiques des aimants devaient

nécessairement faire naître la théorie du magnétisme animal.

Van Helmont attribuait au magnétisme animal, la puissance des sorcières, le pouvoir de Saint-Hubert, celui d'individus sur d'autres, et faisait aussi entrer en ligne de compte l'influence de l'imagination. Les moyens qui agissent par sympathie avaient aussi la même cause.

Le père Athanase Kircher (*Magneticum naturæ regnum*, Amsterdam. 1667) considérait un magnétisme animal répandu dans la nature entière et lui attribuait la cause des propriétés des poudres de sympathie. C'est en effet au commencement du XVIIe siècle que naquit l'idée du magnétisme animal, qui fut propagée surtout ensuite par les Rose-Croix. Dans ce siècle, un soldat irlandais Valentin Gréatrix avait une renommée étendue par suite des cures qu'il obtenait par la simple apposition des mains. Guillaume Maxwell (*De medicina magnetica*, Francfort, 1679) défendit le magnétisme animal dans la propagation des maladies ; les cures tenaient à la communication des esprits qui adhéraient à tout ce qui se dégage du corps animal.

Au XVIIIe siècle, le magnétisme animal fit surtout fureur avec Antoine Mesmer, mais malheureusement il revêtit l'allure charlatanesque et servit d'exploitation éhontée, ce qui nuisit à l'essor scientifique.

La question est encore en enfance, actuellement ; mais il est certain que tous les organismes vivants de même qu'ils peuvent produire de l'électricité, agissent les uns sur les autres d'après une force inconnue. L'électricité produite par les corps vivants n'est pas la vie, mais une simple manifestation de cette vie. Rappelons l'expérience de cet électricien anglais (v. *Chronique Médicale*, 1896, p. 534), qui prit douze melons mûrs, les associa en batterie au moyen de fils de platine et obtint un courant assez fort pour actionner un timbre électrique.

Ce ne sont pas seulement les fluides et les solides qui nous font vivre, mais aussi un équilibre entre la réception et la déperdition de cet état cosmique qui constitue la vie, un équilibre entre l'orientation et la désorientation moléculaire vitale. De même nos humeurs et nos éléments anatomiques ne deviennent pas seulement malades par suite du contact d'un similaire, par homéopathie, mais par un trouble dans cet équilibre qui se traduit ensuite par des changements matériels. La contagion peut être purement cosmique.

La médecine officielle qui critique la force vitale et méprise les ouvrages qui en parlent, qui ne l'admet pas comme trop hypothétique, pourrait-elle nous dire si son style est plus clair et son esprit plus satisfait, lorsqu'elle traite de manifestation nerveuse un phénomène qu'elle ne peut expliquer?

La *psychothérapie* me semble donc le moyen de traitement supérieur par excellence ; l'être humain communique de par sa volonté, une partie de son extériorisation vitale, pour le profit de celui qui est déprimé.

*
* *

A côté de cette émanation vitale et intelligente, il y en a une autre inconsciente, connue depuis longtemps, puisque nous voyons le roi DAVID prolonger

28

sa vie par le contact du corps de deux jeunes vierges. Cette idée a traversé tous les siècles.

Galien nous dit : (*Meth. med.*. lib. vii. cap. vii) que rien ne contribue d'avantage à la bonne digestion que l'application immédiate du corps d'une personne bien saine à l'estomac.

Paul d'Egine (lib. i, cap. lxxii) veut que pour rétablir quelqu'un de refroidi et desséché, le meilleur des remèdes consiste à faire reposer un enfant bien sain et dodu sur l'estomac du malade.

Baillou et Sydenham employaient des méthodes analogues, comme Paracelse.

Boerrhaave racontait à ses disciples qu'un vieux prince d'Allemagne se ranimait en couchant entre deux jeunes filles et que l'effet fut si efficace qu'il fut bientôt prudent de faire cesser le remède. Nous avons vu (ch. i) que Cohausen et d'autres auteurs du XVIIIe siècle avaient repris cette idée.

Il est de notion vulgaire, qu'il est néfaste pour un enfant de le faire coucher avec un vieillard. Il y a gain d'un côté et déperdition de l'autre. Ne savons-nous pas, d'autre part. que chez les époux unis, des maladies non contagieuses se développent similairement, en particulier le diabète conjugal, la polysarcie, que les couples prennent fréquemment un facies et un tempérament commun.

L'idée populaire et traditionnelle qui implique à la femme menstruée une foule de maléfices. est une exagération de faits très fondés, certaines femmes, des névropathes surtout, peuvent troubler la fermentation vineuse. faire tourner les sauces, provoquer des phénomènes fermentatifs anormaux ; les personnes qui jouissent de cette propriété sont rares, mais elles existent, et c'est cette rareté qui a fait mettre les cas en doute. Je regardais aussi, anciennement, ces faits comme des fables, mais j'ai pu en observer quelques-uns dans des conditions telles que le doute ne m'a plus été permis.

D'ailleurs, plus on travaille, plus on apprend et observe, plus on découvre la fragilité des déductions scientifiques et la faiblesse du connu à l'inconnu. La science fait une faillite continuelle, surtout lorsqu'elle est officielle et ne sert qu'à l'intérêt des chefs d'École ; il n'y a que les esprits superficiels et les ignorants qui croient en sa suprématie.

Les animaux peuvent aussi communiquer une partie de leur animalité extériorisée ; de là l'usage des bains de sang et de lait chauds ; de là la puissance tonique incontestée de la viande crue et fraîche, communication vitale et non simple aliment (1) ; de là, l'action curative, contre les douleurs articulaires et la goutte, des bains d'entrailles d'animaux ouverts vivants, tant employés et vantés par les anciens.

Les bouchers et les charcutiers sont rarement sujets à la phtisie, les statistiques en font foi ; l'odeur et les émanations de la viande leur procurent une congestion viscérale constante, une surcharge alimentaire et vitale qui leur provoque des troubles digestifs et circulatoires fréquents, des phénomènes d'ataxie. Lord VERULAM (Bacon) en a produit des preuves historiques (*Hist. vitœ et mortis*, p. 300, édit. 8).

---

(1) Depuis la rédaction de cet ouvrage, Ch. RICHET a montré que dans la viande crue, c'étaient les plasmas solubles ou les ferments qui avaient le rôle le plus actif. Pour nous, ce sont les *zymases*.

Lutterbach, au milieu de notre siècle, dans son *Art de respirer*, énonce la respiration nourricière : « la respiration devient nourricière lorsqu'on aspire » des vapeurs nutritives : telles sont les vapeurs » qui s'exhalent des viandes fraîches, surtout de » celles fraîchement coupées, et des viandes fu- » mantes servies à table lorsqu'on aspire les va- » peurs..... Nous en avons la preuve par les bou- » chers, les traiteurs et les personnes qui. habituel- » lement, dépècent les viandes ; on les voit presque » toutes manger peu, prendre de l'embonpoint et » jouir d'une bonne santé ».

Je préconise vivement l'absorption de sang chaud vivant, dans l'anémie et les faiblesses accidentelles.

De la nourriture vivante générale, je passe à la nourriture organique spéciale. Son maximum d'intensité se trouvera lorsque la molécule vitale (microzyma normal) se présentera dans son milieu naturel, et c'est celle-ci qu'il faudra administrer ; cela explique pourquoi j'ai toujours employé le mot *organothérapie* et jamais celui d'opothérapie mis en vogue par Landouzy, car cette méthode ne met en usage qu'une très faible partie des zymases naturelles. c'est un moyen inférieur. Rien ne vaut l'usage de l'organe cru et vivant.

Après l'abattage de l'animal, l'organe subit rapidement des modifications, et il faut l'employer avant que le microzyma n'ait commencé son évolution bactérienne. J'avais pensé qu'à la rigueur, en isolant et en administrant les *zymases,* on pourrait obtenir des résultats comparables, mais après de nombreuses expériences et essais divers, je suis arrivé à cette conclusion que plus on touchait à l'organisation moléculaire vitale, même par des procédés purement physiques, plus on obtenait des produits inactifs, plus on les ramenait à l'état de vie latente, et nous savons qu'il faut un maximum d'extériorisation pour avoir un maximum d'effet.

C'est à peu près la conclusion de GILBERT et CARNOT, dans leur rapport au Congrès de Montpellier de 1898 ; lisez leur relation sur les différents procédés mis en œuvre pour avoir des extraits de foie et la différence des résultats pratiques, et vous aurez une autre preuve expérimentale conforme à la mienne.

D'autre part, l'ingestion d'organes frais, outre le caractère répugnant qu'elle présente à nos estomacs détraqués par les raffinements de l'art culinaire, présente un inconvénient d'ordre pratique qui est l'impossibilité d'avoir constamment sous la main le produit frais demandé ; il en résulte que nous devons en thérapeutique en rester à l'usage des extraits et, par conséquent, il faut envisager la méthode qui donne les plus actifs, les plus vivants pourrions-nous dire, et d'une conservation facile.

Je vais passer en revue les procédés qui me paraissent se rapprocher le plus des conditions désirées ; c'est la partie la plus importante de ce chapitre, car c'est en suivant ces indications, qu'on pourra espérer avoir des résultats concordants, très nets et capables de développer cette voie thérapeutique.

**

Il y a d'abord le choix des animaux. L'âge de la bête à abattre est d'une grande importance, et dans la majorité des cas doit se rapporter à l'époque où les organes considérés ont leur plus grande activité physiologique, c'est-à-dire lorsque leur développement est complet. Les testicules seront pris sur un animal adulte en état d'excitation génitale comme le recommandaient les anciens et après eux Brown-Sequard. Les glandes lymphatiques, le thymus, la thyroïde, seront recueillis sur des animaux jeunes, car leur activité se fait surtout sentir dans la période d'accroissement, je dirai de même du foie, la glande la plus volumineuse dans l'enfance, par rapport à ce qu'elle sera chez l'adulte. Le poumon sera récolté chez des animaux plutôt jeunes, car il se sclérose assez rapidement, et j'ai remarqué que les enfants réagissaient bien mieux à ses extraits que les personnes âgées.

L'espèce animale doit aussi entrer en ligne de compte, soit au point de vue analogique, ou physiologique et surtout pathologique. On choisira celles qui possèdent des organes dont la structure intime se rapproche le plus de celle de ceux de de l'homme ; les animaux engraissés pour la boucherie seront rejetés, car le développement forcé est antiphysiologique : il serait préférable de prendre des animaux sauvages ou à leur défaut ceux élevés en plein air. Gilbert et Carnot recommandent le foie du porc, pour la raison que cet animal vivant de résidus toxiques, son organe doit posséder un pouvoir antitoxique considérable.

Il faut aussi envisager les maladies dont sont frappés spontanément les animaux, et faire choix de ceux qui sont réfractaires aux maladies que l'on veut combattre. Pour le poumon, on se servira du mouton, (la chèvre vaudrait mieux, mais elle est d'un débit moins courant) qui vit en plein air et ne contracte pas facilement la tuberculose. Le bœuf et la vache seront toujours rejetés, de même que le cheval et l'âne qui arrivent à l'abattoir dans un état de vieillesse et de décrépitude marquées ; cependant le taureau fournira les testicules.

Enfin, et c'est une étude à faire presque complètement, certaines possèdent des qualités spéciales, particulières, qui permettent de les employer de préférence à d'autres pour usages précis. De plus, GILBERT et CARNOT (*loc. cit.*) recommandent : « On » a tout intérêt. par une gymnastique graduelle de » la glande, à exalter les fonctions que l'on veut » utiliser ensuite dans les extraits. » Je ne m'associerai que partiellement à cette donnée, car si l'excitation physiologique est exagérée, les produits n'ont plus la même qualité ; il est préférable de choisir des sujets où la fonction est développée naturellement d'une façon intensive.

De la sympathie des organes (comme disaient les anciens) prouvée par la physiologie, certaines sécrétions sont favorisées par celles d'autres glandes, de là des accouplements thérapeutiques que recommandent les mêmes auteurs (rate-pancréas, pancréas-foie, rate foie), j'ajouterai le plus important, foie-poumon, dans la tuberculose pulmonaire et contre les bronchites à répétition des sujets lymphatiques.

**

Lorsqu'on a fixé son choix et recueilli l'organe, entre alors en cause la *considération la plus importante*, la *préparation* des extraits devant remplacer la glande fraîche. Ce mode de mise en état variant actuellement dans la pharmaceutique et étant soumis à l'arbitraire, il se trouve que la plupart du temps on est en présence de produits peu actifs. Ce que nous avons dit des *zymases*, doit nous mettre sur la voie d'une technique supérieure, j'y ajoute la condition de la présence des microzymas non évolués vers la forme bactérienne ; mais à l'état de repos.

D'abord, toute préparation où s'emploiera la chaleur devra être rejetée ; il est rare qu'au-dessus de 60 degrés, les zymases ne soient pas détruites, et une température supérieure à la normale du corps modifie déjà leur action.

Les extraits alcooliques, qui précipitent justement les zymases, sont inactifs et ne contiennent que des substances alcaloïdiques de peu de valeur.

Les extraits aqueux n'enlèvent pas la totalité des principes actifs.

Les extraits, suites de digestions peptiques, pancréatiques ou papaïniques, sont en suspicion, car les ferments employés peuvent en annihiler d'autres.

Les extraits salés, glycérinés ou par sérum artificiel ont beaucoup plus de valeur, mais leur conservation est difficile et leur goût désagréable.

Tout produit passé à la bougie filtrante sera rejeté, car les zymases ou les matières albuminoïdes actives sont arrêtées ou considérablement modifiées par ce passage, et en effet, les extraits préparés de cette manière (qui sont peut être les plus employés) n'ont que peu de valeur thérapeutique.

Le desséchement et la mise en poudre (très en faveur dans l'antiquité) forment un des procédés les moins mauvais. Il ne pourrait être recommandé que si l'on était sûr que la dessication a été rapidefaite dans le vide avec une pulpe étalée en présence de corps desséchants et à basse température, pas cependant abaissée au point de détruire la vitalité des microzymas.

J'ai perfectionné mes premiers procédés pour extraire les zymases pulmonaires et hépatiques (*pulmozymases* et *hépatozymases*), les mettre sous une forme agréable et essentiellement active, activité que je puis mesurer relativement par une réaction chimique ; ce sont ces données que je vais signaler et recommander.

Le perfectionnement apporté, outre l'avantage de donner un liquide plus agréable à prendre, plus digeste, fournit sous un volume beaucoup moindre une énergie thérapeutique plus grande, comme je l'ai vérifié sur des malades. Mes *pulmozymases* contiennent en plus de la *mixture pulmothérapique* préconisée dans mes premières publications, une zymase intervertissante, une somme de matières albuminoïdes notablement plus élevée, et une *dose zymasique* générale plus considérable.

Traube, nous l'avons vu, avait en 1858, remarqué que les zymases décomposaient l'eau oxygénée, et Béchamp se servait de ce liquide comme réactif dans l'étude des microzymas. J'ai eu l'idée de l'employer comme dosage relatif de la valeur des diverses préparations d'un même organe : l'activité est proportionnelle (pour des quantités d'extraits correspondant à un même poids de tissu frais) à la quantité d'oxygène dégagé. Des divers produits du commerce, de la mixture pulmothérapique et de mes *pulmozymases*, ce sont ces dernières qui ont dégagé des quantités d'oxygène de beaucoup supérieures aux autres ; les extraits glycérinés injectables, sont très peu actifs.

La méthode d'extraction est la conciliation de deux procédés, l'un dû à BÉCHAMP et relaté dans sa communication à l'Academie des Sciences, en 1879, au moment de la discussion entre BERTHELOT et PASTEUR (v. ch. II) ; l'autre employé par BUCHNER, pour obtenir les zymases alcooliques (*loc. cit.*). Le plus difficile est d'obtenir la conservation longue du produit, beau liquide agréable au goût ; on y arrive par addition de sucre (pendant l'extraction) et de quelques gouttes de chloroforme.

Ces préparations qui s'emploient à des doses qui correspondent suivant les cas, entre quatre à six grammes d'organes frais (*pro die*) sont d'une grande efficacité dans les cas relatés plus haut (v. ch. v.).

***

Etant donné le mode de préparation, il s'ensuit que la seule voie d'absorption première est le tube digestif, soit par ingestion stomacale, soit par lavement.

Pour moi, ce doit être la seule employée, car par n'importe quel procédé d'extraction, on obtient des produits alcaloïdiques, résidus du fonctionnement de l'organe, produits essentiellement toxiques. Les injecter dans le système circulatoire, c'est dangereux pour le patient ; au contraire l'ingestion les force à circuler par le foie où ils sont détruits, tandis que les zymases restent agissantes.

Comme exemple je prends encore le poumon. F. Brunet et les auteurs qui ont essayé le *suc pulmonaire*, qui est cependant la forme d'extrait la moins active en thérapeutique, ont obtenu avec peu de liquide, des poussées hémoptoïques que je n'ai jamais vu se produire par mes préparations, qui donnent pourtant des résultats thérapeutiques de beaucoup supérieurs. Ne savons-nous pas que Brown-Séquard, Richet, Rouquès, Bouchard et Charrin, etc., trouvaient toxiques tous les organes administrés par la voie sous-cutanée. Ces liquides débarrassés (par la filtration sur porcelaine) presqu'entièrement de leurs albuminoïdes actives, conservent la plupart de leurs leucomaïnes nocives, des alcaloïdes, d'où leur danger. Par l'estomac rien à craindre, le foie veille au péril.

Les Allemands, grands amateurs de chimie et continuateurs de Paracelse, essaient de trouver les quintessences des organes, et leurs albuminoïdes plus ou moins modifiées par la brutalité des agents chimiques ne valent rien en thérapeutique. La thyroïdine de Baumann, et les thyro-iodine ou iodo-thyroïdines, dont ils nous inondent par la réclame, ne sont pas spécifiques. J'ai déjà dit que mes expériences me conduisaient à trouver que plus un produit était manipulé, moins il valait et que Gilbert et Carnot étaient arrivés à des combinaisons analogues ; c'est la vie de l'organe qui ne doit pas être amoindrie.

Avoir le plus de zymases actives voilà l'idéal chimique, et le plus de microzymas normaux, ce qui est le but physiologique. Or, zymases et microzymas sont d'une fragilité remarquable et ne restent intacts qu'avec des procédés mécaniques. La chimie leur est néfaste.

****

Nous pourrions faire rentrer dans l'organothérapie la *transfusion sanguine*, qui peut avoir lieu d'homme à homme ou d'animal à homme. Les résultats des opérations faites dans le premier cas, qui nécessite un matériel tout spécial, difficile à manœuvrer pour éviter les coagulations et les embolies qui seraient dangereuses, ne semblent pas avoir été en rapport avec les difficultés opératoires. Il y a de plus le péril d'une affection latente chez l'individu qui fournit le sang, soit syphilis, tuberculose ou autre modification générale. Ce n'est donc pas un procédé pratique et à recommander.

Quand à la transfusion d'animal à homme, les recherches des physiologistes nous en ont montré le danger, par suite de l'action dissolvante exercée sur les globules sanguins par le sang d'un être d'une autre espèce. C'est une méthode à rejeter.

La *sérothérapie normale*, soit par injection sous-cutanée, soit par transfusion péritonéale ou autre, est plus rationnelle. Les travaux de Ch. RICHET, HÉRICOURT et BERTIN, etc., montrent que l'on peut espérer des résultats en choisissant ses espèces animales, mais elle offre des dangers de même ordre que ceux fournis par les extraits animaux et je ne la recommanderai que par ingestion stomacale. Le sérum contient une faible portion des zymases spéciales sécrétées par chaque organe, mais son action n'a pas la valeur ni la puissance de l'organothérapie. Ce n'est pas un procédé de choix.

Je ne préconiserais l'injection sous-cutanée que dans certaines indications telles que, troubles gastriques et intestinaux violents, intolérance stomacale ou rectale, adynamie, ou encore lorsqu'il faut agir rapidement.

MOREL-LAVALLÉE (Soc. fr. de dermatologie, 9 juillet 1891), a observé à la suite de la sérothérapie normale, une fois une urticaire massive, géante, laissant des ecchymoses longues à disparaître ; une autre fois, des palpitations, de la dyspnée avec diminution d'urine et hématurie, phénomènes congestifs qui doivent contre-indiquer l'emploi de la méthode, surtout dans les cas de tuberculose où l'hémoptysie est à craindre. On sait d'ailleurs que DEBOVE et CATRIN (Soc. méd. des hôp., 22 mars 1895) ont aussi signalé des élévations thermiques à la suite de simples injections sous-cutanées de sérum artificiel.

BÉCLÈRE, CHAMBON et MÉNARD (Soc. méd. des hôp., 15 janvier 1897) disent que le sérum de cheval peut contenir des substances chimiques nocives à l'espèce humaine et à l'espèce bovine. BONHOFF (*Berlin. Klin. Woch.*, 1er février 1897) dit que le sérum de cheval peut transmettre la morve qui est à l'état latent. ARLOING (Soc. de méd. de Lyon, 22 mars 1897) annonce que de faibles doses de sérum répétées peuvent amener des troubles de développement chez les jeunes animaux, etc.

Ces effets nocifs du sérum normal, qui se produisent chez des animaux sains d'espèce différente, ne doivent-ils pas nous engager à la prudence lorsque nous sommes en présence de malades, individus à organes lésés. Les manifestations de fièvre, d'érythèmes, d'hématuries, de néphrites, doivent faire rejeter les injections sous-cutanées de sérum, d'autant que la voie stomacale donne les mêmes résultats et que l'organothérapie est notoirement supérieure.

N'oublions pas non plus, que les injections de sérum artificiel même, produisent des résultats semblables quoique moins dangereux, que, HUTINEL et d'autres auteurs ont montré qu'elles réveillaient des tuberculoses torpides. LABBÉ (Soc. de biol.. 22 janv. 1898) a démontré qu'à la suite de ces injections l'oxyhémoglobine descendait du taux normal 12 à 14 0/0 à 8 et 9 0/0. Moi-même, j'ai obtenu chez des animaux, des hématuries à la suite d'injections sous-cutanées d'eau pure.

Souvenons-nous donc du premier devoir du médecin : « Non Nocere », et à part les cas *d'extrême urgence*, n'employons pas ces moyens qui donnent un léger résultat immédiat sous préjudice d'accidents graves à distance, car je considère un rein lésé, même momentanément, comme une épée de Damoclès.

Si nous passons maintenant à la *sérothérapie toxique*, je la condamne formellement, et je vais justement m'appuyer sur celle qui semble donner le plus de satisfaction, la *sérothérapie antidiphté-rique*, car le sérum de Marmoreck n'a jamais servi qu'à tuer de pauvres femmes qui auraient facilement guéri par les méthodes simples, et les autres sérums ont fait un four complet. Cela n'empêche pas la vogue, sous l'influence des idées théoriques propagées par certain établissement, d'aller crescendo, car la presse médicale d'un *ordre spécial* et la presse politique sont payées pour entretenir l'enthousiasme.

Le XIXe siècle, *saigné à blanc*, au début, sous l'influence de Broussais, finit par *être virulisé à fond* sous celle des théories microbiennes. Il y a là un danger social qu'il est bon de révéler et il faut prouver que l'engouement que montrent, *de bonne foi*, beaucoup de praticiens, ne repose que sur des trucages ou une interprétation erronée des faits. D'ailleurs, beaucoup de médecins n'emploient déjà plus le sérum de Roux que dans les cas désespérés et la mortalité ne leur semble pas diminuée pour ces cas.

Tout d'abord de ce que nous avons dit de la sérothérapie pure et de ses dangers, nous devons fatalement conclure que l'injection d'un sérum toxique par lui-même, doit être bien plus dangereuse quand on a renforcé sa toxicité par un poison étranger, lorsqu'on l'a pris sur un animal rendu malade.

Vous me direz que d'après les derniers perfectionnements, on élimine la toxine et il ne reste plus de poison, mais une antitoxine (?) Qu'est cette antitoxine ? Un composé du genre diastasique fabriqué par l'animal réagissant contre la maladie inoculée, ou mieux comme nous l'avons montré au chapitre III, une *zymase* qui se rencontre à faible dose à l'état normal chez l'animal et qui est produite en plus grande abondance dans ces circonstances. Alors, à quoi bon employer cette méthode et ne pas administrer les extraits organiques de cet animal, à dose suffisante (en supposant que la théorie microbienne de l'infection diphtérique soit exacte) pour neutraliser votre poison diphtérique ? Donc, votre doctrine même conduit à l'organothérapie, laquelle n'est pas dangereuse.

Pourquoi aussi, avec votre sérum, employer la voie sous-cutanée, alors que la voie stomacale donne les mêmes résultats ? Est-ce pour continuer la tradition des médecins de Molière, représentés toujours la seringue à la main ; la vôtre diminue de calibre vous servant à tout, au diagnostic aussi bien qu'au traitement ?

Il y a un résultat que je ne conteste pas, si je nie le final, quoiqu'il ne soit pas constant, c'est pour le sérum antidiphtérique, la propriété de dissoudre rapidement les fausses membranes, action très appréciable, mais qui n'empêche nullement le cours de la maladie, au point de vue général. Ce fait a été, pour beaucoup, je dirai même pour tous, une preuve de l'énergie thérapeutique, tandis qu'il n'est qu'une phase accessoire ; le mécanisme n'en est pas moins utile. Cette action est tout simplement due au sérum naturel, car la sérothérapie pure produit les mêmes résultats, et bien d'autres extraits organiques probablement. J'ai cité le cas de mon fils, chez lequel l'extrait pulmonaire fit dissoudre en peu de temps une fausse membrane amygdalienne.

***

Dès les premiers temps, LEGENDRE, GAUCHER, HUTINEL, VARIOT, etc., signalérent une foule d'accidents produits par le sérum antidiphtérique, tels qu'érythèmes, troubles cardiaques, arthropathies, fièvre, vomissements, voire même abcès, et des cas de mort assez rapides, alors qu'à l'autopsie les voies respiratoires supérieures ne présentaient pas d'indices suffisants pour incriminer une obstruction mécanique.

Le cas le plus fréquent était l'albuminerie ; on en a voulu rejeter la cause sur la diphtérie, maladie dans laquelle elle accompagne la gravité, mais dans les faits cités le rein n'était pas lésé antérieurement et l'albumine s'était montrée rapidement après les injections ; il n'y avait pas de doute sur la cause. Depuis, un mot d'ordre a été donné, on ne signale plus ces intoxications et cependant elles se produisent toujours ; je rappelle seulement le cas le plus retentissant, celui qui tua dernièrement l'enfant d'un professeur de Berlin.

On ne saura jamais le nombre des victimes faites au début, alors qu'on assurait faussement que l'injection était préventive, que pour le moindre mal de gorge même sans malaise et par mesure de précaution, on virulisait les pauvres enfants ; on jouait de la seringue en virtuose aux dépens de l'humanité. C'est devant ces accidents, que par prudence diplomatique, l'Institut Pasteur a enlevé l'étiquette préventive qui aurait été fatale à la méthode tout entière ; actuellement on met tous les désastres sur le dos de la maladie et la farce est

jouée. Cela rappelle le diagnostic fait par GRAN-
CHER, sur un petit rabique, mort après inoculation
pastorienne qui fut étiqueté méningite.

Je connais un cas d'enfant atteint de rougeole,
mort dans les bras d'un de ces PURGON qui trouvait
de la diphtérie à nombre d'enfants, et pour lequel
la toux férine signifiait croup; la victime avait
expiré quelques heures après l'injection, et le frère
allait subir le même sort si je n'avais été appelé
dans l'intervalle.

J'ai vu des enfants, placés dans des milieux
malsains, atteints de petites angines pultacées
légères, ne durant généralement que quelques
jours, que j'envoyais à l'hôpital pour les soustraire
au manque de soins des parents, que l'on inocu-
lait préventivement et qui, quelques jours après
devenaient bouffis, albuminuriques et restaient
chétifs, malingres, alors qu'auparavant ils pous-
saient bien.

Risquer de léser les reins d'un patient pour un
bénéfice illusoire, est une action criminelle car
c'est abréger la vie de l'inoculé. Il est vrai que
maintenant le praticien a la main forcée; la presse
politique stylée et payée, a répandu le bruit que
le sérum était souverain et vous ne pouvez plus
vous dérober à cette nécessité, la famille en cas de
refus vous traînerait devant les tribunaux après
vous avoir abandonné et vilipendé; lorsque l'enfant
meurt, malgré l'injection qui pour le peuple doit
toujours donner un bon résultat, on accuse le praticien d'avoir inoculé trop tard.

Il reste un moyen que j'ai souvent employé,
c'est de ne pas dire que le malade est atteint de
diphtérie, vous n'épouvanterez pas les parents et

l'entourage, vous guérirez aussi bien votre malade si ce n'est mieux, et en annonçant que toute angine, même la plus légère peut être contagieuse, vous réaliserez facilement la prophylaxie et votre conscience sera satisfaite.

***

C'est pourquoi je considère comme un devoir d'éclairer les consciences à l'égard de la valeur du sérum antidiphtérique pour réagir contre cet état de choses. L'organothérapie combattra le mal plus efficacement et sans danger comme je l'ai expliqué. Si après avoir lu ce qui va suivre, où je démontrerai le jeu de la statistique, vous me traitez de réactionnaire ou de grincheux, et si vous continuez à admettre la valeur de cette drogue dangereuse, au nom de l'humanité, et dans l'intérêt de vos clients, je vous conjure de la faire prendre par l'estomac où elle ne causera pas grand désastre, et d'abandonner la voie sous-cutanée. Encore plus que le médicament, je combats le mode d'administration.

Je suis loin d'être seul de mon avis. Déjà en 1895, LENNEY BROWNE (Soc. britan. de laryng. 25 et 26 juillet) disait que l'effet des injections était surtout dû à une meilleure hygiène et surveillance des enfants dans les hôpitaux ; qu'à Londres, en retirant les décès ayant lieu dans les 24 heures de l'arrivée des malades, la diphthérie ne paraissait plus si maligne qu'auparavant, puisqu'anciennement à la méthode la mortalité n'atteignait pas 20 o/o.

En 1898, à la Société Impériale des médecins de Vienne, KASSOWITZ a dit ne point contester la diminution de mortalité absolue par la diphtérie, dans beaucoup de villes, depuis l'emploi du sérum: mais il a cru devoir faire observer que les défenseurs du sérum passaient sous silence un fait important, à savoir que, dans plusieurs autres villes, la mortalité était restée stationnaire ou avait même augmenté depuis l'introduction de la sérothérapie. D'autre part, l'examen des tracés graphiques de la mortalité absolue par diphtérie, dans les 25 dernières années, montre que l'on a déjà observé, à d'autres époques, des abaissements de mortalité plus considérables que ceux que l'on constate actuellement.

En Allemagne, le pays d'origine du sérum, le nombre des adversaires est considérable, mais la science est plus libre que chez nous et les dissidents ne sont pas insultés.

On a voulu nous prouver la valeur du sérum antidiphtérique à coup de statistiques, nous combattrons sur le même terrain en montrant les causes d'erreur. Pour avoir une idée de la véracité des tables de la ville de Paris, il n'y a qu'à considérer l'année 1890, où la grippe à donné un excédant de 5042 décès et la statistique n'en compte directement qu'à peine 250. Il faut rappeler qu'à cette époque, les hygiénistes en chambre ne voulaient pas d'épidémie, d'où le silence de la statistique ; malgré cela, on se rendit à l'évidence (par une note spéciale) dans la rédaction du bulletin paru plusieurs années après.

Ceci pour indiquer que les tables sont revisées

et confectionnées suivant les besoins de la cause.

Les maladies contagieuses ont de longues périodes où elles causent peu de décès, suivies d'autres où la malignité est considérable et c'est aux époques de décroissance que l'on annonce l'excellence des traitements qui coulent bas à la période d'augment. La fièvre typhoïde devenue assez rare à Paris depuis 1890, a repris son intensité ces deux dernières années, et cependant l'hygiène et l'eau sont plus satisfaisantes ; néanmoins le facteur hygiénique diminue de plus en plus la mortalité, ainsi que le bien-être. Ainsi la moyenne des décès dans les hôpitaux de Paris, qui était de 56202 pour la période comprise entre 1881 et 1890 n'est plus qu'au-des sous de 54000 et la population hospitalière s'est accrue dans des proportions considérables.

Tableau des décès pour la ville de Paris

Années	Dyphtérie	Rougeole	Scarlatine	Typhoïde
1889	1890	1220	173	1114
1890	1859	1532	228	723
1891	1531	1020	208	549
1892	1557	919	104	799
1893	1465	701	182	649
1894	1176	1020	164	773
1895	517	712	188	314
1896	527	695	178	291
Moyenne de 1865 à 1869.	541	3021	142	1009

Ainsi, à part la scarlatine qui reste à peu près stationnaire, nous voyons la diphtérie, la rougeole, la fièvre thyphoïde, diminuer dans des proportions considérables et d'une façon continue. La diphtérie en 1896 (les annuaires parus s'arrêtent à cette année), très diminuée (elle a encore décrû en 1897, 1898), n'a guère que la moyenne de 1865 à 1869, elle suit l'état sanitaire général. Du reste, les praticiens ont remarqué que ces dernières années, ils ne voyaient presque plus de diphtérie dans leur clientèle, et que les cas qu'ils observaient étaient rarement graves, ce qui suffit pour expliquer la diminution de la mortalité.

Celle-ci est d'ailleurs très variable ; ainsi même dans une violente épidémie locale qui sévit en 1874 et 1875, dans les trois communes de Bar-sur-Seine, Celles-sur-Ource et Mussy-sur-Seine, le Dr Sainton, sur 628 malades, n'eût que 80 décès, c'est-à-dire 12 0/0. Nous avons vu qu'à Londres, danst les hôpitaux, elle n'était guère que de 20 0/0, avan le sérum.

Voici encore un tableau de la statistique de Madrid, qui prouve qu'en 1894, près le sérum, la mortalité par diphtérie est plus élevée qu'avant 1882 ;

Avant 1882..	1882	1886	1887	1889	1981	1892	1893	1894
Au-dessous de 200....	587	1587	1041	763	514	287	196	263

Elle est intéressante en ce qu'elle nous prouve : 1° les variations énormes suivant les années ; 2° le jeu des épidémies qui s'élèvent brusquement en même temps que celles de Paris et diminuent progressivement de la même façon ; ainsi du nombre

1587 en 1886, elle descend en 1892 à 287, et l'on n'employait pas le sérum (1).

Mais où le jeu de la statistique intervient, c'est dans les entrées aux hôpitaux de Paris. Alors qu'il est manifeste que dans les clientèles médicales, on ne constate pas le tiers des cas de diphtérie d'il y a dix ans, nous voyons les hôpitaux de la capitale en accuser moitié en plus, au lieu de suivre la décroissance.

Tableau des entrées pour diphtérie dans les Hôpitaux de Paris

Années.	1888	1889	1890	1891	1892	1893	1894	1895	1896
Total...	1981	2136	1947	1851	1920	1882	2455	2278	2033

Ainsi aux époques actuelles où la diphtérie est rare, nous voyons indiquer beaucoup plus de cas qu'aux années 1888 ou 1889 qui ont été les plus meurtrières. Notons d'ailleurs qu'en 1894, malgré le sérum la mortalité hospitalière était de 837, plus élevée qu'en 1870 où elle fut seulement de 821. Ainsi d'après la statistique, nous verrions sous l'influence du sérum, croître l'épidémie du chiffre 1882 à 2455.

(1) J'ai pu me procurer les bulletins mensuels pour 1898, à Paris.

	Total	Hôpitaux	Bur. bienf.	Clientèle
Décès par diphtérie..	312	241	10	59
Admissions...		1519	51	

Il y a lieu de remarquer : une décroissance d'un quart dans les admissions, ce qui prouve la diminution continue de l'épidémie ; la mortalité 5 fois plus élevée dans les hôpitaux qu'en ville où le diagnostic ne se fait que pour les cas vrais, tandis que le rapport à la léthalité générale est à peine le 1/3 pour les hôpitaux.

C'est le moment de montrer la cause d'erreur qui fait prendre ces chiffres comme base.

*_**

Anciennement, les cliniciens ne considéraient comme angines diphtériques, que les angines croupales, à fausses membranes, toxiques à forme grave.

Aujourd'hui, on appelle angine diphtérique, toute angine où se rencontre le bacille de Loeffler que l'on suppose l'agent virulent. Or ce microbe se rencontre avec *toute sa virulence*, dans 15 o/o des cas de scarlatine, chez 25 o/o des individus bien portants (Heubner), même 40 o/o (Variot). C'est dire que les angines les plus simples, angines pultacées bénignes, sont cataloguées diphtériques, alors qu'anciennement on ne s'en inquiétait pas, d'où l'augment de la statistique. Ces cas qui guérissaient tout seuls (car pas plus qu'après le sérum, on ne voyait autrefois une angine bénigne revêtir subitement une allure grave), sont portés au bilan de la cure.

Ce qui écarte encore plus la statistique bactériologique de la clinique, c'est que parmi les formes mortelles, dans 25 o/o des cas d'angines toxiques, il n'y a pas de bacilles diphtériques ; ces angines à streptoccoques ou staphyloccoques sont distraites de la mortalité diphtérique ; de plus on catalogue sous une autre rubrique tous ceux qui meurent de complications.

Je dois ajouter que, *naturellement*, la méthode n'est pas logique. La première atteinte ne vaccine pas, au contraire elle détermine une prédisposition caractéristique, et les cas de récidives suivis de mort malgré la sérothérapie, (si ce n'est à cause ?) ne se comptent plus. Il est irrationnel de chercher à vacciner une maladie que la clinique nous montre favorisée par un premier accès. Il en est de même pour la tuberculose ; lorsqu'au moment de la première découverte de Koch, j'émettais cette opinion, on me regardait avec commisération ; quelques mois après, le vaccin homicide m'avait donné raison.

Conclusions. — Le sérum antidiphtérique est un remède dangereux ; sa valeur thérapeutique est loin d'être démontrée, la variation de mortalité rentre dans les diminutions périodiques des maladies épidémiques ; l'abaissement de la léthalité est aussi dû aux soins plus rigoureux donnés aux enfants mieux isolés auxquels on fait d'ailleurs suivre un autre traitement parallèle, à l'encombrement moins grand et à la substitution du tubage à la trachéotomie, dernière et précieuse ressource (1).

L'action indéniable que le sérum exerce *quelquefois* sur les fausses membranes, et non sur la maladie, est due aux zymases naturelles du cheval, ce qui nous conduit à employer et préconiser l'organothérapie à la place de la sérothérapie toxique. Nous avons vu (ch. III et V) que c'est probablement le poumon qui nous donnera le produit médicamenteux désiré.

Si nous passons ensuite à la *toxinothérapie pure* qui consiste à injecter des bouillons de culture atté-

(1) Lorsqu'on en arrive à la trachéotomie ou au tubage, ce qui est très fréquent, c'est que le sérum n'a pas eu d'action. La guérison fiscale est portée aux succès sérothérapiques.

nués, nous la rejetterons comme une aberration doctrinale.

***

Je préviens que je ne suis pas *antivaccinateur*, plus que je ne suis enthousiaste de la méthode Jennérienne ; j'ai vacciné deux de mes enfants sur trois, ce qui peut paraître bizarre, mais fait que j'expliquerai tout à l'heure.

La vaccination, après un siècle d'usage, n'a pas encore fait ses preuves, les épidémies sont plus rares, plus espacées, mais de plus en plus meurtrières. De même, la variolisation, certes plus efficace, pendant tout le siècle précédent n'avait pas non plus réussi à entraîner les convictions, et ce n'est pas l'exemple des pays Orientaux, où la méthode séculaire n'empêche pas les hécatombes épidémiques, qui tranchera la question. D'après Michea, les Hindous connaissaient la variole, l'inoculation et la vaccine.

La méthode est rationnelle, logique, puisqu'une première atteinte immunise dans la grande majorité des cas ; mais est-elle sans danger ? Voilà la question !

Sans parler de la communication de la syphilis écartée par l'emploi actuel de la vaccine animale substitué à la méthode humaine de bras à bras, je dirai que l'inoculation donne souvent la fièvre, détermine chez beaucoup de sujets une diathèse eczémateuse, et provoque dans 18 o/o des cas, d'après Falkenheim et Schnaase, la néphrite avec albuminurie.

Ce sont déjà des considérations à faire entrer en ligne de compte ; de plus, en interrogeant le présent et le passé d'un grand nombre d'enfants chétifs, dyspeptiques, strumeux ou tuberculeux, on constate fréquemment que chez eux la vaccine a donné lieu à une réaction intense et que les troubles généraux ont débuté peu de temps après. Ceci nous amène à envisager la question la plus terrible, celle de la relation de vaccine à tuberculose.

Une première crainte nous arrête, le vaccin est pris sur l'espèce bovine, qui, après l'humaine, présente la tuberculisation spontanée la plus fréquente ; d'autre part, il est démontré et admis par tout le monde que la variole est la maladie qui prédispose le plus à la tuberculose ; nous pouvons donc nous demander, la vaccine favorise-t-elle l'évolution tuberculeuse ? La clinique nous répondra.

RILLIET et BARTHEZ disaient : « Nous ne regar-
» dons nullement la vaccine comme une cause de
» tubercules ; nous constatons seulement que les
» enfants vaccinés meurent plus souvent tubercu-
» leux que non tuberculeux, et que le contraire a
» lieu pour les enfants non vaccinés. Nous en con-
» cluons que la vaccine favorise très probablement
» la prédisposition aux tubercules..... Sur 208 en-
» fants qui ont été vaccinés, il en est 138 qui sont
» morts tuberculeux et 70 non tuberculeux. Au
» contraire, sur 95 enfants qui sont morts sans
» avoir été vaccinés, il en est 30 seulement qui
» étaient tuberculeux et 65 qui ne l'étaient pas ».

Le Dr BOUCHER, dont les deux livres (*Entités Morbides* et *Origines Épidémiques*) sont à méditer par les esprits impartiaux et indépendants, attribue à la vaccine la forte recrudescence des épidémies en notre siècle, et l'augmentation sans cesse croissante de la tuberculose.

Combien de jeunes soldats nous sont renvoyés du régiment, en pleine évolution tuberculeuse, malgré les meilleures conditions hygiéniques du troupier et la sélection plus minutieuse faite par les conseils de révision. On ne peut guère invoquer la contagion dans un milieu semblable. KELSCH et d'autres cliniciens militaires, hygiénistes et épidémistes créés autrement que par le microscope ou le pouvoir officiel, la nient ; ils admettent l'éclosion de la tuberculose latente sous l'influence de la fatigue de l'assouplissement de la condition militaire, ce qui est vrai pour un certain nombre de cas ; mais la vie de soldat se mène au grand air, elle est toujours plus salutaire que la vie à l'atelier (en mettant à part la syphilisation et l'alcoolisme), elle renforce parfois les recrues, on ne peut donc lui mettre tous les cas sur le dos ; on peut avancer le motif des revaccinations répétées dont on abuse vraiment au régiment.

Les vaccinologues nous disent que le vaccin ne procure guère une immunité que pour quatre ou cinq années, d'autres prétendent même une période moins longue, ce qui nous met dans la douloureuse nécessité de nous faire viruliser d'une façon continue (sans avoir l'assurance de l'immunité), et à multiplier ainsi en nous les germes morbides.

Je considère la vaccination chez un individu sain, solide, comme peu dangereuse en général, mais il n'en est plus de même chez un enfant chétif ; la revaccination que j'ai tendance à rejeter en temps normal, quitte à l'employer en influence épidémique, me semble devoir être rigoureusement condamnée chez tout individu malingre ou d'un état général douteux, et surtout chez ceux qui ont eu une première vaccination à réaction trop vive.

*
* *

Encore, la vaccination contre la variole repose-t-elle sur des données cliniques, mais que dire de la *virulisation antirabique* ; du traitement d'une maladie rare chez l'homme et encore peu connue ? Il faut pourtant avouer que malgré toutes les statistiques, les résultats ne sont pas nuls mais désastreux. L'Institut Pasteur inocule une rage expérimentale à forme paralytique différente de la clinique ordinaire ; cette forme peu connue avant Pasteur (on en signalait deux ou trois cas dans le siècle) est fréquente chez les inoculés.

Je n'entreprendrai pas de démontrer ici, combien nombre de chiens dits enragés par les vétérinaires ne le sont pas (il n'y a pas de preuve autre que l'inoculation), combien de mordus par les chiens dûment enragés restent indemnes, comment sont établies les statistiques et comment en suivant les inoculés à leur sortie de la rue Dutot, on rétablit la vérité ; je renvoie au livre si bien écrit (malheureusement pas assez connu), par le Docteur LUTAUD (*Etudes sur la rage*. Paris 1891).

Dans le public même, les sceptiques sont nombreux, j'en ai vu un certain nombre me raconter comment des parents ou amis, renvoyés comme guéris de l'Institut Pasteur, mouraient rabiques quelques mois après, alors que des individus mordus par le même chien et restés chez eux, vivaient toujours. J'ai vu un client dont le père avait été dans ce cas, et qui avait une telle horreur de la seringue de Pravaz que je ne pus jamais lui calmer ses douleurs par une injection de morphine.

Je citerai seulement quelques exemples. Henri Moons, célèbre peintre d'Anvers, se trouvant chez un ami, le 3 mai 1887, fut mordu par le chien de celui-ci et en même temps que lui ; le propriétaire se cautérisa et resta en sa ville. Le peintre désireux de voir Paris, profita de l'occasion pour aller à l'Institut Pasteur. Renvoyé guéri, il mourut de la rage le 23 mai 1889, de rage paralytique expérimentale et les premiers symptômes s'étaient montrés au lieu d'inoculation et non de la morsure. L'ami n'eût rien. (Acad. de méd. de Bruxelles, 25 mai 1889). De là le dilemme : Ou le chien était enragé et la méthode de Pasteur ne vaut rien, ou le chien ne l'était pas, l'inoculation est alors un homicide.

Le docteur D..., agrégé de la Faculté de Paris, membre de l'Académie de Médecine, m'a conté le fait suivant : un chien mord trois personnes : 1° une domestique au bras nu ; 2° le cocher d'un médecin, à la jambe, à travers le pantalon ; 3° une autre femme. On veut envoyer les deux femmes à Paris, elles refusent, mais le cocher du médecin (triste avantage) est moralement forcé d'aller se faire inoculer. Résultats : les deux femmes restent indemnes, le cocher retourné soi-disant guéri, meurt quelques mois après de rage paralytique. Le même maître (très bon clinicien), m'a en même temps relaté l'histoire d'un confrère qui gratifia un de ses clients d'un tétanos dont il mourut, avec une injection de sérum artificiel, malgré toutes les précautions antiseptiques. On demande le microbe ?

Je termine cette première partie de la vie animale comme agent thérapeutique, par des exemples qui montrent qu'elle peut être un terrible agent morbifique.

***

II° Partie. — *La Vie végétale et la Vie minérale thérapeutiques.*

Les végétaux ont été de tous temps beaucoup plus employés en thérapeutique que les minéraux, par suite de la facilité d'approvisionnement, de la conservation aisée et de l'absorption commode. De plus, l'expérimentation était plus commode qu'avec les agents animaux et se rapprochait davantage de l'alimentation.

Mais ce genre de médicaments ne doit passer qu'après l'organothérapie, et le mode actuel d'emploi est complètement défectueux. Cette dernière idée, qui semble être un paradoxe, n'en est pas moins une vérité facilement observable en pratique et démontrable mathématiquement au grand étonnement de tous.

La vie végétale est parallèle à la vie animale ; il n'y a entre elles que des différences d'intensité, la prédominance de certains phénomènes sur les autres, de manière à permettre un balancemeut physiologique régulier des phénomènes de la vie organisée et de maintenir la constance du milieu.

L'action principale des échanges organiques, chez les végétaux, quoiqu'encore bien obscure, est cependant un peu mieux connue que chez les animaux et tout entière sous l'influence des zymases. Le maximum d'intensité de la médication sera donc obtenu, comme pour les organes animaux avec le moins d'intervention physique ou chimique dans les préparations. L'alcaloïde extrait de la plante est inférieur à son suc, au point de vue thérapeutique, comme je le montrerai plus loin, et ce n'est pas qu'une question de proportion, mais j'ajouterai que je suis partisan de la médication alcaloïdique, ce qui ne m'empêche pas de croire qu'il peut y avoir mieux.

* *

Nos ancêtres usaient surtout des végétaux à l'état naturel, soit comme de véritables aliments proportionnés, soit sous forme de sucs, ou de poudres provenant de la dessiccation. Les *Indous* administraient les plantes de trois maniéres : 1° sous forme de poudre sèche (*Kalbala*) ; 2° en infusion froide (*sitaha*) ; 3° en décoction (*strutaha*) ; ce sont ces méthodes qui se sont transmises jusque vers le milieu du XIXe siècle.

Les médicaments végétaux sont des aliments vitaux mais qui ont besoin d'être dosés suivant les êtres ; certains animaux mangent impunément et avec beaucoup de profit des végétaux toxiques pour d'autres, même en très petite quantité ; il y a là encore une adaptation spéciale de la force vitale végétale, proportionnée aux besoins de l'organisme. Cl. BERNARD, je crois, a montré que les lapins et les herbivores ont une immunité relative pour la belladone, tandis que les carnivores et l'homme y sont très sensibles.

Par leur mode d'emploi naturel, les anciens avaient ainsi reconnu aux plantes des qualités que les procédés employés plus tard dans leur étude devaient forcément faire méconnaître et traiter d'imaginaires.

En effet, aux ingestions en nature succédèrent les macérations, les infusions, les décoctions, qui tuaient la partie vivante de l'organisme végétal et n'en tiraient que des résidus de nutrition, car, en somme, les alcaloïdes qui sont quelquefois des matériaux de réserve, sont le plus souvent des déjections cellulaires au même titre que les alcaloïdes animaux, et la vitalité des excréments est minime.

Lorsque la chimie s'introduisit en thérapeutique sous l'influence de PARACELSE, les substances médicamenteuses furent encore bien plus torturées et leur emploi changea d'indication, car on trouva des propriétés nouvelles. Il y eût la même marche que pour l'organothérapie, mais au lieu de faire cesser l'usage comme pour la matière animale, il y eût plutôt recrudescence. C'est facile à concevoir ; chez l'animal, les résidus sont expulsés au fur et à mesure, les alcaloïdes sont modifiés avant d'être expulsés et dans les organes ils sont combinés avec les albuminoïdes que la coction ou les agents chimiques détruisent ou précipitent ; dans le végétal, au contraire, ils sont en réserve. Ces alcaloïdes extraits ainsi sont toxiques, produisent des troubles nerveux ou cardio-vasculaires qui peuvent combattre des états antagonistes, d'où la vogue sans cesse croissante et justifiée.

Cependant, il ne faut point oublier que les alcaloïdes extraits sont tout ou en partie artificiels et ne préexistent pas toujours à l'état naturel ; ils résultent souvent des modifications produites par les réactifs sur les matières albuminoïdes. Dès lors à connaître la forme active, il y a une énorme distance ; les produits en combinaison organique ont une action vitale qui n'existe plus dans les extraits où l'extériorisation est amoindrie.

***

Ce qui m'a conduit à cette notion, outre l'analogie avec la matière animale, c'est l'observation pratique. J'ai souvent observé, et j'ai interrogé des confrères qui ont confirmé mes remarques, que chez des cardiaques, dans de nombreux cas, la digitaline cristallisée ne me donnait aucun résultat tandis que si je revenais à la vulgaire macération à froid de feuilles de digitale, j'obtenais des améliorations considérables, toutes proportions gardées. J'en concluais que la digitaline dans la plante a une action autre que lorsqu'elle est isolée et je voulus calculer le rapport d'activité sous les deux formes.

On admet qu'un milligramme de digitaline cristallisée représente dix centigrammes de plante, en puissance thérapeutique ; or, le rendement de la digitale en digitaline est du millième, puisqu'un kilog. de digitale des Vosges donne environ un gramme de digitaline cristallisée ; donc dix centigrammes de digitale contiennent un dixième de milligr. de digitaline cristallisée et produisent le même effet qu'un milligramme de ce glucoside isolé. La valeur thérapeutique de la plante est donc dix fois supérieure à celle du produit pur extrait.

Voilà des preuves pratiques et des calculs contre lesquels ne pourront rien les chimistes. A quoi

donc tiennent les autres 9/10 d'activité ? En minime
partie aux autres produits, et surtout à la combinaison moléculaire vitale du produit dans la
plante. La démonstration est telle que personne
maintenant ne me traitera plus de paradoxal. Je
dirai même plus, dans les deux cas l'activité n'est
pas de même ordre, puisque dans certains cas la
digitaline est plutôt néfaste, tandis que la digitale
est souveraine.

On peut observer les mêmes faits et faire les calculs pour d'autres produits, par exemple entre le
suc d'aconit et l'aconitine cristallisée, etc.

Prenons le quinquina, son rendement moyen est
de 3 o/o ; or dix grammes de poudre naturelle forment une excellente dose comme fébrifuge et sont
supérieurs à un gramme de sulfate de quinine qui
correspond à environ 33 grammes de quinquina
pulvérisé ; ici la puissance est d'un tiers à l'état
isolé, en supposant (ce qui est exagéré) un autre tiers
pour les autres produits, il restera 1/3 dû à la combinaison moléculaire dans la plante. Bien mieux
ces dix grammes de poudre ne provoquent pas les
inconvénients du sel de quinine (à part la difficulté
d'absorption) et ils possèdent une action tonique
qui n'existe pas dans le produit chimique. La macération de bois de quinquina tient un pouvoir stimulant et apéritif qui fait défaut à l'alcaloïde.

Encore : la richesse de l'opium en morphine est
en moyenne de 10 o|o ; or cinq centigrammes
d'opium produisent un sommeil plus doux, aussi
profond, moins hallucinatoire et céphalalgique
qu'un centigramme de sel de morphine ; il y a là
une différence qui n'est pas due en totalité aux
autres produits de l'opium.

Conclusions : 1° L'emploi thérapeutique des plantes ne doit pas être basé exclusivement sur l'action des principes extractifs mais en grande partie sur leur action moléculaire vitale.

2° Pour connaître exactement les qualités des végétaux, il faudra expérimenter avec les sucs obtenus par expression de plantes fraîches, contenant les granulations moléculaires vivantes et les zymases semblables à celles des animaux.

3° En opérant ainsi, l'on retrouvera probablement les qualités de certaines espèces, énoncées par les anciens et méconnues par les modernes, soit intus, soit en applications extérieures. Je crois que c'est le moyen de révolutionner et renover l'art thérapeutique.

4° Les alcaloïdes, glucosides et autres produits définis ne seront employés que palliativement en des cas bien déterminés.

*

Je citerai un exemple : Bennett (*Journal de pharmacie*, 1887) dit que l'action irritante des orties n'est pas due à l'acide formique et que d'après Haberlandt (de Vienne) elle est due à une matière albuminoïde, sorte de ferment, détruite par l'eau bouillante et existant dans la poudre de plante desséchée à basse température. Les anciens, Zacutus Lusitanus, Sydenham, Chomel, etc., employaient l'ortie comme très bon anti-hémorrhagique, anti-hémoptysique, et en 1887 le Dr Florain, guidé par les idées de sorcières et matrones de village, reconnut son efficacité dans les métrorrhagies ; il faisait prendre dans du vin blanc quelques cuillerées du suc verdâtre obtenu par expression de l'urtica-dioïca ou du lamium album. D'ailleurs on sait que ces plantes sont vantées comme très nutritives et servent à l'engraissement des volailles et des porcs, à la surproduction du lait chez les vaches et les chèvres lequel gagne encore en qualité. Ce sont les sucs naturels qu'il faut employer.

Puissent ces données ouvrir une nouvelle voie de recherches.

Enfin les végétaux comme les animaux, ont une extériorisation propre pendant la végétation. De là les effets salutaires de l'atmosphère des forêts aérées ; celles de sapins toujours verts donnent l'intensité maxima, non seulement à cause des émanations résineuses, mais par suite de l'ambiance vitale.

*
* *

Si nous passons au *règne inorganisé*, au règne minéral que les chimistes ont tendance à faire entrer en première ligne thérapeutique et dont l'emploi a été exagéré, nous retrouverons encore un manque de direction ; chacun essayant un produit qui lui plaît, et de symptômes plus ou moins manifestes dégageant de suite le mode d'action.

Je considère la matière non organisée comme devant tenir la queue dans la liste de notre arsenal thérapeutique et son usage doit encore être réglé d'après des principes déterminés. Ainsi, c'est la *vie minérale*, qu'il faut employer sous son maximum d'activité. Or, nous avons vu que plus la molécule était complexe et instable, plus la vie minérale se manifestait activement ; c'est plutôt l'instabilité qui est le grand facteur, que la complexité, états qui marchent souvent, mais non constamment, d'une façon parallèle. Ainsi la tendance est de croire que l'oxygène agit surtout dans les phénomènes intimes, sous forme d'*ozone*, molécule, peu complexe, mais très instable.

Prenons comme exemple les sels arsenicaux ; j'ai reconnu pratiquement qu'ils étaient d'autant plus actifs, que leur dissociation était facile ; les arsenites sont plus efficaces que les arseniates, l'acide cacodylique et ses sels que ceux-là, et l'iodure d'arsenic, plus qu'eux tous ; la molécule est cependant moins complexe dans l'iodure que dans un cacodylate, mais ce produit est très instable ; depuis trois ans que j'expérimente l'iodure d'arsenic, j'en suis de plus en plus satisfait. En 1894, me basant sur ces principes, j'avais préparé un chloro-iodure d'arsenic pour l'essayer en médecine, mais il est tellement dissociable qu'aucun pharmacien n'a pu me le faire entrer sous une préparation absorbable.

Si nous considérons les sels de fer, nous trouvons que l'iodure de fer est préférable au chlorure, l'oxalate à l'iodure, les albuminates aux oxalates, etc. Pour le mercure, le biiodure est préférable au bichlorure.

Ce sont des considérations extrêmement importantes, qu'il importe d'approfondir et d'étudier avant de se décider à l'emploi thérapeutique d'une préparation. Il faut en outre qu'une fois introduite dans l'organisme, la dissociation ne donne pas lieu à des produits insolubles et inertes ; il faut que les produits de dissociation eux-mêmes soient très mobiles.

La vie minérale doit être sous une forme transmissible, elle se manifeste, s'extériorise quelquefois aussi sous forme de chaleur, magnétisme, électricité.

Lorsqu'une dissolution cristaline ou lorsqu'un liquide s'évapore, il y a extériorisation de cette vie matérielle qui peut être un agent actif médicamenteux ; ainsi les voyages sur mer et les stations au bord de l'Océan doivent en grande partie leur action tonique à la vie mise en disponibilité par l'évaporation de la dissolution ; il faut recommander de se tenir de préférence dans les sites sauvages, aux plages rocheuses où le bris des vagues rend la dispersion plus active.

Dans les montagnes où les phénomènes atmosphériques ont toute leur intensité, le dégagement vital est des plus énergiques et ce sont ces stations qui conviennent le mieux aux neurasthéniques et aux indolents, aux épuisés, tandis qu'elles sont néfastes aux individus trop sensibles, excités naturellement. La pureté de l'air intervient certainement, puisqu'il n'y a pas le dégagement morbide des agglomérations, mais elle ne prime pas dans la cure.

Les météores atmosphériques ou cosmiques, si peu connus encore, ont une influence considérable comme modificateurs de la vie générale, l'accélérant ou la retardant par excès.

La transmission de la vie minérale nous ramène à l'étude de l'hygiène générale, comme celle de la vie végétale et animale nous conduisait aussi à celle de l'alimentation ; cela nous prouve que l'*hy-*

giène qui doit tout primer, n'est que l'étude particulière des conditions de la stabilité de la vie normale.

* *

Les *eaux minérales* ont été employées dès la plus haute antiquité, avec juste raison. Les temples d'Esculape étaient très souvent bâtis à proximité des sources minérales, principalement thermales. Hippocrate en parle, mais les emploie peu, ses successeurs en font plus grand cas (Voir ch. iv).

Archigène divisait les eaux minérales d'après leurs principes constituants, en nitreuses, alumineuses, salines et sulfureuses. Il pensait que leur effet général était d'échauffer et de dessécher.

Ce sont les *Romains* qui ont le plus étendu l'usage thérapeutique de ces sources médicatrices naturelles ; les travaux considérables que l'on retrouve partout où sont actuellement les stations en vogue, dévoilent leur passage et leur installation. Pline décrit assez bien les différentes espèces.

Avec la décadence l'usage se perd, le Moyen-Age ne sait pas user de ces ressources. Cependant, en 1335, Thura de Castello, médecin de Bologne, s'occupe des propriétés des eaux de *Poretta* (près de Pistoie) et note que, transportées ou réchauffées, elles ne valent plus rien. Savonarole (*De omnibus mundi balneis.* Ferrare, 1485) s'occupe aussi des eaux minérales ; nous avons vu qu'à cette époque les bains commencèrent à faire fureur en Italie, France et Allemagne.

Au XVIe siècle, sous l'influence de Paracelse qui sut si bien rapprocher les trois règnes dans une vie commune, il se fit des redécouvertes sur cet emploi thérapeutique. Il nous vante particulièrement les eaux de *Piperino* qui agiraient d'après une vertu magnétique.

Aux XVIe et XVIIe siècles, les personnages célèbres s'en vont aux eaux minérales. MONTAIGNE se rend à *Plombières*, à *Lucques* ; LOUIS XIII à *Forges* ; Mme de SÉVIGNÉ fait la réputation de *Vichy* ; la MONTESPAN se rend à *Bourbon*. Cependant la plupart des médecins étaient réfractaires à cette thérapeutique, que GUY PATIN à l'exemple de FALLOPE, qualifiait de remède empirique.

Le progrès se fit petit à petit : au XVIIIe siècle, F. HOFFMANN étudia soigneusement les parties constituantes des diverses eaux d'Allemagne et les conseilla surtout dans les maladies chroniques ; d'après lui, leur action était due à un principe éthéré (probablement l'acide carbonique).

Les lettres de de BORDEU sur les eaux minérales du Béarn (1746-1748) et le *Journal de Barèges*, tenu par son père, son frère et lui, eurent une énorme influence sur l'emploi thérapeutique de ces éléments ; mais la plus grande extension se fit lorsque VENEL (élève de ROUELLE), après avoir couru et analysé les eaux d'Allemagne, analysa, avec BAYEN, les sources minérales de France.

A la fin du XVIIIe siècle, les ouvrages abondent sur ce sujet et la vogue va sans cesse croissant.

*
* *

Les boues et les eaux minérales nous représentent la forme par excellence de la vie minérale ; elles doivent être les véritables et seuls médica-

30.

ments actifs de cette nature, pour ceux qui peuvent se rendre aux sources. Comment opèrent-elles ? Moins par leur thermalité, leurs sels, leurs dégagements de gaz (n'oublions pas qu'évaporation et cristallisation sont sources d'énergie vitale), que par l'électricité, des radiations particulières, des causes inconnues qui résument la vie minérale. Ces sources bienfaisantes ramènent du sol une énergie qui n'a pu être épuisée par les agents extérieurs, énergie vitale qui se disperse à mesure qu'on s'éloigne du lieu d'émergence.

CHAPTAL a prononcé cette phrase profonde : « Quand on analyse une eau minérale, on dis- » sèque un cadavre ». Il caractérisait ainsi cette analyse chimique antinaturelle qui prétend tout expliquer, et n'est qu'une anatomie. non une physiologie, aussi bien pour le règne minéral que pour les règnes animal et végétal. Méthode irrationnelle dans l'étude de la vie (ainsi que cet ouvrage en est la démonstration) qui nous a conduit aux monstruosités industrielles de la préparation artificielle d'eaux soi-disant minérales, inertes, et des médicaments peu actifs tirés de la vie organisée.

L'anatomie est indispensable, mais elle ne nous conduit en rien à la compréhension des manifestations biologiques, pas plus que la description d'une machine électrique ne nous mène à la connaissance de la nature de l'électricité. La chimie, comme l'anatomie, ne nous fait voir que le support de la vie et non sans essence, mais à un degré moindre encore.

Certaines eaux (arsénicales, ferrugineuses) quoique perdant de leur potentialité par le transport,

sont encore cependant plus actives que les agents
correspondants tirés de la matière brute, par analyse chimique.

***

Les principes chimiques de l'air n'agissent bien
que dans leur combinaison naturelle (car l'air n'est
pas un mixte, comme le veulent les chimistes, il ne
forme pas un simple mélange, mais un composé
facilement dissociable, dont l'azote, l'oxygène,
l'argon, etc.. sont aisément transmis), laquelle
nous est encore bien obscure, la preuve en est
dans les éléments nouveaux que l'on découvre
chaque jour. Quel est le rôle de ces agents dans
la vie ?

Inconnu pour la plupart d'entre eux.

L'air vicié de la respiration, privé en partie de
vie, n'est pas seulement nuisible par l'absorption
de certains principes. la fourniture d'autres organiques, mais par son inertie vitale relative et le
changement moléculaire de la combinaison. Cet
air troublé produit la tuberculose sans qu'il soit
besoin de bacilles de Koch. Il y a longtemps que
le Dr COSTER savait rendre les lapins tuberculeux
en les mettant dans une cave humide, obscure,
froide, non aérée, et les guérir spontanément et
vite en les ramenant aux conditions normales,
tandis qu'ils succombaient autrement. D'ARSONVAL
les rend tuberculeux en leur faisant respirer l'atmosphère ruminée par eux-mêmes ou par les autres. Combien de tuberculoses de laboratoire sur-
venues après inoculations de produits divers, n'ont
pas d'autre cause ?

L'oxygène pur, principe dont l'importance n'échappe à personne, est nuisible administré en dehors de sa combinaison. On a voulu l'employer contre la phtisie pulmonaire sans se remémorer les travaux de Dumas et c'est à tort ; il ne peut être que palliatif contre l'asphyxie. Ce médecin, au début du siècle, forçait des chiens à respirer deux fois par jour de l'oxygène pur, pendant six heures, à la fin de chaque séance, leur respiration était précipitée, ils manifestaient un malaise évident ; ce malaise fut tel qu'au bout de vingt-huit jours, il fallut diminuer la longueur des séances ; les épreuves furent continuées quinze jours encore, après quoi, ces animaux furent atteints de phtisie (l'inoculation ne donne pas de si rapides résultats). On les tua et, à l'ouverture de leur corps, on trouva la plèvre enflammée, des déchirures, des tubercules et même des ulcères suppurants dans le tissu du poumon. Beddoes, l'inventeur de la thérapeutique inhalatoire gazeuse, avait fait de semblables observations.

L'*ozone* libre a une action bien plus néfaste encore.

Les agents extériorisés par la matière minérale, tels que la lumière, la chaleur, l'électricité, le magnétisme, etc., sont aussi de puissants modificateurs ; il est inutile de m'appesantir sur les effets de l'électricité sous toutes ses formes, sur la métallothérapie et l'acupuncture, sur le transfert des aimants, etc., personne ne conteste leur efficacité thérapeutique si remarquable.

Je parlerai seulement de la lumière. Les solariums (établissements où l'on s'expose tout nu à la lumière solaire) sont en honneur en Autriche et

donnent de bons résultats ; la lumière électrique
(efficace pour la croissance des végétaux) est aussi
employée en médecine, de même que les rayons X.
Comme tous les remèdes, ils sont dangereux à dose
trop forte, mais un emploi modéré donne d'heureux
résultats. Les établissements de montagne. bien
ensoleillés, doivent une partie de leur utilité aux
phénomènes d'insolation beaucoup plus actifs que
dans la plaine ; à cet égard, les rivages marins sont
inférieurs, la lumière étant tamisée par la satura-
tion aqueuse.

* * *

Je veux conter une histoire, que je livre à la
méditation de ceux qui ne veulent croire qu'à ce
qui s'explique par une démonstration plus ou
moins expérimentale ; elle prouve une fois de plus
que ce qui semble mystérieux ou absurde aujour-
d'hui, pourra très bien s'expliquer demain.

RENOUARD (d'après DIGNAT), voulant prouver
l'inanité de la médecine homœopathique, fournit
l'anecdote suivante racontée par FREIND (historien
médical anglais) : « Le fils de Henri Ier, roi d'An-
» gleterre, ayant été atteint de la petite vérole, son
» médecin, homme habile s'il en fut jamais (Jean
» de GADDESDEN). ordonna avec toute la cérémonie
» convenable, qu'on enveloppât le jeune prince
» d'écarlate et que tout ce qui était autour de lui
» fut rouge, la tapisserie de la chambre rouge, ses
» gens de service habillés en rouge. Cela guérit si
» bien le malade qu'il ne lui resta pas une seule
» trace au visage. » Et RENOUARD de s'écrier iro-
niquement : *similia similibus curantur* ! Cette mé-

thode lui semble si bizarre qu'il la traite comme le produit d'une imagination dévergondée.

Vous êtes bien tous les mêmes, savants officiels ! Le moqueur ne se demande pas si cet usage n'était point général à l'époque et il est loin de penser qu'il est le résultat de l'expérience. Le procédé est employé depuis un temps immémorial en Chine et et au Japon ; au XVe siècle on pensait que l'action était toute morale et due à l'influence des costumes d'étoffe rouge sur l'esprit du malade.

KOEMPFER, au commencement du XVIIIe siècle, signalait encore cette coutume, dans les pays Orientaux, coutume qui, d'après ELOY, subsistait encore en Angleterre en 1744 ; la tradition s'est continuée jusqu'à nos jours dans le nord de l'Europe. Au lieu de railler, RENOUARD aurait mieux fait de penser, ainsi que l'expérience nous l'a déjà montré, que lorsqu'une thérapeutique traverse les siècles c'est qu'elle résulte de faits probants.

HIPPOCRATE dans ses préceptes, avertit les médecins de ne jamais regarder comme au-dessous d'eux, d'interroger les personnes du commun sur la manière dont elles ont été guéries de leurs maux. Un médecin indépendant, instruit, original, que certains considèrent à tort comme charlatan, me disait un jour qu'il ne manquait jamais d'aller à la consultation des rebouteurs, sorciers ou matrones de province lorsqu'on lui en signalait, et qu'il avait ainsi accumulé une foule de recettes vraiment efficaces, empiriques et d'essence inconnue pour les guérisseurs, mais s'expliquant rationnellement et provenant de la vieille tradition.

Malgré RENOUARD, l'action thérapeutique efficace des étoffes rouges contre la variole est scientifiquement prouvée. Ouvrez la *Semaine Médicale* de 1893 (p. 499), vous y trouverez relatés les travaux du médecin danois Niels, R. Finsen, sur le traitement de la variole par la soustraction des malades aux rayons chimiques du spectre solaire. Il soigne ses malades dans des chambres à étoffes et vitraux rouges. Le résultat confirmé par d'autres auteurs (l'obscurité agit de même) est le suivant : « empê- » cher les pustules varioliques de devenir puru- » lentes ; elles se dessèchent vite : il ne se produit » pas de fièvre secondaire (fièvre de suppuration), » et l'éruption ne laisse pas de cicatrices. » Ceux qui voudront savoir ce qu'on peut attendre de la méthode, liront un article du même journal (Les rayons chimiques et la variole, paru en 1894, p. 302).

Je m'étais proposé, à la suite de ces lectures, d'essayer (au lieu de chambres rouges, procédé dispendieux et peu pratique) de traiter les érythè- mes, pustules cutanées diverses, variole et vari- celle, etc., par un badigeonnage de collodion coloré en rouge par l'éosine ou la safranine, mais en- traîné par d'autres recherches, je n'y ai plus songé. Je livre le procédé à la publicité pour celui qui vou- dra l'essayer, persuadé qu'il en retirera grand profit.

En 1898, dans la *Presse Médicale* du 13 juillet, Finsen revient sur l'emploi thérapeutique de la lumière et guérit des affections cutanées par la lumière bleue ou violette.

CONCLUSIONS GÉNÉRALES

1° La principale et première indication thérapeutique dans toute maladie est de ramener l'individu au milieu normal, il n'y a que *l'hygiène* qui puisse réaliser ce point.

2° L'indication subséquente est de combattre la déviation de la fonction troublée par la double action vitale et organique de la fonction normale correspondante.

C'est ce que réalise *l'organothérapie*.

3° Comme adjuvant tertiaire, la thérapeutique des symptômes se fera par l'action vitale des végétaux et minéraux sous leurs formes les plus actives.

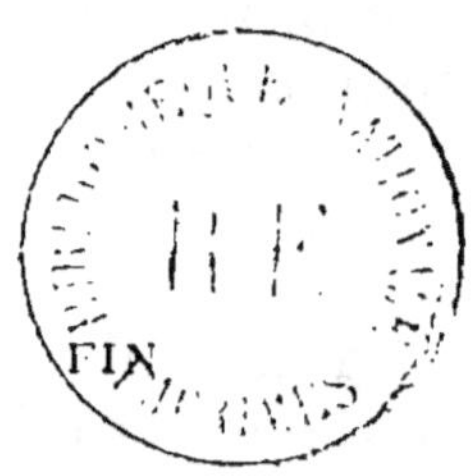

FIN

TABLE DES MATIÈRES

CHAPITRE PREMIER

Fermentation et sécrétions dans l'Antiquité

CHAPITRE II

L'évolution au XIX° siècle

Ire PARTIE : *La fermentation physiologique*

II° PARTIE : *Les productions de l'organisme*

CHAPITRE III

L'évolution physiologique de la vie animale

CHAPITRE IV

L'entretien de la vie

Hygiène. — Diététique

CHAPITRE V

Histoire de l'organothérapie

Irᵉ Partie. — *Chez les anciens. Empirisme*

IIᵉ Partie. — *Période actuelle, scientifique*

CHAPITRE VI

La vie, agent thérapeutique

Ire Partie. — *La vie thérapeutique animale*

IIe Partie. — *La vie végétale et la vie minérale thérapeutiques.*

FIN